U0879136

放射学家掌中宝

PocketRadiologist®

ER-Trauma Top 100 Diagnoses

急诊创伤百例疾病影像诊断精粹

放射学家掌中宝系列丛书

产科百例疾病影像诊断精粹
儿科百例疾病影像诊断精粹
儿科百例神经疾病影像诊断精粹
妇科百例疾病影像诊断精粹
腹部百例疾病影像诊断精粹
肌肉骨骼百例疾病影像诊断精粹
急诊创伤影像诊断百例精粹
脊柱百例疾病影像诊断精粹
介入技术百例精粹
脑部百例疾病影像诊断精粹
颞骨百例疾病影像诊断精粹
乳腺百例疾病影像诊断精粹
头颈百例疾病影像诊断精粹
心脏百例疾病影像诊断精粹
胸部百例疾病影像诊断精粹
血管百例疾病影像诊断精粹

Pocket Radiologist® 英文版系列丛书

Abdominal，Top 100 Diagnoses
Brain，Top 100 Diagnoses
Breast，Top 100 Diagnoses
Cardiac，Top 100 Diagnoses
Chest，Top 100 Diagnoses
ER Trauma，Top 100 Diagnoses
Gynecology，Top 100 Diagnoses
Head & Neck，Top 100 Diagnoses
Musculoskeletal，Top 100 Diagnoses
Obstetrics，Top 100 Diagnoses
Pediatrics，Top 100 Diagnoses
PedsNeuro，Top 100 Diagnoses
Spine，Top 100 Diagnoses
Temporal Bone，Top 100 Diagnoses
Vascular，Top 100 Diagnoses
and
Interventional，Top 100 Diagnoses

放射学家掌中宝
PocketRadiologist®
ER-Trauma Top 100 Diagnoses
急诊创伤百例疾病影像诊断精粹

Robert A Novelline MD
Professor of Radiology, Harvard Medical School
Director of Emergency Radiology
Massachusetts General Hospital
Boston, MA

James T Rhea MD
Associate Professor of Radiology, Harvard Medical School
Emergency Radiologist
Harvard Medical School
Boston, MA

Thomas Ptak MD phD MPH
Assistant Professor of Radiology, Harvard Medical School
Emergency Radiologist
Massachusetts General Hospital
Boston, MA

Faranak Sadri-Tafazoli MD
Clinical Fellow, Divison Emergency Radiology
Massachusetts General Hospital
Harvard Medical School
Boston, MA

Andrew B Small MD
Clinical Fellow, Divison Emergency Radiology
Massachusetts General Hospital
Harvard Medical School
Boston, MA

With 200 drawings and radiographic images
Drawings: *Richard Coombs MS, Lane R. Bennion MS*
Image Editing: *Melissa A. Morris, Cassie L. Dearth, Angie D. Mascarenaz*

译者名单

主译　刘剑羽

译者　刘剑羽　曾祥柱　裴新龙　郎　宁

AMIRSYS®　ELSEVIER　北京大学医学出版社

AMIRSYS®
A medical reference publishing company

First Edition

First Printing: June 2004

Composition by Amirsys Inc, Salt Lake City, Utah

Printed by K/P Corp, Salt Lake City, Utah

ISBN-13: 978-0-7216-0459-6

ISBN-10: 0-7216-0459-5

Authorized translation from English language edition published by the Proprietor.
978-981-259-485-3
981-259-485-X

Elsevier (Singapore) Pte Ltd
3 Killiney Road, #08-01 Winsland House I, Singapore 239519
Tel: (65) 6349-0200, Fax: (65) 6733-1817
First Published 2006
2006 年初版

北京市版权局著作权合同登记号：图字：01-2006-0380

JIZHEN CHUANGSHANG BAILI JIBING YINGXIANG ZHENDUAN JINGCUI

图书在版编目（CIP）数据

放射学家掌中宝：急诊创伤百例疾病影像诊断精粹/（美）诺威林等主编；刘剑羽译．—北京：北京大学医学出版社，2006.9

书名原文：PocketRadiologist：ER-Trauma Top 100 Diagnoses

ISBN 7-81071-956-4

Ⅰ．放… Ⅱ．①诺…②刘… Ⅲ．急诊—影像诊断

Ⅳ．R445

中国版本图书馆 CIP 数据核字（2006）第 044700 号

急诊创伤百例疾病影像诊断精粹

主　　译： 刘剑羽

出版发行： 北京大学医学出版社（电话：010-82802230）

地　　址： (100083)北京市海淀区学院路 38 号　北京大学医学部院内

网　　址： http://www.pumpress.com.cn

E - mail： booksale@bjmu.edu.cn

印　　刷： 莱芜市圣龙印务有限责任公司

经　　销： 新华书店

责任编辑： 张凌凌　**责任校对：** 焦　娴　**责任印制：** 张京生

开　　本： 889mm×1194mm　1/32　**印张：** 14　**字数：** 358 千字

版　　次： 2006 年 9 月第 1 版　2006 年 9 月第 1 次印刷

书　　号： ISBN 7-81071-956-4/R・956

定　　价： 89.00 元

前　言

放射学家掌中宝系列手册丛书是一套以创新、速查为特点的参考书，其形式简洁、内容新颖，能够指导放射学专业医师的临床实践。本系列各个分册均为全球著名专家所著，由这些世界级的专家分别就人体各个主要部位选定“100种最重要的”诊断或介入技术专题予以讲解。每个专题的讲解以事实为基础涵盖了各种疾病诊断的精华，并都配有高清晰度、极具参考价值的影像学图像或示意图，及方便您进一步阅读的参考资料。各个分册还提供了很多计算机制作的彩色解剖学、病理学图像模拟真实的疾病。您拥有这套手册，就好像您拥有一位近在咫尺的咨询专家。

放射学家掌中宝各个分册的格式统一，以圈点的方式表述各种疾病的要点，任何时候同类信息归集在相同的标题下——从要点到影像学表现，从鉴别诊断、病理学表现、临床要点到参考文献，有利于您快速地获取您需要的信息。介入分册提供给您的则是重要介入技术的基本要点和“操作方法”，包括介入技术实施前后的核查单、常见的问题和并发症。

放射学家掌中宝系列目前已出版的有：脑部、头颈、骨骼肌肉、儿科、脊柱、胸部、心脏、血管、腹部、乳腺、产科、妇科、颞骨、儿科神经、急诊创伤和介入技术分册，以后还会有更多相关科目的分册，希望您喜欢！

Anne G Osborn MD
Executive Vice President
Editor-in-Chief，Amirsys Inc

H Ric Harnsberger MD
Chairman and CEO，Amirsys Inc

注意及声明

本书读者对象为临床相关执业医生，仅供参考。不允许直接引用于其他形式医学诊断、治疗及其他用途。全部或者部分应用本书内容并不代表 Amirsys 公司与使用者之间构成或存在医一患关系、治疗师一患者或健康职业关联。本书可能没有反映全部当前医学发展，且 Amirsys 公司没有对本书及其相关信息的准确性、适当性、完整性进行声明、承诺。本书不是对于医药专业判断力的代替物，Amirsys 公司及其附属机构、作者、投资者、合作伙伴及其赞助者否认对基于本书信息所造成的任何人员或财物造成的伤害、损失负有任何责任。

当开毒麻药或其他药物处方时，患者均被告知检查制造商提供的产品生产信息，来证实建议剂量、服用方法和服药时间，及其禁忌证。治疗医师的责任在于根据临床经验及患者情况来决定药物剂量大小和对于患者最佳治疗手段。

放射学家掌中宝

急诊创伤百例疾病影像诊断精粹

本手册中所包括的诊断精粹按照下列顺序分为九个部分：

头部损伤
面部损伤
颈椎/颈部损伤
胸部损伤
腹部损伤
胸腰椎外伤
上肢损伤
骨盆骨折
下肢损伤

目　　录

头部损伤 …… (1)

颅骨骨折 …… (3)

Thomas Ptak MD PhD MPH

硬膜下血肿 …… (8)

Thomas Ptak MD PhD MPH

硬膜外血肿 …… (13)

Thomas Ptak MD PhD MPH

外伤性蛛网膜下腔出血 …… (17)

Thomas Ptak MD PhD MPH

脑挫裂伤 …… (21)

Thomas Ptak MD PhD MPH

弥漫性轴索损伤 …… (25)

Thomas Ptak MD PhD MPH

脑疝 …… (29)

Thomas Ptak MD PhD MPH

面部损伤 …… (35)

眼眶爆裂骨折 …… (37)

Robert A Novelline MD

鼻骨骨折 …… (41)

Robert A Novelline MD

颧骨复合骨折 …… (46)

Robert A Novelline MD

颧弓骨折 …… (51)

Robert A Novelline MD

鼻-眼眶-筛骨骨折 …… (55)

Robert A Novelline MD

上颌骨矢状骨折 …… (59)

Robert A Novelline MD
LeFort Ⅰ型骨折 …………………………………………… (63)
Robert A Novelline MD
LeFort Ⅱ型骨折 …………………………………………… (67)
Robert A Novelline MD
LeFort Ⅲ 型骨折 …………………………………………… (71)
Robert A Novelline MD
额窦骨折 …………………………………………………… (76)
Robert A Novelline MD
下颌骨骨折 ………………………………………………… (80)
Robert A Novelline MD

颈椎/颈部损伤 ……………………………………………… (85)
枕髁骨折 …………………………………………………… (87)
James T Rhea MD
Jefferson 骨折 ……………………………………………… (90)
James T Rhea MD
寰枕半脱位 ………………………………………………… (94)
James T Rhea MD
寰-枢旋转固定 ……………………………………………… (98)
James T Rhea MD
齿突骨折 …………………………………………………… (102)
James T Rhea MD
Hangman 骨折………………………………………………… (105)
James T Rhea MD
一侧椎关节脱位 …………………………………………… (109)
James T Rhea MD
两侧椎关节脱位 …………………………………………… (112)
James T Rhea MD
泪滴样骨折 ………………………………………………… (116)
James T Rhea MD
颈椎爆裂骨折 ……………………………………………… (120)

James T Rhea MD
外伤性关节柱分离 ………………………………………… (124)
James T Rhea MD
过屈损伤 ……………………………………………… (127)
James T Rhea MD
关节柱骨折 …………………………………………… (130)
James T Rhea MD
过伸扭伤 ……………………………………………… (134)
James T Rhea MD

胸部损伤 ……………………………………………… (137)
连枷胸 ………………………………………………… (139)
Robert A Novelline MD
胸骨骨折 ……………………………………………… (143)
Robert A Novelline MD
肩胛骨骨折 …………………………………………… (147)
Faranak Sadri-Tafazoli MD
胸锁关节脱位 ………………………………………… (151)
Robert A Novelline MD
隐性气胸 ……………………………………………… (154)
Robert A Novelline MD
张力性气胸 …………………………………………… (158)
Robert A Novelline MD
血　胸 ………………………………………………… (162)
Robert A Novelline MD
肺挫伤 ………………………………………………… (167)
Robert A Novelline MD
肺撕裂 ………………………………………………… (171)
Robert A Novelline MD
气管撕裂 ……………………………………………… (175)
Robert A Novelline MD
主动脉损伤 …………………………………………… (180)

Robert A Novelline MD
横膈破裂 …………………………………………………… (185)
Robert A Novelline MD
心脏损伤 …………………………………………………… (189)
Robert A Novelline MD

腹部损伤 ………………………………………………………… (193)
腹腔积血 …………………………………………………… (195)
James T Rhea MD
腹膜腔活动性出血 ………………………………………… (199)
James T Rhea MD
脾创伤 ……………………………………………………… (202)
James T Rhea MD
肝损伤 ……………………………………………………… (206)
James T Rhea MD
胆囊损伤 …………………………………………………… (210)
James T Rhea MD
小肠损伤 …………………………………………………… (213)
James T Rhea MD
结肠损伤 …………………………………………………… (217)
James T Rhea MD
肠系膜损伤 ………………………………………………… (220)
James T Rhea MD
十二指肠损伤 ……………………………………………… (223)
James T Rhea MD
胰腺损伤 …………………………………………………… (226)
James T Rhea MD
肾实质创伤 ………………………………………………… (230)
James T Rhea MD
肾蒂损伤 …………………………………………………… (234)
James T Rhea MD
创伤性含尿囊肿 …………………………………………… (237)

James T Rhea MD

肾上腺损伤 ………………………………………………………… (241)

James T Rhea MD

下腔静脉损伤 ……………………………………………………… (244)

James T Rhea MD

腹主动脉损伤 ……………………………………………………… (247)

James T Rhea MD

创伤性腰部破裂 …………………………………………………… (250)

James T Rhea MD

腹膜外膀胱损伤 …………………………………………………… (254)

James T Rhea MD

腹膜内膀胱损伤 …………………………………………………… (257)

James T Rhea MD

泌尿道损伤 ………………………………………………………… (260)

James T Rhea MD

阴囊外伤 …………………………………………………………… (264)

James T Rhea MD

胸腰椎外伤 ……………………………………………………… (269)

胸腰椎压缩骨折 …………………………………………………… (271)

Thomas Ptak MD PhD MPH

胸腰椎爆裂骨折 …………………………………………………… (275)

Thomas Ptak MD PhD MPH

胸椎小关节脱位 …………………………………………………… (279)

Thomas Ptak MD PhD MPH

屈曲型胸椎骨折分离（机会性） ………………………………… (283)

Thomas Ptak MD PhD MPH

胸椎骨折脱位 ……………………………………………………… (287)

Thomas Ptak MD PhD MPH

上肢损伤 ………………………………………………………… (291)

锁骨骨折 …………………………………………………………… (293)

Faranak Sadri-Tafazoli MD
肩锁关节分离 ………………………………………………………… (297)
Faranak Sadri-Tafazoli MD
肩关节前脱位 ………………………………………………………… (301)
Ryan Albritton MD
肩关节后脱位 ………………………………………………………… (305)
Faranak Sadri-Tafazoli MD
肱骨近端骨折 ………………………………………………………… (309)
Faranak Sadri-Tafazoli MD
肘关节脱位 …………………………………………………………… (313)
Andrew B Small MD
桡骨头骨折 …………………………………………………………… (318)
Andrew B Small MD
Monteggia 骨折 ……………………………………………………… (322)
Andrew B Small MD
Colles 骨折 …………………………………………………………… (326)
Andrew B Small MD
舟骨骨折 ……………………………………………………………… (331)
Andrew B Small MD
第一掌骨骨折 ………………………………………………………… (335)
Andrew B Small MD
指骨骨折 ……………………………………………………………… (340)
Faranak Sadri-Tafazoli MD

骨盆骨折 …………………………………………………………… (345)
骶骨骨折 ……………………………………………………………… (347)
Faranak Sadri-Tafazoli MD
纵向剪切骨盆损伤 …………………………………………………… (351)
Andrew B Small MD
骨盆侧方压缩骨折 …………………………………………………… (356)
Andrew B Small MD
前部压缩骨折 ………………………………………………………… (360)

Andrew B Small MD
髋臼骨折 ………………………………………………… (365)
Faranak Sadri-Tafazoli MD

下肢损伤 ………………………………………………… (371)
髋关节脱位 ………………………………………………… (373)
Faranak Sadri-Tafazoli MD
股骨颈骨折 ………………………………………………… (378)
Thomas Ptak MD PhD MPH
股骨粗隆间骨折 ………………………………………………… (382)
Thomas Ptak MD PhD MPH
股骨干骨折 ………………………………………………… (386)
Thomas Ptak MD PhD MPH
髌骨骨折 ………………………………………………… (391)
Andrew B Small MD
膝关节脱位 ………………………………………………… (395)
Thomas Ptak MD PhD MPH
胫骨平台骨折 ………………………………………………… (400)
Faranak Sadri-Tafazoli MD
胫腓骨骨干骨折 ………………………………………………… (405)
Thomas Ptak MD PhD MPH
踝关节骨折——胫骨 ………………………………………………… (410)
Thomas Ptak MD PhD MPH
踝关节骨折——腓骨 ………………………………………………… (414)
Thomas Ptak MD PhD MPH
跗骨骨折 ………………………………………………… (418)
Thomas Ptak MD PhD MPH
跖骨骨折 ………………………………………………… (423)
Thomas Ptak MD PhD MPH

索　引 ………………………………………………… (427)

头部损伤

颅骨骨折

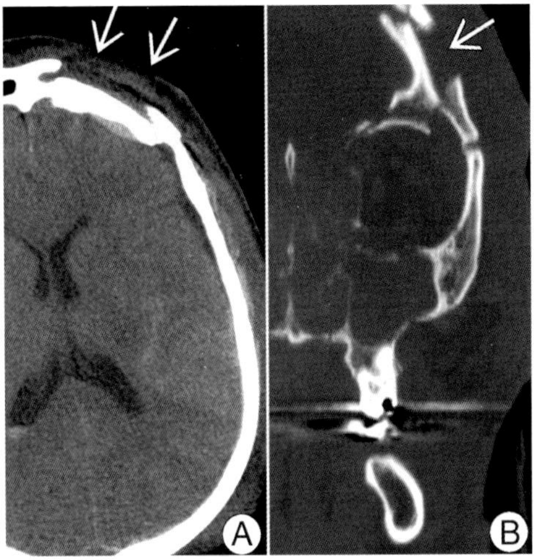

轴位 CT 显示左额骨凹陷骨折（A，箭头）。注意有小的硬膜外血肿以及左大脑外侧裂和右侧侧脑室的蛛网膜下腔出血。冠状位重建（B，箭头）显示有凹陷骨折，骨折延伸至眶顶。

要点

- 多发外伤的患者，头部创伤是主要的致死/致残因素
- 如果有足够的受伤机制，单拍颅骨平片是不够的
- 脑外伤患者中，1/3 不伴有颅骨骨折
- 骨折可以是线样、凹陷或分离骨折
- 颅底骨折可损伤血管、硬脑膜和脑神经
- 后遗症包括颅内积气、脑脊液漏、脑神经麻痹和中风

影像学表现

一般特征

- 线样骨折
  - 边缘锐利的透亮线影；没有分支
  - 几乎均有邻近软组织肿胀

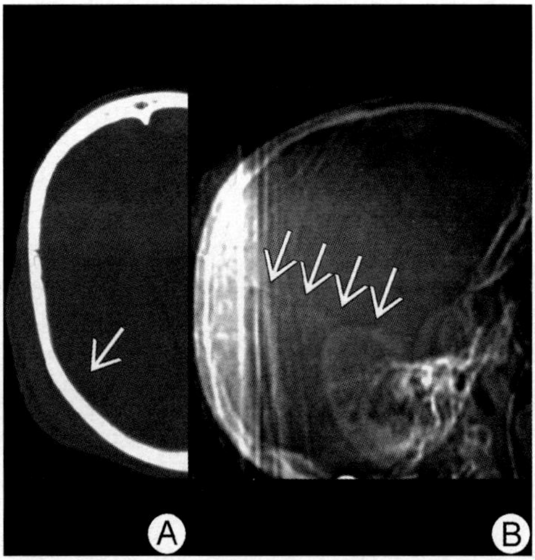

轴位平扫 CT 骨窗几乎不能分辨右顶骨的线样骨折（A，箭头）。注意邻近的头皮下血肿。定位像上可见线样透亮线，几乎与轴位扫描方向平行（B，箭头）。

- 凹陷骨折
  - 骨折碎片向颅内移位
- 分离骨折
  - 颅缝间隙增大；可伴有线样骨折
  - 颅骨的“爆裂骨折”
    - 仅发生于婴儿；分离宽度＞4mm
    - 脑组织从骨折处疝出；突出于头皮下
- 颅底（颞骨）骨折——纵形或横形骨折
  - 纵形骨折伴有传导性听力丧失
    - 听小骨分离或鼓膜撕裂
  - 横形骨折伴有感觉-神经性听力丧失
    - 耳蜗受损或第Ⅶ/Ⅷ脑神经损伤

推荐的影像学检查方法

- 如果患者有明确的受伤机制和临床表现，应做平扫 CT（NECT）
  - Glasgow 昏迷评分（GCS）＜14；受伤后即刻意识丧失＞

30 秒

- 如果线样骨折的骨折线是轴位走形，则轴位扫描有时可遗漏骨折
  - 明显的线样骨折在颅骨定位片上就可发现
    - GCS=15 伴意识丧失或健忘症的患者，约 10%CT 扫描有异常
    - GCS=15 且神经系统检查阴性的患者，约 5%CT 检查有颅内损伤
- 用骨算法和软组织算法
- 用三种窗设定观察/成像
  - 软组织窗（窗位=40H，窗宽=75～100H）
  - 骨窗（窗位=500H，窗宽=3000H）
  - 中间窗（窗位=75H，窗宽=150～200H），用于观察小的硬膜下血肿（SDH）
    - 贫血患者的窗位更低
- 如果颈动脉管受累，应观察有无血管损伤

鉴别诊断

颅缝

- 骨折线是边缘锐利的透亮线，边缘无骨质硬化缘
- 颅缝线不如骨折清晰，有硬化边

血管沟

- 有典型的走行部位［例如脑膜中动脉（MMA)］，有硬化边和分支

静脉窦

- 典型的部位（例如旁矢状窦），有硬化边

蛛网膜颗粒

- 典型部位（旁矢状窦和横窦），边缘有硬化

病理

概述

- 病因-发病机制

- 颅骨直接钝器损伤
  - 骨折可以发生在外伤作用点或沿着外力方向到颅底——例如颞骨岩部
- 流行病学
  - 严重头外伤多数伴有骨折
  - 25％～30％的严重头外伤不伴有骨折
  - 在尸解中，25％的致命损伤不伴有颅骨骨折

大体病理及外科特征

- 类型：线样、凹陷、分离骨折
- 伴随损伤
  - 线样骨折：脑外血肿
    - 骨折伴脑膜中动脉破裂→硬膜外血肿（EDH）
    - 后颅凹骨折＋硬脑膜窦破裂→静脉性硬膜外血肿（少见）
  - 凹陷骨折：硬脑膜和蛛网膜撕裂；脑实质损伤
  - 脑底骨折：脑神经损伤、脑脊液漏、鼻出血、眶周淤血青肿
  - 严重头外伤患者（GCS＝3～6），10％～15％伴有C1或C2骨折

临床要点

临床表现

- 临床表现或受伤即刻表现
  - 受伤最初GCS＜14
  - 意识丧失或受伤即刻意识丧失＞30秒
  - 不能回忆起受伤经过或有健忘症
  - 挡风玻璃呈“*”样碎裂

自然病程

- 受伤不同，病程也有变化
- 病人如果又回到急诊科，常提示很有可能遗漏了颅内损伤，预后不佳

参考文献

1. Hofman PAM et al: Value of radiological diagnosis of skull fracture in the management of mild head injury. J Neurol Neurosurg Psychiatr 68: 416-22, 2000
2. Procaccio F, et al: Guidelines for the treatment of adults with severe head trauma (part I). Initial assessment; evaluation and pre-hospital treatment; current criteria for hospital admission; systemic and cerebral monitoring. J Neurosurg Sci. 44(1):1-10, 2000
3. Vilks GM et al: Use of a complete neurological examination to screen for significant intracranial abnormalities in minor head injury. Am J Emerg Med 18: 159-63, 2000

硬膜下血肿

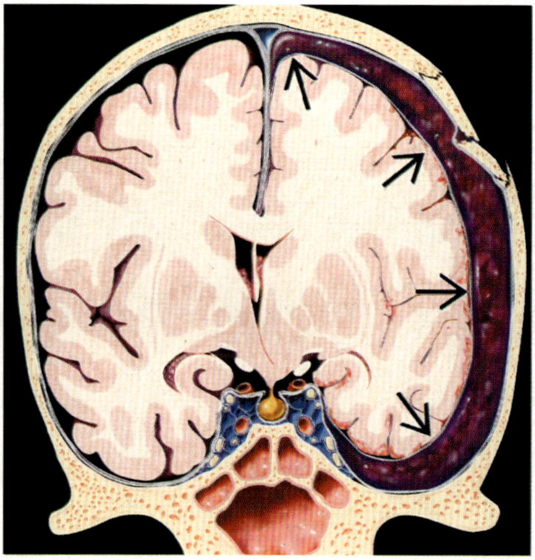

冠状位模式图显示硬膜下积液使蛛网膜与颅骨内板分离，移向内侧。积液呈典型的“新月”征。

要点

- 随着硬膜下血肿（SDH）的演变，血肿密度下降约 1.5H/天
- >70%急性硬膜下血肿伴有明显的颅脑其他损伤
- 降低窗位（30～50H）、增大窗宽（150～200H）显示

影像学表现

一般特征

- 诊断征象＝脑沟与颅骨距离增大，一致性地向颅内压缩移位
- 急性和亚急性硬膜下血肿
  - 跨越一侧半球呈新月形改变
  - 可跨颅缝，但不能跨越硬膜附着处
  - 常沿着脑幕延伸到半球间缝隙内
  - >70%伴有其他损伤（例如外伤性蛛网膜下腔出血）
- 慢性硬膜下血肿
  - 呈新月形或透镜状低密度灶（液体密度）

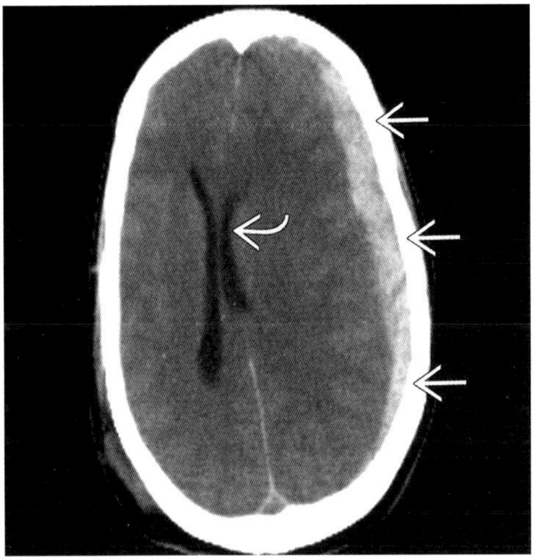

急性硬膜下血肿可见典型的"新月形"高密度影。脑沟受压，皮质边缘呈一致性向中心移位，与颅骨内板分离（箭头）。脑组织通过大脑镰下方越过中线，同侧脑室受压，可见"大脑镰下疝"（弯箭头）。

  - 血肿＋包膜形成
  - 外伤性 SDH 常反复发生，可见处于不同时期的 SDH
    - **如果儿童发现有慢性硬膜下血肿应考虑非意外性外伤！**

CT 表现

- 急性硬膜下血肿（aSDH）（受伤后即刻至数天）
  - 60％表现为高密度（在出血后 1～2h 血肿形成）
  - 40％表现为高低混合密度（正在出血或是撕裂的蛛网膜）
  - 超急性（未形成血块）硬膜下血肿绝大多数表现为低密度
  - 凝血障碍/贫血的患者表现为等密度［血红蛋白浓度（Hgb）＜8～10g/dl］
- 亚急性硬膜下血肿（sSDH）（2 天至 2 周）
  - 可与邻近的脑皮质密度相等
  - 灰-白质交界向内侧移位
  - 在血肿下方压缩的脑沟内可见脑脊液
  - 增强后可显示脑皮质静脉移位

- 慢性硬膜下血肿（cSDH）（数周至数月）可根据其内结构和范围分以下几类
  - 均匀型
    - 均匀密度
    - 可呈板层状（沿硬脑膜内层的薄层高密度的新鲜出血）
  - 分隔型
    - 分层结构（底部高密度，顶部低密度）
    - 血肿密度从上至下逐渐由低到高变化（“分级”）
  - 小梁型
    - 密度不均，可见高密度的分隔
    - 其内成分从低密度到等密度
    - 厚壁或包膜钙化
  - cSDH 的其他表现
    - 增强显示包膜内新生的血管
    - 可见“水瘤”（硬膜下脑脊液、蛛网膜撕裂）
    - 1%～2%钙化

MR 表现

- 血肿的不同时期信号有改变
- cSDH
  - 包膜强化
  - 新生血管血液渗出
  - 延迟扫描显示造影剂扩散进入 SDH

鉴别诊断

cSDH

- 硬膜下水瘤（清澈的脑脊液、没有包膜）
- 硬膜下积液（硬膜外层渗出的淡黄色血浆；20%演变成 cSDH）
- 硬脑膜病（硬脑膜增厚）
  - 慢性脑膜炎（有时很难区别）
  - 术后（如分流等）
  - 颅内低压（中脑“下滑”，小脑扁桃体疝）

 - 结节病（结节状、“凹凸不平”）
 - 转移（颅骨常受累）

病理

概述

- 病因-发病机制
  - aSDH
    - 由惯性和直接撞击造成损伤
    - 突然的切线或成角加速
    - 桥静脉破裂
    - 血液积在硬脑膜和蛛网膜之间
    - 凝血酶导致血凝块形成
    - 密度从 35～45H 增加到 60～80H
  - sSDH
    - 血凝块和红细胞开始分解，Hgb 退变
    - 密度下降，平均下降 1.5H/天
  - cSDH
    - 血肿发展 2～3 周
    - 血清流出，亚铁血黄素形成
    - 被肉芽组织包绕
    - 含有易碎毛细血管的“假膜”形成
    - 出血一肉芽组织一纤维蛋白融解反复进行
    - 5%呈多腔改变，腔内为未凝固的血液，呈液性密度
    - 可持续增大
- 流行病学
  - 影像学检查发现 10%～20%病例有 SDH，而尸检病例中占 30%

临床要点

临床表现

- 意识丧失、癫痫发作、脑组织受压导致局部供血不足、静脉充血最终导致脑疝形成

治疗及预后

- aSDH 预后不良（死亡率为 50%）
  - 受伤后 6h 内静脉滴甘露醇可提高生存率
- 血肿较厚，中线移位>20mm 提示预后不良
- 如果血肿体积占颅内容积的 8%～10%将导致死亡
- cSDH 的类型不同，复发率不同（“分隔型”最高；而增厚的或钙化的新生的包膜内没有新生的易碎毛细血管，因此再出血的可能性很低）

参考文献

1. Lee KS: Review of the Natural Evolution of Subdural Hematomas. Brain Inj (18)4:351-8, 2004
2. Nakaguchi H et al: Factors in the natural history of chronic subdural hematomas that influence their postoperative recurrence. J Neurosug 95:256-62, 2001
3. Kaminogo M et al: Characteristics of symptomatic chronic subdural haematomas on high-field MRI. Neuroradiol 41:109-16, 1999

硬膜外血肿

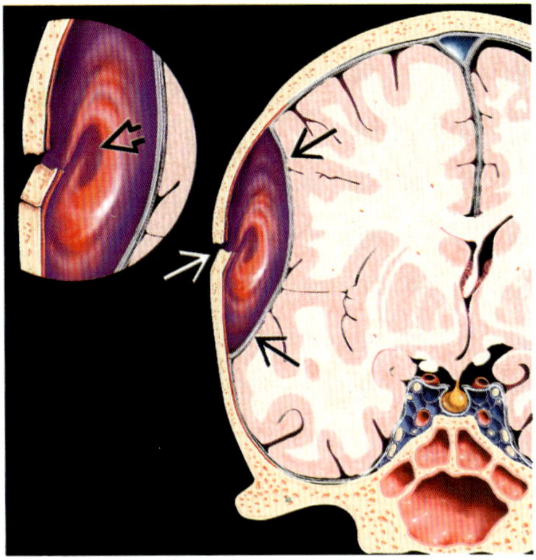

冠状位模式图显示颅骨凹陷骨折（白箭头），伴硬膜外血肿（黑箭头表示移位的硬脑膜）。局部放大图显示动脉破裂，呈红色“漩涡状”（空心箭头），提示正在出血。

要点

- 不常见，可致死亡
- 早期诊断，及时治疗是基础
- 出现典型的“神智清醒期”的患者＜50％
- 低密度区（漩涡征）＝急性出血
- 10％～25％为迟发性血肿

影像学表现

一般特征

- 最佳诊断征象＝双凸形高密度影
- 邻近的脑组织及蛛网膜下腔受压
- 灰-白交界区移位
- 脑疝常见

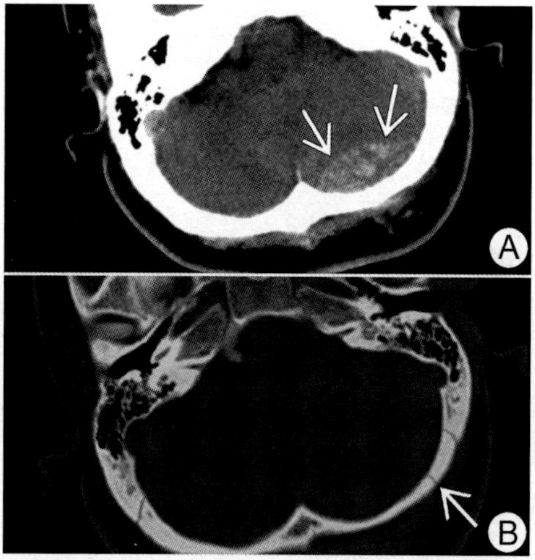

(A) NECT 显示后颅凹轻度硬膜外血肿（箭头）。(B) 骨窗显示颅骨骨折穿过左横窦（箭头）。该病例硬膜外出血是由静脉破裂出血导致的。

CT 表现

- 85%～90%伴有颅骨骨折
- 几乎所有的硬膜外血肿（EDH）都发生在受撞击的部位
- 2/3 表现为高密度；1/3 为高低混合密度
  - 低密度“漩涡征”＝急性出血
  - 20%可见颅内积气
- 1/3～1/2 伴有其他颅内损伤
  - 对侧 SDH（对冲伤）
  - 脑挫裂伤
- 常有继发征象
  - 血液灌注的改变
  - 脑疝（大脑镰下疝、小脑幕疝）

MR 表现

- 在 EDH 和脑组织之间可见细线样低信号＝移位的硬脑膜
- 急性 EDH 在大多数序列上与脑皮质信号相等

其他影像学表现

- DSA
  - 无血管的透镜状肿块
  - 皮层动脉向内侧移位
  - 硬膜静脉窦可能移位
  - 脑膜中动脉（MMA）破裂（少见）
    - "轨道"征（造影剂从 MMA 流出进入成对的脑膜中静脉内）
- MRA
  - 可显示移位的静脉窦

鉴别诊断

非外伤性高密度脑外肿块

- 脑膜瘤（增强后有强化）
- 转移瘤（邻近颅骨常有受累）
- 脑膜结核（有强化）
- 髓外造血（有血液病的病史）

病理

概述

- 病因-发病机制（血管破裂）
  - MMA 占 85%～90%
  - 10%～15%为其他血管（硬膜窦）
- 流行病学
  - 在影像学检查中，占外伤病人的 1%～4%
  - 尸检中占 10%

大体病理及外科特征

- 血肿在颅骨和硬脑膜外层之间
  - 颞顶部是最好发部位
  - 可跨越中线和硬脑膜反折处
  - 跨颅缝罕见（巨大血肿伴分离骨折时除外）
- >95%单侧发生
- 90%～95%发生在幕上

- 不常见
  - 5%～10%发生在后颅凹
  - “头顶”EDH
    - 罕见
    - 越过上矢状窦（SSS）的线样骨折或分离骨折
    - 常累及静脉
    - 在轴位 CT 上显示的血肿较实际小

临床要点

临床表现

- 出现典型的“神智清醒期”＜50%
- 血肿的占位效应，脑疝常见
- 瞳孔调节失常提示动眼神经瘫痪

自然病程

- 迟发血肿常见
  - 约占 10%～25%
  - 常在受伤后 36h 内出现血肿

治疗及预后

- 如果及时诊断和治疗，预后较好
  - 死亡率约 5%
- 即使 EDH 的血肿体积很大，也不容易致死
- 较小的 EDH 有时不需行外科手术，随访观察即可

参考文献

1. Al-Nakshabandi NA: The swirl sign. Radiol 218:433, 2001
2. Sullivan TP et al: Follow-up of conservatively managed epidural hematomas. AJNR 20: 107-13, 1999
3. Paterniti S et al: Is the size of an epidural hematoma related to outcome? Acta Neurochir 140:953-5, 1998

外伤性蛛网膜下腔出血

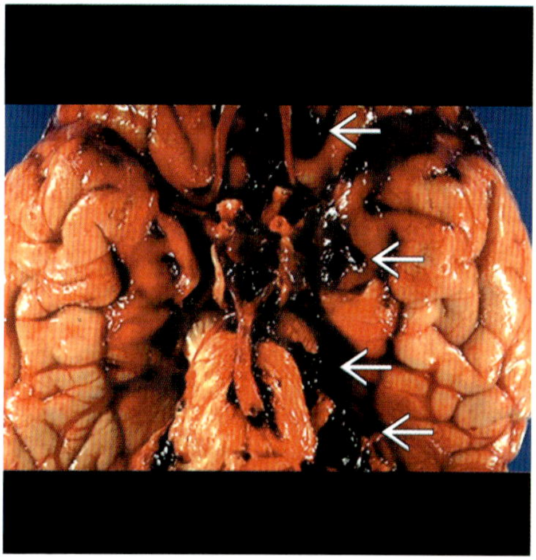

尸解标本显示脑组织下表面、环池、脑桥前池、鞍上池和额叶下蛛网膜下腔内层状血凝块（箭头）。弥漫性脑肿胀导致脑回肿胀，脑嵴变平。

要点

- 引起蛛网膜下腔出血（SAH）的最常见原因是外伤（**不是动脉瘤破裂！**）
- 并发症与外伤性蛛网膜下腔出血（tSAH）的数量有关，可导致迟发性脑缺血，预后不良

影像学表现

一般特征

- 最佳诊断征象＝由于重力的作用，在位置较低的脑沟及脚间池内可见高密度影
- 除了发病部位，其他表现与动脉瘤破裂所致 SAH（aSAH）相同
  - 位置多发生在受外力作用的层面，邻近颅内其他损伤（撞击伤或对冲伤）
  - 注意：蛛网膜下腔出血随着脑脊液搏动而流动

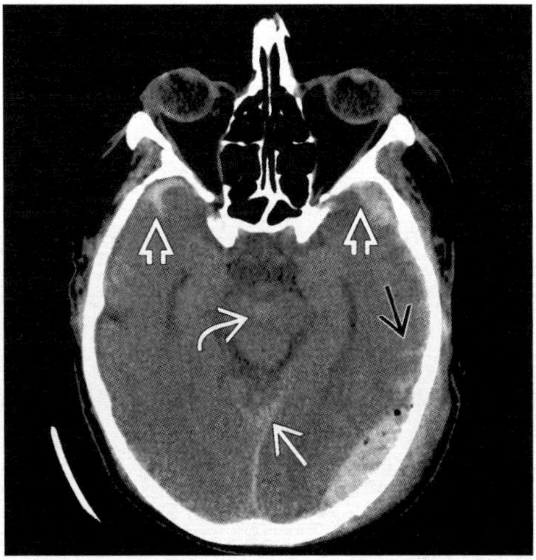

NECT可见脚间池（弯箭头）、tectal 板/小脑上池（白箭头）、左颞沟（黑箭头）和两侧颞极前沟（空心箭头）有高密度的出血。

- ○ 尽管 tSAH 常发生在以上部位，但其他任何部位也可发生
- ○ 观察脑沟的凸面、大脑外侧裂的持重面、基底池

CT 表现

- tSAH
  - ○ 蛛网膜下腔的高密度影
  - ○ 脚间池或“切迹”内可见血液（重力的作用）
    - ▪ 可以是轻微 SAH 的唯一表现
- 外伤性脑室内出血（tIVH）
  - ○ 在脑室的持重面可见高密度影，如第四脑室侧隐窝、第三脑室的后部、侧脑室内
  - ○ 血-脑脊液平面常见

MR 表现

- 注意：出血的信号随出血时间和 MR 序列的不同而不同
  - ○ 超急性出血时，水的信号位于血细胞信号（T1 等信号，T2 低信号）的上方（液体在血细胞上方）
  - ○ 急性 tSAH（＜1h）——血凝块已经变成均匀一致的交联

凝胶
- 在 T1WI 上呈等信号（“弄脏”了脑脊液），在 T2WI 上是等或高信号，FLAIR 上为等信号

鉴别诊断

动脉瘤性蛛网膜下腔出血

- >85%的动脉瘤 DSA/CTA/MRA 可以确诊
- 几乎所有的 tSAH 都伴有脑挫裂伤、SDH 或其他损伤

病理

概述

- 病因-发病机制
  - tSDH 常伴有脑挫裂伤、SDH；可能是由于蛛网膜下腔的静脉撕裂或血液从挫伤组织漏出所致
  - tIVH 可能是因为脉络球或血管受剪切力作用破裂所致
  - 血液常在出血的部位显示，也可由于脑脊液的搏动和重力的作用而流到其他地方——不要仅仅在受伤部位附近观察
- 流行病学
  - tSAH
    - 比 SDH 和 EDH 更常见
    - 脑外伤后 45%的病例发生 tSAH
    - 33%SAH 病例将有中度的脑损伤
    - CT 的敏感性为 95%
    - tSAH 导致血管痉挛较动脉瘤性 SAH 少见
  - tIVH
    - 不常见，独立发生的 tIVH 仅占 5%
    - tIVH 出现表示所受脑外伤严重
    - 常合并其他损伤（如深部的血肿）
    - 可导致阻塞性脑积水

大体病理及外科特征

- tSAH：脑沟凸面、脑裂和脑池的急性出血
- tIVH：脑室内的血-脑脊液平面

临床要点

临床表现

- 与所受的损伤有关

自然病程

- tSAH
    - 急性脑水肿少见
    - 血管痉挛
        - 可迅速发生（受伤后 2～3 天）
        - 受伤后 2 周达到高峰
        - 是外伤后脑梗死的少见原因
- tIVH
    - 很少发展成为脑室内或脑室外阻塞性脑积水

治疗及预后

- tSAH
    - tSAH 首次 CT 扫描所显示的严重程度与预后直接相关
- tIVH
    - 逐渐好转

参考文献

1. Server A et al: Post-traumatic cerebral infarction. Acta Radiol 42: 254-60, 2001
2. Gentry LR: Imaging of closed head injury. Radiol 191: 1-17, 1994
3. Fisher CM et al: Relation of cerebral vasospasm to subarachnoid hemorrhage visualized by computerized tomographic scanning. Neurosurgery Jan 6(1):1-9, 1980

脑挫裂伤

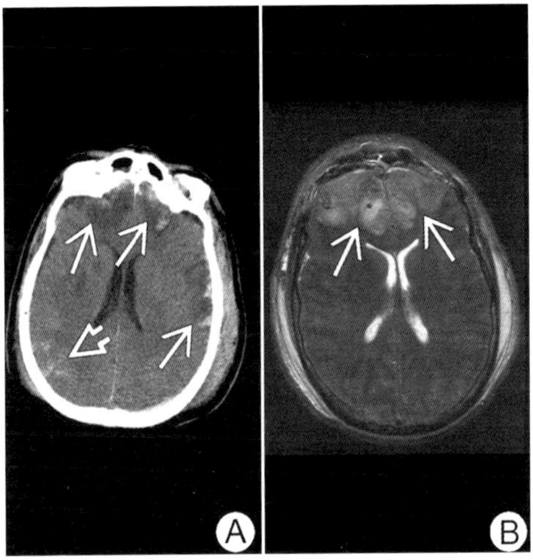

NECT 显示额叶和颞叶脑挫裂伤，可见低密度的病灶内混有高密度出血（A，箭头），蛛网膜下腔出血周围没有水肿（A，空心箭头）。T2WI 轴位显示两侧额叶肿胀，信号增高（B，箭头）。

要点

- 同义词：挫裂伤、出血性挫裂伤
- 脑实质受撞击直接导致损伤
- 发生的典型部位是在脑皮质和脑白质的浅表部位；如果受到明显的撞击，在脑白质深部也可发生
  - 通过颅骨内板或附于颅板的纤维韧带（如脑镰、脑幕、岩-斜坡韧带）的传导，直接损伤脑实质
- 常发生在典型部位
  - 额极和额叶下部脑实质、颞叶前极、额顶交界

影像学表现

一般特征

- 最佳影像学线索：发生在脑皮质和白质的漏斗状低密度水肿

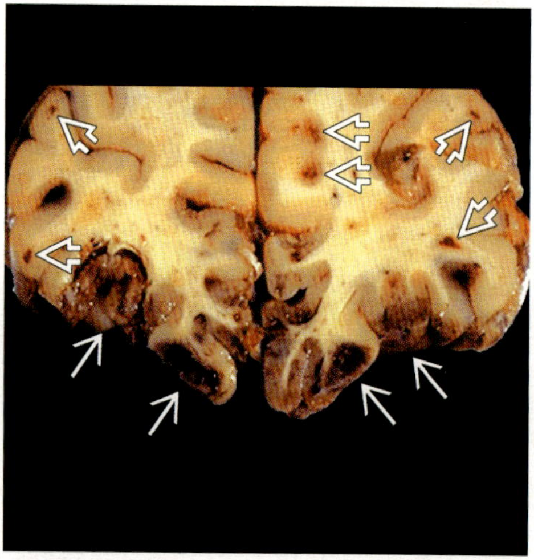

尸解标本的冠状切片，在两侧直回、内外侧眶回的回嵴处可见细小的黑色出血点（箭头）。灰白质交界区和左额下白质内可见红点状病灶，表示弥漫性轴索损伤（空心箭头）。

- 其他特征：损伤早期，水肿可不明显；仅见
  - 脑回肿胀或扩大/局部脑沟变平
  - 脑实质出血，尤其见于外周脑实质
- 解剖：在受伤点的损伤最明显：直回，眶回的前、中、后部，颞上回和颞中回，额叶后部/旁中央小叶
- 严重的撞击伤可使脑实质深部受累
- 深部白质损伤（超过灰-白交界）可导致弥漫性轴索损伤

CT 表现

- 平扫 CT 显示脑回扩大或脑沟变平
- 灰质呈等至低密度，其内可见低密度影延伸至白质外周区
- 对于绝大多数轻微的脑挫伤，脑回肿胀，脑灰-白分界消失
- 增强 CT 还可显示软脑膜强化，这是由于血脑屏障或毛细血管被破坏所致
- 皮质可因充血和局部肿胀出现低灌注区

MR 表现

- T1WI：肿胀的脑回可以呈等或低信号
- 低信号呈漏斗状延伸至局部脑白质
- T2WI：肿胀的脑回呈高信号
- 高信号延伸至局部脑白质
- 灰白质分界消失
- 梯度回波序列对点状出血病灶有更高的敏感性，表现为明显的低信号

推荐的影像学检查方法

- 平扫 CT 是脑实质损伤和轴内、外损伤的首选检查方法
- MR 不作为首选，这是因为对于受伤严重的病人来说成像时间较长，但它对脑实质损伤最为敏感

鉴别诊断

脑出血

- 是外力作用下出现的极端情况
- 不是神经网络和微血管的微小损伤，而是脑实质的撕裂造成的出血

蛛网膜下腔出血

- 脑沟内有高密度的条状出血，伴有脑回的肿胀或皮质出血

病理

概述

- 一般病理特征
  - 损伤的典型部位多发生在神经系统的表层结构（例如副额叶区表面、额极、颞极近额面）和腱索分割结构的附近（如脑幕和脑镰）
- 病因-发病机制
  - 直接撞击使皮质表面受压
  - 挤压伤由于张力的作用压迫神经网络，造成其弹性回缩而受损
  - 神经网络内的张力和剪切力使毛细血管和细小动脉破裂

大体病理及外科特征

- 受伤的灰质带易碎，失去正常浅灰略带粉红的颜色，可见颗粒状黑褐色结构

镜下特征

- 垂直于皮质分布的多发斑点状出血
- 出血沿着血管流到邻近支配区的脑皮质，而皮质神经元出现坏死
- 继发毛细血管、星形胶质细胞、小胶质细胞增生
- 坏死组织被收缩的瘢痕组织代替，其内含有残留的含铁血黄素和巨噬细胞

临床要点

临床表现

- 表现多样，依据受伤程度和面积的不同，可从轻度脑震荡（精神错乱、方向感丧失、认知力下降、头痛）到癫痫发作、运动或感觉障碍

自然病程

- 撞击受伤，神经网络和毛细血管的微损伤；微小出血，神经自动调节障碍；水肿/肿胀，体积增大，占位效应；皮质缺血/充血，缺血性损伤，肿胀/水肿，脑疝综合征。如果度过以上阶段，后遗改变有脑软化灶形成、神经元缺失、神经胶质细胞增生、癫痫

治疗及预后

- 控制颅内压（渗透性利尿、类固醇、过度换气）
- 控制癫痫发作
- 依赖于受伤脑组织体积、范围以及功能受累情况
- 有研究表明，不同的 GCS 得分 2 年随访发生癫痫的比例是：GCS 3～8 约有 16.8%发生，GCS 9～12 有 24.3%，GCS 13～15 约有 8%发生

参考文献

1. Hardman JM et al: Pathology of head trauma. J Neuroimaging Clin N Am May;12(2):175-87, 2002
2. Marik PE et al: Management of head trauma. Chest. Aug;122(2):699-711, 2002
3. Zee CS et al: Imaging of head trauma. Neuroimaging Clin N Am. May;12(2):325-38, 2002

弥漫性轴索损伤

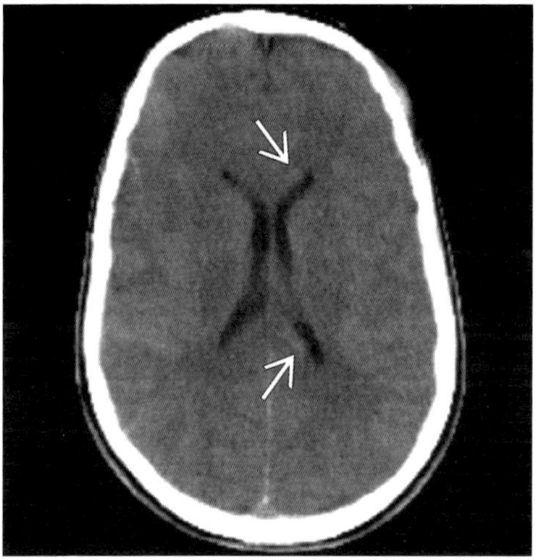

多发外伤，GCS=6 的患者。NECT 可见左侧胼胝体膝部和侧脑室旁的胼胝体压部脑挫裂伤（箭头）。

要点

- 弥漫性轴索损伤（DAI）的发生率在外伤性脑损害（TBI）中列第二位
- 轴索不是被“剪切”，而是被拉伸（张力作用）
- 轴浆运送受阻，轴索肿胀、断裂
- 大多数 DAI 病变只是微观改变，没有出血
- MR 优于 CT

影像学表现

一般特征

- 几乎全为多发病灶
- 最佳诊断征象=灰/白质区、胼胝体、穹窿、脑干上部、内囊出血

CT 表现

- 可无异常发现，尤其是轻微 TBI

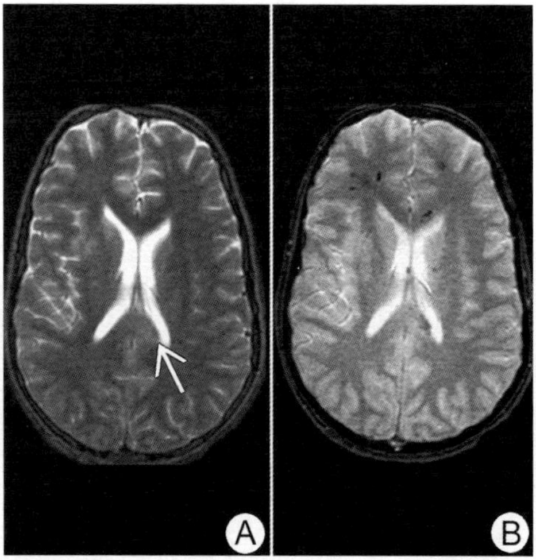

同一患者的 T2WI，左侧胼胝体压部的高信号（A，箭头）。但是其他病灶显示得不清楚。（B）MR 梯度回波成像可见广泛的低信号，轴索损伤范围要比 NECT 和 T2WI 上显示得更大。

- 20%～50%表现为点状出血
- 10%～20%发展成局灶性病变

MR 表现

- 在 T2WI、FLAIR 上表现为多发点状高信号
- 在 $T2^*$（"磁敏感性加权"）表现为低信号

其他影像学表现

- ADC 值变小
- 磁共振波谱（MRS）：NAA/Cr 比值减少
- 中规模集成电磁图（MSI）：可见异常的低频电磁波

推荐的影像学检查方法

- 要 24h 随访观察（1/6 会进展）

鉴别诊断

未出血的 DAI

- T2WI 表现为多发白质高信号

- 脑白质脱髓鞘病变（卵圆形，可强化）
- 小血管病变，腔隙性梗死（年龄较大）
- 转移瘤（强化）

出血性 DAI

- T2WI 和 T2* 表现为多发“黑点”
  - 高血压性微出血（长期慢性高血压脑病）
  - 血管淀粉样变（年老患者，血压正常，常伴有痴呆）
  - 海绵/毛细血管畸形（混合型出血）

病理

概述

- 病因-发病机制
  - 在非撞击性损伤中惯性力作用
  - 头快速旋转
  - 不均匀性加速/减速
  - 轴索很少断裂或“剪断”（仅见于很严重的病例）
  - 非断裂性轴索损伤表现为
    - 外伤性神经去极化
    - 大量的粒子流出，扩散降低
    - 释放兴奋性氨基酸
    - 代谢改变
    - 细胞肿胀
    - 糖酵解加速，乳酸堆积
  - 结果
    - 类似“轴索显微外科术”
    - 轴浆运输受损
    - 轴索断裂
    - Wallerian 变性，弥漫性传入神经阻滞
- 流行病学
  - 脑外伤中列第 2 位
  - 在略少于 50%的脑外伤病例中发生
  - 在致命性损伤中尸检检出率为 80%～100%

大体病理及外科特征

- 脑白质多发圆形/卵圆形/线样病灶
- 广泛分布
  - 旁矢状脑白质
  - 胼胝体
  - 脑干束（如内侧丘系、皮质脊髓束）

镜下特征

- 轴索肿胀
- 小神经胶质细胞聚集
- 微小出血（穿支血管的撕裂）

临床要点

临床表现

- 典型者受伤后立即昏迷
- 脑干受损（脑桥延髓破裂），常立即致死
- 轻度 DAI 可没有昏迷症状

自然病程

- 病程易变化
- 脑震荡后综合征（持续的头痛，认知力下降，性格改变）

治疗及预后

- TBI：80％轻微，10％中度，10％严重
- GCS 评分有时与预后不相关
- DAI 病灶不会持续扩大（不像 EDH），DAI 是引起外伤后昏迷、植物人最常见的原因
- 脑外伤引起明显的基因反应
  - 诱导“快速基因”
  - 多条信号传导通路激活
  - 载脂蛋白 E（apoE）基因型，淀粉样沉积会影响预后

参考文献

1. Sinson G et al: MTI and proton MRS in the evaluation of axonal injury. AJNR 22:143-51, 2001
2. Kuzma BB et al: Improved identification of axonal shear injuries with gradient echo MR technique. Surg Neurol 53:400-2, 2000
3. Graham DI et al: Neurotrauma. Brain Pathol 7:1285-8, 1997

脑　疝

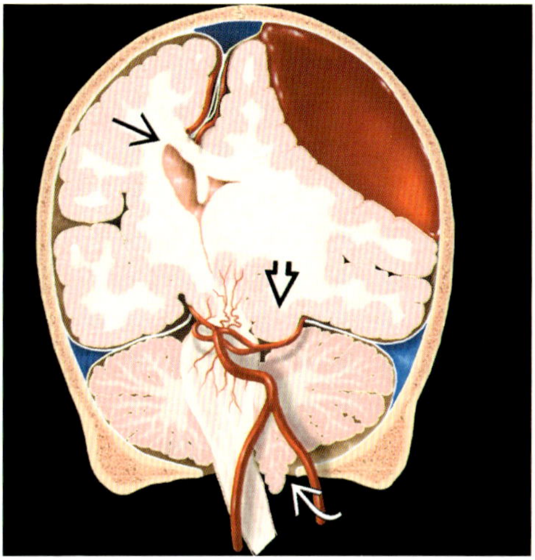

冠状位模式图显示向右的大脑镰下疝（箭头）、左小脑幕疝（空心箭头）和左扁桃体疝（弯箭头）。

要点

- 为原发损伤的继发改变：包括脑疝、颅内压增高、血流改变、液体再分布（第三脑室），将会加重脑损伤
- 继发改变比原发损伤更有危险性

影像学表现

一般特征

- 最佳诊断征象＝脑室和脑池的受压移位或闭合
- 脑组织、血管从一侧移向另一侧

CT 表现

- 大脑镰下疝
  - 透明隔不在中线
  - 扣带回移位
  - 侧脑室和胼胝体移向健侧
  - 同侧侧脑室受压

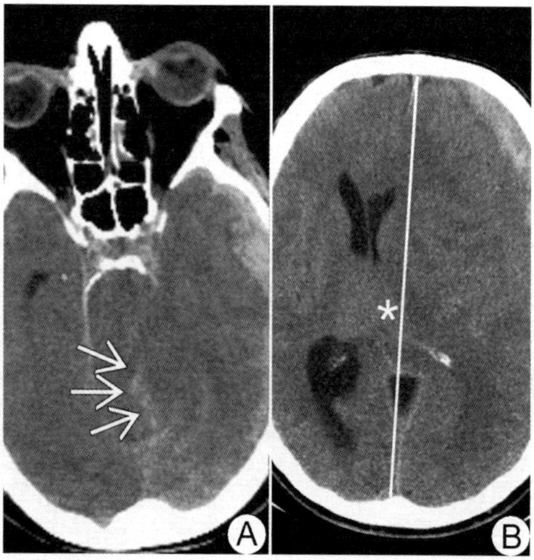

（A）NECT 可见脑组织的挤压使环池和鞍上池闭合。左颞叶跨过小脑幕向下疝（箭头）。（B）大脑镰下疝伴透明隔向右侧移位，左侧深部核团跨过中线（左丘脑，星号）。

- Monro 孔阻塞——对侧侧脑室扩大（＝侧脑室流动受阻）
- 大脑前动脉（ACA）移位，跨过中线
  - 可以相对固定在大脑镰上，并使其梗阻
  - 能引起额叶的梗死——迟发反应

- 一侧小脑幕疝
  - 早期
    - 海马回钩、海马旁回向内侧移位
    - 同侧鞍上池闭合
    - 同侧动眼神经受压
    - 向下推挤桥脑使其扭曲变形或倾斜
    - 同侧环池非对称性增宽
  - 晚期
    - 鞍上池完全消失
    - 脑干向对侧移位
    - 脑幕受压＝“Kernohan 切迹”

    - 大脑后动脉（PCA）向下、内移位，因受压可发生梗阻
    - 可导致枕叶梗死
- 双侧小脑幕疝
  - 一侧或两侧幕上有严重的占位效应
  - 两侧大脑半球和基底核推压向下
  - 间脑和中脑经小脑幕切迹向下移位
  - 两侧颞叶也经幕裂孔疝入
  - 穿支动脉常发生梗阻，引起基底核的梗死
- 经小脑幕向上疝入
  - 小脑蚓部、小脑被推挤向上通过小脑幕切迹
  - 四叠体池变形，中脑向前移位——可能使中脑导水管梗阻引起脑积水
- 小脑扁桃体疝
  - 扁桃体向下疝入枕大孔
  - 枕大池消失
  - 第四脑室可阻塞——引起阻塞性脑积水

MR 表现

- 小脑幕疝
  - 在轴位和冠状位上表现与 CT 类似
  - 矢状位
    - 中脑向下移位（“下陷”）
    - 中脑和脑桥的夹角变小
    - 视交叉和下丘脑下移至蝶鞍上方
    - 可继发小脑扁桃体疝
- 脑疝对血流动力的影响
  - 广泛的脑灌注异常
  - 血管梗阻，脑梗死
  - 弥漫性脑水肿和（或）脑回肿胀

鉴别诊断

- 无需与其他疾病鉴别

病理

概述

- 病因-发病机制
  - 出血、细胞外液体在密闭的空间内积聚
  - 脑脊液腔隙（脑池、脑室）受压
  - 如果体积增大，颅内不能完全容纳
    - 脑机械性移位
    - 脑疝
  - 可引起继发缺血、梗死
    - PCA 阻塞，枕叶梗死最常见
    - ACA 阻塞，远侧（扣带回）梗死
    - 穿支血管阻塞，基底核和内囊梗死
    - 中脑出血

大体病理及外科特征

- 脑肿胀、水肿
- 脑回受压变平
- 脑沟消失

临床要点

临床表现

- 瞳孔——动眼神经瘫痪——（病变的同侧）
- 脑干血流减少，心血管衰竭
- 去脑姿势
- Kernohan 切迹
  - 同侧偏瘫（对侧大脑脚压在脑幕上）

自然病程

- 占位效应和颅内压增高最终导致死亡

治疗

- 解除引起颅内压增高的病因
- 控制因颅压增高引起的脑水肿和继发损伤
- 延长外伤后的脑超敏反应时间

- 提供潜在的“治疗窗”
- 可以应用神经保护剂

参考文献

1. Juul N et al: Intracranial hypertension and cerebral perfusion pressure. J Neurosurg 92: 1-6, 2000
2. Laine FJ et al: Acquired intracranial herniations. AJR 165: 967-73, 1995
3. Povlishock JT et al: Are the pathobiological changes evoked by traumatic brain injury immediate and irreversible? Brain Pathol 5: 415-26, 1995

面部损伤

眼眶爆裂骨折

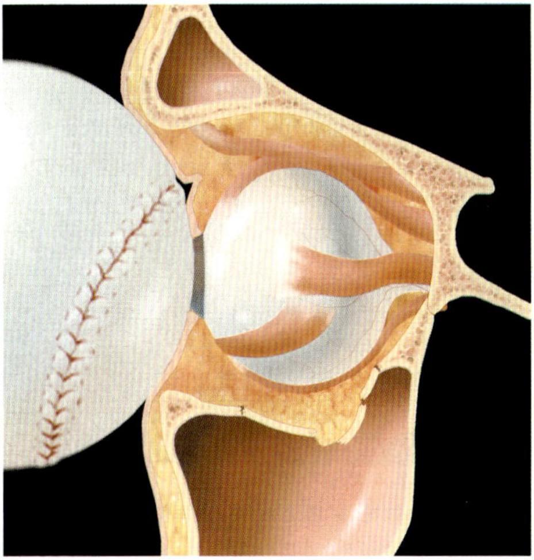

眼眶爆裂骨折。图示导致眶底爆裂骨折的受伤机制。

要点

- 同义词：眼眶底板骨折
- 定义：一侧眼眶壁或底板骨折，不累及眶缘
- 典型影像学表现：眶底骨折伴上颌窦积血，气体进入眼眶
- 其他要点
  - 是最常见的眼眶骨折
  - 眼眶受打击，眶内压增加导致眼眶骨内板骨折
  - 可累及眶底、眶内壁、外壁或眶顶
  - 眶底爆裂骨折最常见
  - 眶内壁骨折列第二位
  - 患者有疼痛、眼球内陷、复视等临床表现
  - CT 是最佳检查方法

影像学表现

一般特征

- 解剖

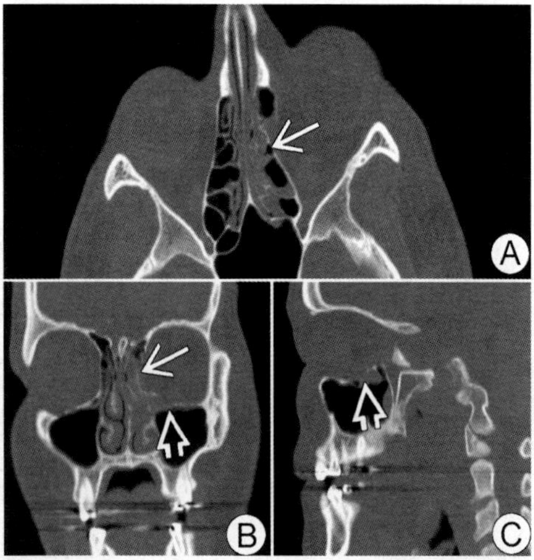

眼眶爆裂骨折（累及眶底和内侧壁）。（A）轴位 CT 可见左眼眶内壁骨折（箭头）。（B）冠状位重建显示眶内壁骨折（箭头）和眶底骨折（空心箭头）。（C）矢状位重建可见左眶底骨折（空心箭头）。

  - 眶底和内壁骨质非常薄，最容易发生骨折
  - 眶底由上颌骨、颧骨和腭骨组成

平片表现

- 同侧上颌窦密度增加
  - 如果直立位拍照，上颌窦内可见气-液平
- 同侧眼眶积气
- 眶底骨折时碎片会进入上颌窦内
- “泪滴样”骨片掉入鼻旁窦内，常见到骨片以筛窦为“轴”转动
- 上颌窦顶的软组织团块影代表有疝形成
- 内壁的爆裂骨折常使碎骨片进入筛窦内

CT 表现

- 平片上的表现在 CT 上都可以观察到，并且显示得更仔细
- 可以显示其他面部和软组织损伤
- 眼球损伤
  - 晶状体不全或完全脱位；角膜破裂房水外漏；球体破裂；

玻璃体出血；视网膜下出血

推荐的影像学检查方法

- 平片
  - 眼眶爆裂骨折在 Water 位和 Caldwell 位显示最好
- CT
  - 可以选择成像的平面
  - 1.25mm 轴位扫描，冠状位和矢状位重建
  - 用骨窗和软组织窗成像，这样不会漏掉软组织损伤和其他损伤

鉴别诊断

颧骨复合骨折

- 眶底及眶下缘骨折，并且颧骨、上颌骨、额骨、颞骨和蝶骨之间的骨缝裂开

病理

概述

- 一般病理特点
  - 最常见的是眶底骨折，眼眶的其他壁也可以骨折
  - 眶底和眶壁可同时发生骨折
  - 爆裂骨折使眼眶容积增加，眼球内陷
  - 眶底骨折可累及下直肌
  - 24%眼眶爆裂骨折伴有眼睛损伤
  - 在合并有面部其他骨折的时候，眼眶的爆裂骨折可以由独立因素引起
    - 颧骨骨折
    - LeFort Ⅱ、Ⅲ型骨折
    - 眶缘骨折
- 病因学
  - 眼眶突然遭受外物的打击，由于物体体积大不能进入眼眶
    - 拳击眼；车祸时脸撞到挡风玻璃；东西砸在脸上
  - 骨折机制是眶内压突然增加，引起眼眶薄弱处骨折

- 流行病学
  - 除了鼻骨骨折，眼眶骨折是最常见的面部骨折
  - 30 岁男性多见

分类

- 单纯性眼眶爆裂骨折
  - 仅有眶底或眶壁的骨折，眶缘不累及
- 复合性眼眶爆裂骨折
  - 眶缘也有骨折
- 也可按眶骨骨折的区域分类

临床要点

临床表现

- 眼眶疼痛或水肿，视力下降，复视，眶下神经分布区麻木，眼睑肿胀，骨性眼眶体积增大造成眼球内陷，球外肌断裂或受累引起眼球运动障碍

自然病程

- 爆裂骨折并发症有眼球破裂，持续性复视，神经痛，眼外肌瘫痪，迟发/持续性眼球内陷

治疗及预后

- 细小的骨折移位不需特殊治疗
- 对于伴有复视和眼球内陷的较严重的损伤需外科矫正
- 及时诊断和治疗预后较好
- 术后并发症包括持续性复视和眼球内陷

参考文献

1. Rhea JT et al: The Face. Radiology of Skeletal Trauma. Ed by Rogers LF. Churchill Livingston, Philadelphia, 3rd ed. Vol 1:315-75, 2002
2. Rhea Jt et al: Helical CT and three-dimensional CT of facial and orbital injury. Radiol Clin North Am 37:489-513, 1999
3. Novelline RA: Three dimensional computed tomography of facial trauma. Current practice in radiology. Thrall JH, ed. Mosby-Year Book, Philadelphia, PA 323-35, 1993

鼻骨骨折

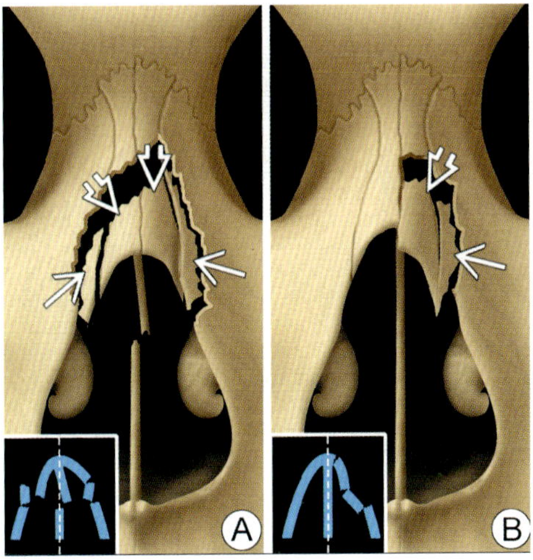

鼻骨骨折机制。（A）正面打击的模式图，可见鼻骨的骨折片（空心箭头）和上颌骨额突的骨折片（箭头）向后移位。（B）侧面打击的模式图，左鼻骨骨折片（空心箭头）和左上颌骨额突碎片（箭头）向内侧移位。

要点

- 同义词：鼻骨折，鼻断裂
- 定义：鼻骨、上颌骨的额突和（或）上颌骨的下鼻棘骨折
- 其他要点
  - 最常见的面部骨折
    - 在全身骨骨折中列第三位
  - 最容易漏掉的面部骨折
  - 受到正面或侧面的打击
  - 平片或 CT 可显示
  - 如果不治疗或治疗不好可导致面部畸形和气道梗阻

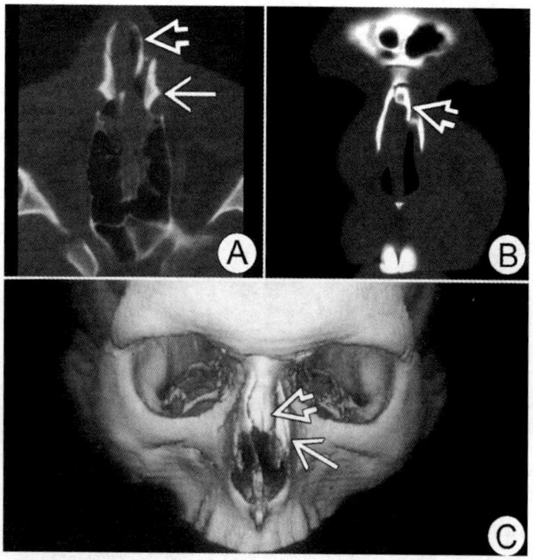

鼻骨骨折（侧面打击）。（A）轴位 CT 可见左鼻骨（空心箭头）内移，左上颌骨额突（箭头）后移。(B) 冠状位扫描显示鼻骨有骨折（空心箭头）。(C) 3D 重建显示鼻骨（空心箭头）和额突（箭头）的骨折。

影像学表现

一般特征

- 解剖：鼻的骨性支架由一对鼻骨和上颌骨的额突组成
  - 鼻骨近侧端较厚，与额骨相连；远侧端较薄，与鼻外侧软骨相连
  - 鼻中隔软骨和犁骨、筛骨垂直板构成鼻中隔，分隔鼻腔

平片表现

- 鼻骨系列平片
  - 可以显示鼻骨、上颌骨的额突和上颌骨下鼻棘的骨折
- 面部系列平片
  - 可以发现面部其他部位的骨折
  - 面部的侧位片由于鼻骨相对过度曝光，因此此时鼻骨骨折很容易漏诊
    - 拍鼻骨侧位片就可以很好地显示鼻骨
  - 要认识正常的鼻上颌缝和鼻睫状神经所走行的神经沟

    - 不要把这些透亮线误认为骨折
    - 骨折常垂直于这些透亮线

CT 表现

- 对于疑似骨折，CT 是最好的确诊方法
- 能够显示所有的鼻骨骨折，骨折碎片的位置、排列情况和软组织损伤
- 可以显示面部其他部位的骨折

推荐的影像学检查方法

- 如果没有 CT 就拍平片
  - 鼻骨系列平片：鼻骨侧位、鼻咬合位和 Water 位片
  - 面骨系列平片
    - 前后位、Water 位、Caldwell 位、Towne 位，面部的基底位和侧位片
    - 面部 CT 扫描：1.5mm 层厚，扫描范围从额窦上缘到下颌骨
  - 每个病人都要进行冠状位和矢状位重建

鉴别诊断

鼻-眼眶-筛骨骨折

- 除了鼻骨和上颌骨的额突骨折外，还有眶内缘、上颌窦前壁和筛窦骨折
- 骨折碎片常向后移位进入筛窦内

病理

概述

- 一般病理特点
  - 骨折可以累及鼻骨、上颌骨的额突及下鼻棘
  - 正面打击
    - 可以仅有鼻骨尖的骨折，严重的会导致鼻骨和鼻中隔塌陷变平
    - 受伤严重会使鼻骨向外张开成八字形，这样增加了鼻子的宽度

- 侧面打击
  - 同侧鼻骨受累，用力较大时对侧鼻骨也累及
  - 鼻中隔可以骨折移位
- 病因-发病机制
  - 属于钝器伤
  - 正面打击
    - 车祸，患者脸撞在挡风板或仪表盘上
    - 外物砸在脸上
  - 侧面打击：遭袭击；运动受伤
- 流行病学
  - 最常见的面部骨折

临床要点

临床表现

- 疼痛、水肿、眶周瘀斑、鼻充血、鼻出血
  - 由于鼻的血管丰富，轻微的外伤就可导致出血
- 鼻外形的改变（骨折移位）

自然病程

- 许多鼻骨骨折因未能诊断而得不到治疗
- 未经治疗或治疗不佳的病人可导致面部的畸形和影响鼻腔通气

治疗

- 用冰袋冷敷和仰头
- 未移位的鼻骨骨折不需特殊处理
- 如果有畸形或影响通气功能，需要复位和固定
- 可以闭合复位也可开放复位
- 复位最好的时间是受伤后 3h 内
  - 否则要等到受伤后 7～10 天水肿消失后

预后

- 及时诊断和对症治疗则预后较好

参考文献

1. Rhea JT et al: The Face. Radiology of Skeletal Trauma. Ed by Rogers LF. Churchill Livingstone, Philadelphia 3rd ed. Vol 1:313-75, 2002
2. Rohrich RJ et al: Nasal fracture management: Minimizing secondary nasal deformities. Plast Reconstr Surg 106:266-73, 2000
3. Rhea JT et al: Helical CT and three-dimensional CT of facial and orbital injury. Radiol Clin North Am 37:489-513, 1999

颧骨复合骨折

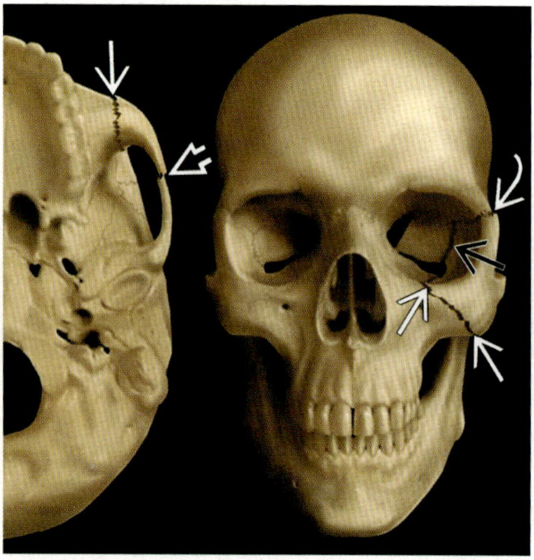

颧骨复合骨折模式图。（弯箭头）示颧-额缝骨折。（黑箭头）示颧-蝶缝骨折。（白箭头）示颧-上颌缝骨折。（空心箭头）示颧-颞缝骨折。

要点

- 同义词：颧骨骨折、三角架骨折、颧骨三角骨折、颊骨骨折
- 定义：颧骨的骨折、脱位
- 典型影像学表现
  - 颧骨与邻近骨不相连
- 其他要点
  - 为面部第二常见的骨折
  - 常由于一侧面部遭受打击所致
  - 疼痛、视力改变、面部畸形、张口受限
  - CT 是最好的检查方法
  - 治疗主要是复位和固定

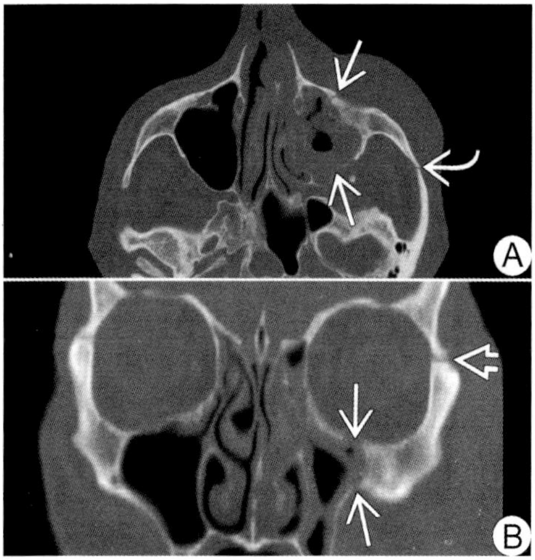

颧骨复合骨折。（A）轴位 CT 可见颧-上颌缝骨折（箭头），累及上颌骨的前、后壁。（B）冠状 CT 重建显示颧-上颌缝骨折和颧-额缝骨折（空心箭头）。

影像学表现

一般特征

- 最佳影像学线索：颧骨与邻近骨骼不相连
- 解剖学
  - 颧骨的前后位投照显示的是颧骨粗隆
  - 与颧骨相连的骨骼
    - 内侧与上颌骨相连
    - 上方是额骨
    - 后方是蝶骨大翼
    - 外缘与颞骨的颧突相连
- 其他特征
  - 骨折移位包括
    - 眶下缘和眶底
    - 上颌窦的前和后侧壁
    - 颧额缝
    - 颧弓

平片表现

- 同侧上颌窦密度增高、模糊
- 同侧眼眶积气
- 颧骨与上颌骨、额骨、蝶骨及颞骨不相连
- 颧骨常向下向后移位

CT 表现

- 眶底骨折
- 眶内缘骨折
- 上颌窦的前壁和后侧壁骨折
- 颧弓骨折
- 颧额缝断裂
- 颧蝶缝断裂

推荐的影像学检查方法

- 面部系列平片
  - 有后前位、侧位、基底位、Water 位、Caldwell 位、Towne 位
- CT 平扫 1.25mm 层厚，常规冠状位和矢状位重建
  - 对于可疑颧骨复合骨折的患者最好选择此检查

鉴别诊断

面颊软组织损伤

- 在平片或 CT 上仅有水肿和出血，没有骨折

眼眶爆裂骨折

- 有相应的临床表现，可见眶底骨折
  - 眶缘没有骨折
  - 颧骨没有骨折

病理

概述

- 一般病理特征
  - 颧骨骨折，与邻近的上颌骨、额骨、颞骨和蝶骨不相连
  - 可合并面部其他骨折
  - 20%有眼部损伤

- 病因-发病机制
  - 受伤机制是一侧面部遭受打击
  - 所受外伤有车祸（占80%），袭击，砸伤，运动损伤
    - 中度的打击造成的骨折可以无移位或轻度移位
    - 严重的打击造成明显的骨折移位和粉碎性骨折
- 流行病学
  - 为面部第二常见的骨折
  - 主要为男性，30岁左右

分类

- 目前没有正式的分类
- 根据以下来分类
  - 骨折的程度；是否合并有其他骨折；骨折的位置；骨折碎片分离的程度；骨折碎片旋转的程度

临床要点

临床表现

- 疼痛、视觉改变、面部畸形、张口受限
  - 眶周淤血；触诊触不到眶下缘；内直肌受累引起眼球运动受限；颧骨变平；面部不对称；牙关紧闭；下颌骨运动受限

治疗

- 无移位或轻度移位性骨折
  - 保守治疗，给予抗生素
- 移位、粉碎性、不稳定或潜在不稳定性骨折
  - 外科手术复位、小硬板固定和眶底修复
  - 应立即进行手术复位或5天内进行
  - 临床现在很少闭合复位

预后

- 能很好地复位和固定，则预后良好
- 复位不良可导致持续性复视、眼球内陷、眼球突出、骨折对合不良、明显的面部畸形、持续性疼痛导致下颌骨运动受限或伴有感觉运动缺失

参考文献

1. Rhea JT et al:The Face. Radiology of Skeletal Trauma. Ed by Rogers LF. Churchill Livingstone, Philadelphia 3rd ed. Vol 1:315-75, 2002
2. Strong EB et al: Zygoma complex fracture. Facial plast surg 14:105-115, 1998
3. Covington DS et al: Changing patterns in the epidemiology and treatment of zygoma fractures: 10-year review. J Trauma 37:243-8, 1994

颧弓骨折

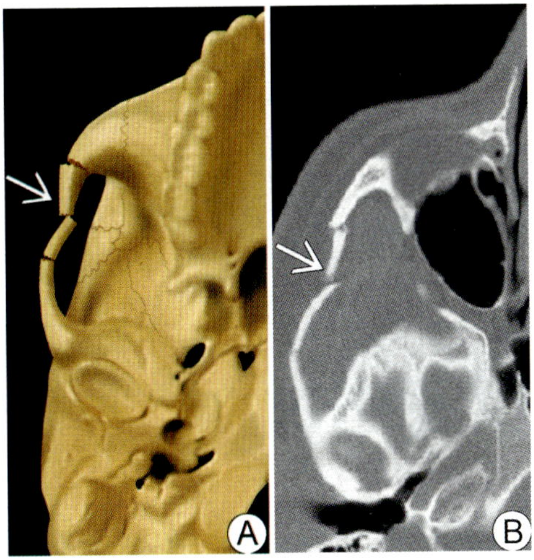

颧弓骨折。（A）模式图显示颧弓三条骨折线（箭头），骨折碎片向内移位，呈 V 形。（B）轴位 CT 可见颧弓三条骨折线（箭头），碎片轻度下陷，呈 V 形改变。

要点

- 同义词：颧颞弓骨折
- 定义：位于颧弓的骨折
- 典型影像学表现
  - 颧弓见三条骨折线，骨折碎片呈 V 形
- 其他要点
  - 占颧骨骨折的 10%～16%
  - 小的硬物撞击一侧面部造成
  - 患者局部疼痛，一侧脸变平，张口和闭口困难
  - 基底位平片和轴位 CT 显示最好
  - 治疗采取颧弓修复手术

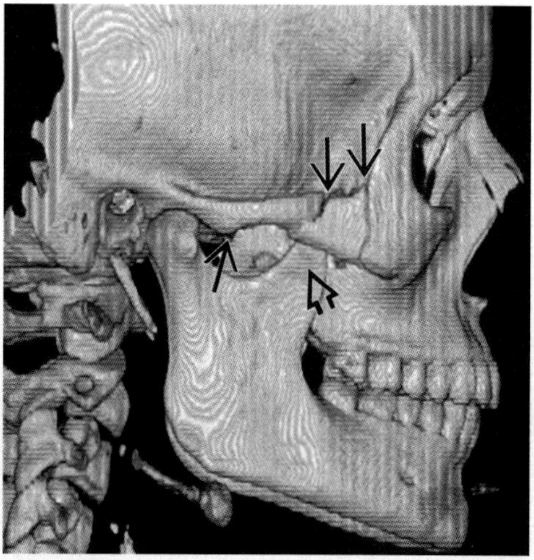

颧弓骨折。右侧观，CT 3D 重建像。颧弓骨折线（箭头）。注意下颌骨冠突（空心箭头）和邻近的下颌弓的关系，图中可以解释为什么颧弓骨折会影响下颌骨的运动。

影像学表现

最佳影像学线索

- 骨折线通过颧弓
- 解剖
    - 颧弓由颞骨的颧突和颧骨的颞突组成
    - 颧弓位于颞肌和下颌骨冠状突的外上方
    - 咬肌起自颧弓，止于下颌骨侧下缘

平片表现

- 基底位（颏下垂直位）对颧弓的骨折显示最好
    - 但外伤的病人很难配合拍此体位片
- 在 Water 位上颧弓骨折的显示较基底位差
- 可见骨折碎片凹陷和（或）移位

CT 表现

- 轴位扫描显示骨折最好
    - 可见颧弓骨折成三段，骨折碎片呈 V 形

- 3D重建能很好地显示骨折

推荐的影像学检查方法

- 面部系列平片
  - 颧弓骨折拍基底位和Water位片
- 面部CT
  - 轴位1.5mm扫面，冠状位和矢状位重建
  - 在轴位上仔细观察颧弓是否有骨折
  - 对于有骨折的病例，应3D重建显示碎片的移位情况
  - 用软组织窗观察软组织损伤

鉴别诊断

颧骨复合骨折

- CT可显示颧-上颌缝、颧-额缝、颧-蝶缝的骨折

下颌骨髁突或下颌支骨折

- 患者有颧弓和颞下颌关节区域的疼痛，同时有张口和闭口困难
- 平片和CT显示下颌骨有骨折

病理

概述

- 一般病理特征
  - 多为打击伤所致
  - 如为粉碎性骨折，常为三块骨折碎片，并向内侧移位
- 病因-发病机制
  - 小硬物直接打击一侧面部造成骨折
  - 常由于突然袭击导致骨折
- 流行病学
  - 是颧骨最常见的单发性骨折
  - 占颧骨骨折的10%～16%
  - 男性多发

临床要点

临床表现

- 颧弓疼痛

- 颧弓的水肿和出血
- 一侧面部变平
- 由于颧弓发生移位，使下颌骨冠状突与其发生碰撞，导致下颌骨运动受限
- 可触及颧弓局部缺损或形态异常

治疗

- 外科手术复位和固定
- 外科手术使骨折碎片复位，恢复颧弓的完整性

预后

- 及时诊断和成功进行外科手术则预后良好
- 术后并发症有出血和感染
- 复位不好可导致面部畸形和功能缺失
- 颧弓凹陷可阻碍下颌骨的前后移动

参考文献

1. Rhea JT et al: The face. Radiology of Skeletal Trauma. Ed by Rogers LF. Churchill Livingstone, Philadelphia 3rd ed, vol 1: 315-75, 2002
2. Covington DS et al: Changing patterns in the epidemiology and treatment of zygoma fractures: 10-year review. J Trauma 37:243-8, 1994
3. Zingg M et al: Classification and treatment of zygomatic fractures: 1,025 cases. J Oral Maxillofac Surg 50:778-790, 1992

鼻-眼眶-筛骨骨折

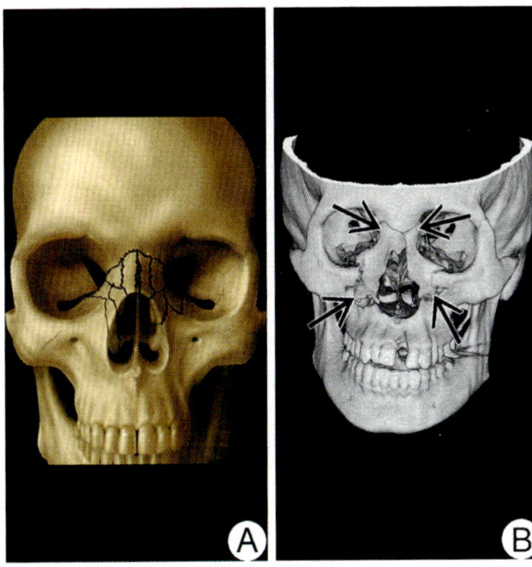

鼻-眼眶-筛骨骨折。(A) 鼻-眼眶-筛骨粉碎性骨折模式图。(B) 3D 重建，鼻-眼眶-筛骨骨折（箭头），同时累及眶内壁。患者脱落一颗门牙。

要点

- 同义词：NOE 骨折，鼻-筛骨骨折
- 定义：发生在鼻-眼眶-筛骨的复合性骨折
- 典型影像学表现
  - 鼻-眼眶-筛骨（NOE）粉碎性骨折，骨折碎片向后移位
- 其他要点
  - 由于局部解剖和功能的复杂，引发面部多种损伤
    - 内眦肌腱断裂
    - 鼻泪管损伤
    - 眶内损伤
  - CT 是最佳检查方法；平片会低估受伤情况
  - 治疗多采取手术切开复位、固定

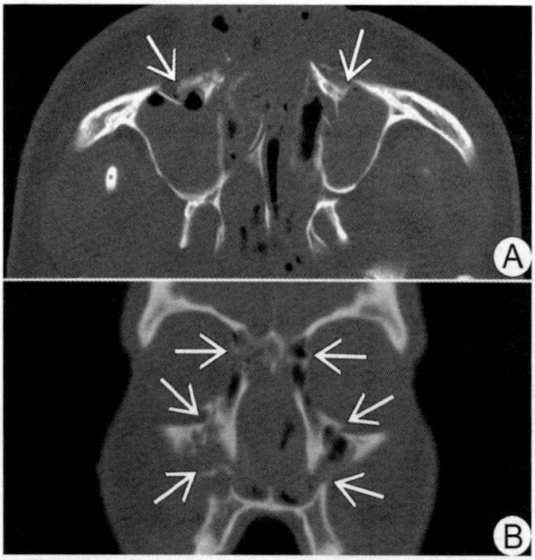

鼻-眼眶-筛骨骨折（A，B）。（A）CT 轴位扫描显示复合体前部（上颌骨额突）骨折（箭头），并向后移位。（B）冠状位扫描可见鼻-眼眶-筛骨复合体边缘骨折（箭头）。

影像学表现

一般特征

- 最佳影像学线索
  - 鼻骨、上颌骨额突、上颌窦的前-内侧壁和眼眶内壁的粉碎性骨折
  - 骨折碎片向后移位，进入筛窦和眼眶内
- 解剖
  - NOE 复合体是鼻、眼眶、颅腔的汇合处
  - 鼻骨、额骨、上颌骨、筛骨、泪腺和蝶骨共同构成 NOE 复合体

平片表现

- 面部系列平片的诊断价值有限
- 不能够全面显示 NOE 受伤情况
- 可显示筛窦和上颌窦模糊等继发改变

CT 表现

- 能显示 NOE 所有结构以及骨折情况
- 清晰显示骨折碎片的位置和方向
- 可见眼眶软组织损伤
- 能显示其他面部骨折

推荐的影像学检查方法

- CT 是必做的检查；平片会低估受伤情况
- 面部 CT 平扫 1.5mm 层厚，从额窦扫描到下颌骨
- 常规面部冠状位和矢状位重建

鉴别诊断

鼻骨骨折

- 仅是鼻骨、上颌骨额突、上颌骨鼻棘的骨折
- NOE 其他部分（包括眼眶内壁）没有骨折

LeFort Ⅱ型骨折

- LeFort Ⅱ型骨折的前面部分与 NOE 相似
- LeFort Ⅱ型骨折可向后延伸到上颌窦后外侧壁和翼板

病理

概述

- 一般病理特征
  - 大多数 NOE 骨折的碎片向后移位
  - 内眦肌腱断裂导致两侧眼睑内眦距离增大
  - 可损伤泪器
- 病因-发病机制
  - 面部的中心遭受正面的直接打击
  - 车祸是最常见的原因
  - 袭击是第二常见原因
- 流行病学
  - 车祸中 NOE 骨折发生率越来越高
    - 与气囊的广泛应用有关

类型

- 压缩性

    - NOE 复合体向后移位
- 粉碎性
    - 粉碎性骨折，碎片向侧方移位

临床要点

临床表现

- 中面部骨结构紊乱
- 软组织肿胀、淤血、出血
- 外伤性眦距增大
- 触诊可触及相关骨质碎片的移动，听到骨摩擦音

自然病程

- 不治疗会导致面部畸形和功能障碍

治疗

- 初期治疗包括稳定病人情绪、解除气道梗阻和止血
- 外科手术固定和复位
    - 冠状头皮瓣或局部切开复位
    - 用小板固定
- 如有外伤性眦距增大，需进行内眦肌腱修补术

预后

- 及时的 CT 诊断和外科复位固定，预后良好
- 骨折粉碎的范围、移位的程度、是否有功能损害和其他损伤均可影响预后

参考文献

1. Rhea JT et al: The Face. Radiology of Skeletal Trauma. Ed by Rogers LF. Churchill Livingston, Philadelphia, 3rd ed. Vol 1:315-75, 2002
2. Rhea JT et al: Helical CT and three-dimensional CT of facial and orbital injury. Radiol Clin North Am 37:489-513, 1999
3. Heine RD et al: Naso-orbital-ethmoid injury: Report of a review of the literature. Oral Surg Oral Med Pathol 69:542-9, 1990

上颌骨矢状骨折

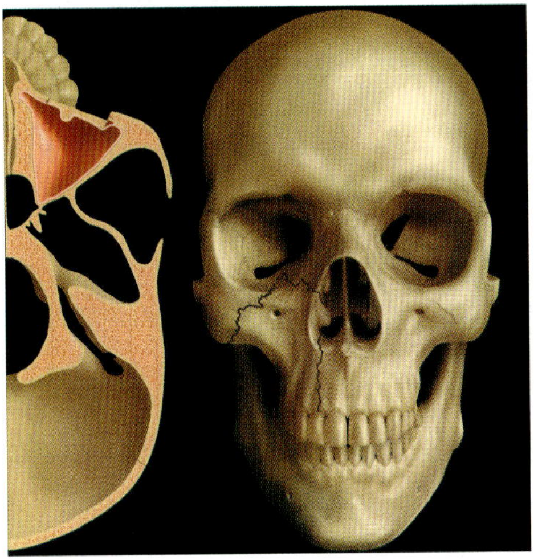

上颌骨矢状骨折模式图。右上颌窦前壁骨折，骨折线延伸至眶底和眶缘，右侧面中部遭受打击所致。

要点

- 同义词：上颌窦骨折
- 定义：上颌骨的矢状位骨折
- 典型影像学表现
  - 骨折累及上颌窦前-外侧壁
  - 可累及眼眶下缘、眶底、上颌骨的额突
- 其他要点
  - 是单侧上颌骨孤立性骨折的一种类型
    - 其他的孤立性上颌骨骨折还包括眶缘骨折、眶底骨折和上颌骨额突骨折
  - 一侧面部直接遭受打击引起骨折
  - 较 LeFort 骨折少见
    - LeFort 骨折是双侧上颌骨骨折
  - 骨折可以是线样、粉碎或凹陷性骨折

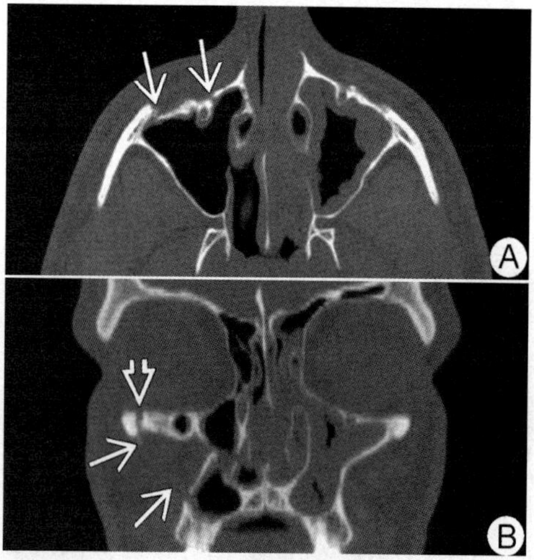

上颌骨矢状骨折。(A) CT 轴位扫描可见右上颌窦前壁向后压缩骨折(箭头)。(B) 冠状位重建显示外侧壁内移(箭头),骨折线延伸至眶下缘(空心箭头)。

影像学表现

一般特征

- 最佳影像学线索
  - 一侧上颌窦密度增高
  - 上颌窦前-外侧壁骨折
- 解剖
  - 由于上颌窦占面部的面积较大且窦壁菲薄,容易受伤
  - 一侧上颌窦骨折可以是孤立性的,也可以是复合性骨折的一部分
  - 在孤立性上颌窦骨折中,前-外侧壁骨折最常见

面部系列平片

- 上颌窦密度增加,可见气-液平面
- 眼眶积气、皮下气肿
- 平片上很难显示前-外侧壁骨折

CT 表现

- CT 能很好地显示上颌窦前-外侧壁骨折

- CT 可以鉴别上颌窦积液原因，确定是上颌窦炎引起的还是上颌窦骨折造成的
- 能显示所有的骨折线，骨折碎片的位置和排列情况
- CT 能显示眼眶积气、皮下气肿和眼眶内容物的损伤

推荐的影像学检查方法

- 面部系列平片不能全面显示骨折
  - 在 Towne 位或基底位上可以看见前-外侧壁骨折
- CT 平扫 1.25mm 层厚，常规冠状位和矢状位重建

鉴别诊断

LeFort 骨折

- LeFort 骨折是两侧上颌窦的骨折
  - 上颌窦矢状骨折是单侧上颌窦骨折
- CT 可予以鉴别

病理

概述

- 一般病理特征
  - 上颌窦前-外侧壁骨折，可累及眶缘和眶底
  - 可合并眼眶积气、上颌窦出血和眼眶内容物损伤
- 病因学
  - 小物体直接打击一侧面部
  - 常直接打击在上颌窦前壁上
- 流行病学
  - 20～30 岁男性多发
  - 与上颌骨相比，颧骨、鼻骨和下颌骨较突出更易受打击
  - LeFort 骨折较上颌骨矢状骨折更常见

分类

- 上颌骨骨折
  - 两侧上颌骨骨折
    - LeFort 骨折
  - 一侧上颌骨骨折

- 上颌骨矢状骨折
- 眼眶缘骨折
- 眶底骨折
- 上颌骨额突骨折

临床要点

临床表现

- 局部肿胀、出血、鼻出血
- 皮下积气可听见捻发音
- 眶缘骨折表现为眼眶下缘的缺损
- 眶底骨折、移位导致眼球内陷

治疗

- 如果骨折无移位，保守治疗
- 有骨折移位，需外科手术复位和固定

预后

- 诊断和治疗及时，预后良好

参考文献

1. Rhea JT et al: The Face. Radiology of Skeletal Trauma. Ed by Rogers LF. Churchill Livingstone, Philadelphia, 2002
2. Muzaffar AR et al: Maxillary reconstruction: Functional and aesthetic considerations. Plast Reconstruc Surg. 104:2172-83, 1999
3. Werther JR: Fixation of sagittal fractures of the maxilla. Plast Reconstr Surg. 87(1):198-9, 1991.

LeFort Ⅰ型骨折

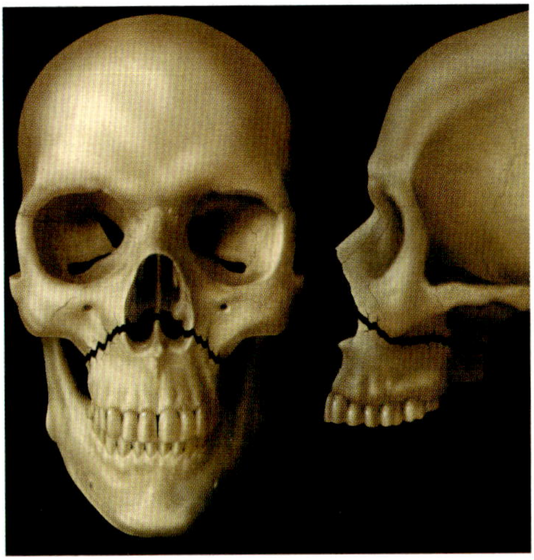

LeFort Ⅰ型骨折模式图。注意上颌骨下部的水平骨折线正好走行在牙根的上面。骨折线向后延伸，穿过蝶骨翼板。硬腭和上颌牙可自由活动。

要点

- 同义词：LeFort Ⅰ型上颌骨骨折，LeFort Ⅰ型中面部骨折
- 定义：上颌骨的横断骨折
- 典型影像学表现
  - 上颌骨下部的横断（水平）骨折，累及上颌窦的前、后、外侧和内侧壁，鼻中隔和蝶骨翼板
- 其他要点：最先由法国医生 Rene LeFort 经大量尸解后描述此型骨折
  - LeFort 骨折是面部最严重的骨折之一，与受剧烈外伤有关
  - LeFort Ⅰ型骨折是在硬腭上方的上颌骨水平的爆裂骨折
  - LeFort Ⅰ型骨折是 LeFort 骨折中最常见的类型
  - 骨折后硬腭可自由活动

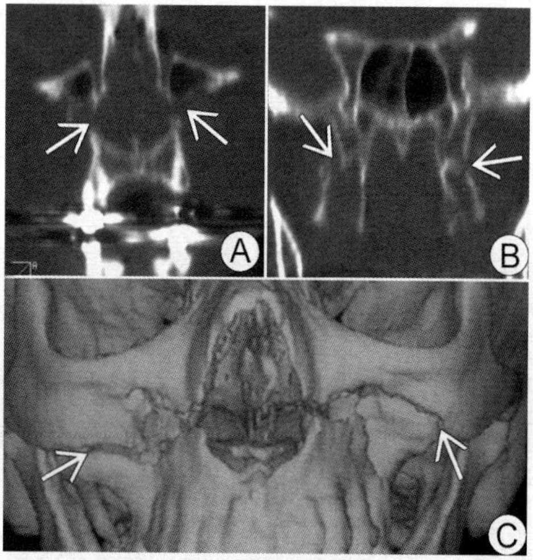

LeFort Ⅰ型骨折。（A）前部层面冠状位重建可见硬腭上方的上颌骨下部水平走行的骨折线（箭头）。（B）后部层面重建显示骨折线（箭头）延伸至翼板。（C）CT 3D 重建可见骨折线（箭头）和硬腭向后移位。

影像学表现

一般特征

- 最佳影像学线索：双侧上颌窦密度增高，上颌骨下部硬腭上方的水平骨折

面部系列平片

- 双侧上颌窦模糊
- 可见横跨上颌骨的骨折线
  - Water 位和 Caldwell 位能显示双侧上颌窦外壁下部的骨折
  - 侧位可显示上颌窦前、后壁的骨折，骨折向后延伸可累及蝶骨翼板

CT 表现

- CT 轴位扫描仅显示上颌窦下部的骨折
- LeFort Ⅰ型骨折在冠状位和矢状位重建上显示最好
- CT 还可显示双侧上颌窦积液和气-液平面

推荐的影像学检查方法

- 平片有时不能发现骨折，看到的只是面部软组织的明显肿胀和双侧上颌窦模糊
  - 面部系列平片包括 Water 位、Caldwell 位、Towne 位、基底位和侧位片
- CT 是明确 LeFort Ⅰ型骨折最好的检查方法
  - 面部轴位 CT 层厚 1.25mm
  - 常规冠状位和矢状位重建
  - 对于有骨折碎片移位的要 3D 重建

鉴别诊断

上颌窦矢状骨折

- 是一侧上颌窦的骨折

LeFort Ⅱ型骨折

- 与 LeFort Ⅰ型骨折相似的是，LeFort Ⅱ型骨折也累及上颌窦的前-外侧壁；不同之处在于 LeFort Ⅱ型骨折垂直向上累及眼眶下缘、眶底和眶内壁以及鼻-额缝

病理

概述

- 一般病理特征
  - 所有的 LeFort 骨折均累及面部中央，可在中央区产生可移动的骨折碎片
  - 所有的 LeFort 骨折从面部前面向后延伸，累及蝶骨翼板
- 病因学
  - LeFort 骨折常由高能钝器伤所致
    - 受伤机制包括车祸、殴打、跌落和运动损伤
  - LeFort Ⅰ型骨折是由于下面部直接遭受水平方向的打击
    - 在车祸中，方向盘撞击患者鼻部下方导致此型骨折
    - 引起硬腭和齿槽突断裂
- 流行病学
  - LeFort 骨折占面部骨折的 6%～25%

- ○ 男性 20～30 岁多见
- ○ LeFort Ⅰ型骨折是 LeFort 骨折中最常见的类型

分期或分级标准

- LeFort 骨折可分为
  - LeFort Ⅰ型骨折
    - 上颌骨的横断骨折，导致硬腭活动，骨折线在上颌骨牙根上方横跨上颌骨，向后累及蝶骨翼板
  - LeFort Ⅱ型骨折
    - 颧骨下骨折或锥形骨折
    - 造成上颌骨移动（不累及颧骨）
  - LeFort Ⅲ型骨折
    - 颅面部骨折，颅面分离；使面部骨骼移动；面部中央完全与颧骨分离
  - 临床上还可遇上此种分型的各种变异类型

临床要点

临床表现

- 面部中央软组织明显肿胀、瘀斑、鼻出血和上呼吸道梗阻
- 体检中发现硬腭活动，不能固定；上颌骨牙槽外露

治疗及预后

- 急救包括保持呼吸道通畅，止血
- LeFort 骨折有明显的面部畸形和功能障碍，必须外科手术复位和固定
- 对不复杂的 LeFort 骨折，外科手术可恢复功能和矫正畸形
- LeFort Ⅰ型骨折预后较好

参考文献

1. Rhea JT et al: The Face. Radiology of Skeletal Trauma. Ed by Rogers LF. Churchill Livingstone, Philadelphia 3rd ed, vol 1, 315-75, 2002
2. Muzaffar AR et al: Maxillary reconstruction: Functional and aesthetic considerations. Plast Reconstruc Surg 104:2172-83, 1999
3. Rhea JT et al: Helical CT and three-dimensional CT of facial and orbital injury. Radiol Clin North Am 37:489-513, 1999

LeFort Ⅱ型骨折

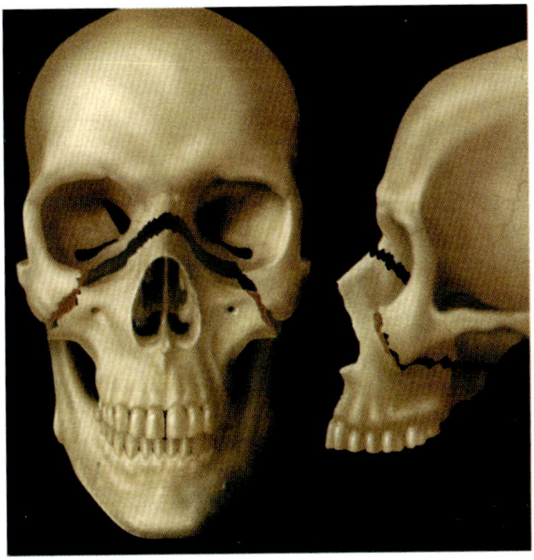

LeFortⅡ型骨折模式图。注意面部中央的锥形骨折，骨折片游离（上颌骨、鼻骨）。骨折线从鼻-额缝向下延伸，经过眶内壁、眶下缘和眶底、上颌窦前壁，在颧骨下方向后延伸至翼板。

要点

- 同义词：LeFort Ⅱ型上颌骨骨折，LeFortⅡ型中面部骨折，锥形骨折
- 定义：上颌骨的锥形骨折，造成上颌骨和鼻骨与颧骨、眶内壁和额骨分离
- 其他要点：最先由法国医生 Rene LeFort 提出
    - LeFortⅡ型骨折使面部中央结构呈锥形分离，上颌牙、硬腭和鼻骨游离

影像学表现

一般特征

- 最佳影像学线索：两侧上颌窦密度增高，上颌窦前、后壁骨折，眶下缘和眶底骨折，鼻-额缝分离/骨折

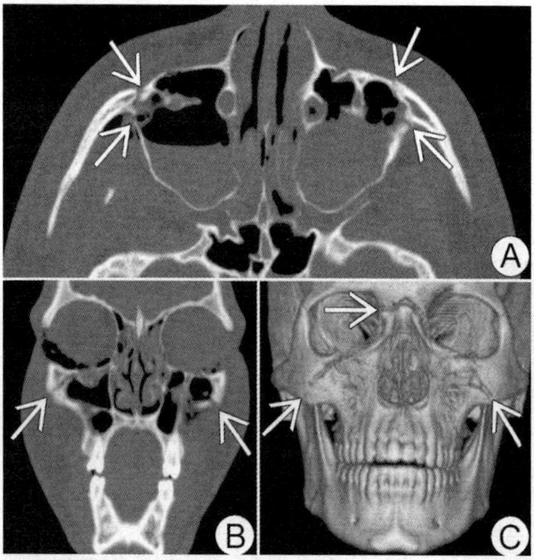

LeFort Ⅱ型骨折。(A) 轴位 CT 显示两侧上颌窦前、后壁骨折（箭头)。(B) 冠状位扫描可见两侧上颌窦前壁的骨折线（箭头）向上延伸至眼眶下缘。(C) CT 3D 显示 LeFort Ⅱ型骨折的骨折线轮廓。

面部系列平片

- 两侧上颌窦模糊，眼眶积气
- 可见锥形（金字塔形）骨折线
  - Water 位和 Caldwell 位片显示上颌窦外侧壁和眶下缘、眶底的骨折
  - 侧位片可见鼻-额缝分离，上颌窦前、后壁及翼板的骨折

CT 表现

- CT 轴位扫描可见上颌窦前、后壁的骨折，向后延伸至蝶骨翼板
- 冠状位重建显示眶下缘、眶底以及上颌窦外壁骨折
- 双侧上颌窦密度增高或有气-液平面
- 眼眶积气、皮下气肿

推荐的影像学检查方法

- 平片显示面部肿胀、上颌窦模糊、眼眶积气，并不能完全显示骨折
- CT 是理想的检查方法

   - 1.25mm 轴位扫描；冠状位和矢状位重建；如有移位需 3D 重建

鉴别诊断

上颌骨矢状骨折

- 单侧上颌骨骨折
- LeFort Ⅱ型骨折是双侧上颌骨骨折

LeFort Ⅰ型骨折

- 同 LeFort Ⅱ型骨折一样，LeFort Ⅰ型骨折也累及上颌窦的前-外侧壁
- 但 LeFort Ⅱ型骨折垂直延伸至眶下缘、眶底、眶内壁和鼻-额缝

LeFort Ⅲ型骨折

- 与 LeFort Ⅱ型骨折不同的是，LeFort Ⅲ型骨折累及颧骨，颧-额缝分离和颧-颞弓的断裂

鼻骨-眼眶-筛窦骨折

- 与 NOE 骨折相似的是，LeFort Ⅱ型骨折也累及上颌窦前壁、眶下缘和筛窦
- 不同的是 LeFort Ⅱ型骨折向后延伸至面部的后部，骨折线穿过翼板

病理

概述

- 一般病理特征：正如 LeFort 描述的那样，LeFort 骨折的骨折线代表面部的薄弱部位
   - 所有的 LeFort 骨折均累及面中部，使面中部产生可移动的碎片
   - 所有的 LeFort 骨折由面的前部向后延伸到后部，累及蝶骨翼板
- 病因学：LeFort 骨折常因高能钝器伤所致
   - 典型受伤机制包括车祸、殴打、跌落和运动损伤
- 流行病学
   - 常见于 20～30 岁男性

- LeFort 骨折可与 LeFort 其他类型骨折或面部其他骨折合并发生
  - LeFort Ⅰ +LeFort Ⅱ 型骨折
  - LeFort Ⅱ + LeFort Ⅲ 型骨折
  - LeFort Ⅱ 型合并一侧颧骨复合骨折

分期及分级标准

- LeFort 骨折分为
  - LeFort Ⅰ 型：上颌骨横断骨折，使硬腭移动
  - LeFort Ⅱ 型：颧骨下或锥形骨折
    - 使上颌骨移动（颧骨不累及）
  - LeFort Ⅲ 型：颅面骨折，颅面分离
    - 使面部移动

临床要点

临床表现

- 面部中央软组织明显肿胀、瘀斑、鼻出血和上呼吸道梗阻
- 可见眶周软组织肿胀
- LeFort Ⅱ 型骨折碎片向后移位，使面部变平
- 体检发现上颌牙、硬腭和鼻部可移动

治疗及预后

- 急救包括保持呼吸道通畅，止血
- LeFort Ⅱ 型骨折有明显的面部畸形和功能障碍，必须外科手术复位和固定
- 对不复杂的 LeFort 骨折，外科手术可恢复功能和矫正畸形
- 复杂的 LeFort Ⅱ 型骨折，即使外科手术后仍可留下面部畸形和功能障碍

参考文献

1. Rhea JT et al: The Face. Radiology of Skeletal Trauma. Ed by Rogers LF. Churchill Livingstone, Philadelphia 3rd ed. Vol 1:315-75, 2002
2. Muzaffar AR et al: Maxillary reconstruction: Functional and aesthetic considerations. Plast Reconstruc Surg 104:2172-83, 1999
3. Rhea JT et al: Helical CT and three-dimensional CT of facial and orbital injury. Radiol Clin North Am 37:489-513, 1999

LeFort Ⅲ型骨折

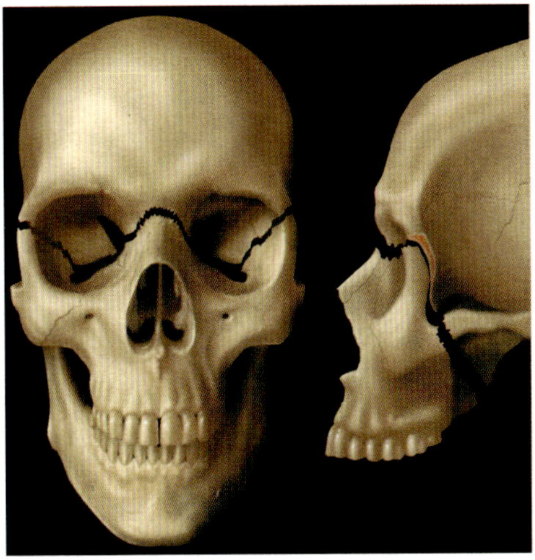

LeFort Ⅲ 型骨折模式图。面骨完全与颅盖骨分离。颧骨与额骨、蝶骨和颞骨分离。鼻骨、上颌骨的额突和眶内壁与额骨分离。

要点

- 同义词：LeFortⅢ型上颌骨骨折，颅面不连
- 定义：面骨和颅骨或颅盖完全分离
  - 外伤性颅面不连
- 典型影像学表现
  - 骨折线经过面骨-颅骨界面
- 其他要点
  - 最先由法国医生 Rene LeFort 描述
  - LeFort 骨折是面部最严重的骨折，与高能外伤有关
  - LeFort Ⅲ型骨折是 LeFort 骨折中最严重的类型
  - 可合并 LeFortⅠ型或Ⅱ型骨折，也可伴有面部其他骨折

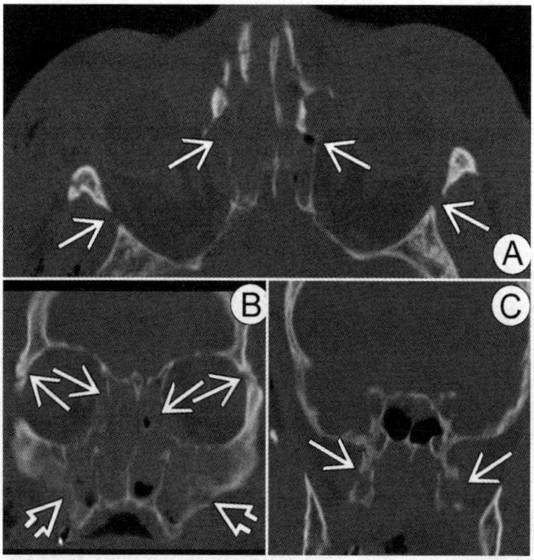

LeFort Ⅲ 型骨折。(A)轴位 CT 可见导致颅面分离的骨折线(箭头)。颧骨和鼻-筛复合体与蝶骨分离。(B, C)CT 冠状位扫描见 LeFort Ⅲ 型骨折线(箭头),在 C 图中向后延伸至翼板。该患者同时还有 LeFort Ⅱ 型骨折(空心箭头)。

影像学表现

一般特征

- 最佳影像学线索:面骨(包括颧骨、上颌骨、筛骨、泪管和鼻骨)与额骨、颞骨和蝶骨分离

面部系列平片

- 明显的面部软组织肿胀
- Water 位和 Caldwell 位可见颧-额缝以及鼻-额缝分离
- 侧位显示鼻骨和眼眶内壁同额骨分离

CT 表现

- 轴位和冠状位 CT 显示面骨与颅骨分离
  - 颧骨与蝶骨在颧-蝶缝处分离
  - 鼻骨和眼眶内壁与额骨在鼻-额缝处分离

推荐的影像学检查方法

- 平片有可能低估损伤范围

- 由于软组织肿胀和出血，很难清楚地观察骨折情况
- 病人配合困难，因此很难获得较好的平片
- CT 是最好的检查方法
  - CT 轴位，层厚 1.25mm
  - 冠状位和矢状位重建
  - 有骨折移位需 3D 重建

鉴别诊断

LeFort Ⅱ型骨折

- LeFort Ⅱ型和Ⅲ 型骨折，鼻额缝均断裂
- 与 LeFort Ⅲ型骨折不同的是，LeFort Ⅱ型骨折向下延伸至眼眶下缘、眶底和上颌窦
- 不同于 LeFort Ⅱ型骨折，LeFort Ⅲ型骨折向外侧累及颧-额缝，使颧骨与额骨和蝶骨分离

病理

概述

- 一般病理特征
  - 正如 LeFort 描述的那样，LeFort 骨折的骨折线代表面部的薄弱部位
  - 所有的 LeFort 骨折累及面部中央，使面部中央产生可移动的碎片
  - 所有的 LeFort 骨折由脸的前部向后延伸到后部，累及蝶骨翼板
- 病因学
  - LeFort 骨折常因高能钝器伤所致
    - 典型受伤机制包括车祸、殴打、跌落和运动损伤
- 流行病学
  - LeFort 骨折占面部骨折的 6%～25%
  - 常见于 20～30 岁男性
  - LeFort 骨折可以有各型合并存在，也可以伴有其他面部骨折
    - LeFort Ⅱ＋ LeFort Ⅲ型

  - LeFort Ⅱ型＋ 一侧颧骨复合骨折

分类

- LeFort Ⅰ型
  - 上颌骨横断骨折
  - 使硬腭移动
- LeFort Ⅱ型
  - 颧骨下或锥形骨折
  - 使上颌骨移动（颧骨不累及）
- LeFort Ⅲ型
  - 颅面骨折，颅面分离
  - 使面部移动

临床要点

临床表现

- 面部明显肿胀和淤血
- 上呼吸道梗阻，鼻出血
- 鼻出血
- 由于骨折片后移，导致面部扁平
- 面骨相对于颅骨可以活动
- 脑脊液漏
- 骨折累及眼眶，导致眶周肿胀
- 累及眼眶可导致眼球内陷、复视、眼肌受损或损伤眼睛

治疗

- 急救包括保持呼吸道通畅，止血
- LeFort Ⅲ型骨折有明显的面部畸形和功能障碍，必须外科手术复位和固定

预后

- 无合并症的 LeFort Ⅲ型骨折，外科手术可恢复功能和矫正畸形
- 复杂的 LeFort Ⅲ型骨折，即使外科手术后仍可留下面部畸形和功能障碍

参考文献

1. Rhea JT et al: The Face. Radiology of Skeletal Trauma. Ed by Rogers LF. Churchill Livingstone, Philadelphia 3rd ed. Vol 1:315-75, 2002
2. Muzaffar AR et al: Maxillary reconstruction: Functional and aesthetic considerations. Plast Reconstruc Surg 104:2172-83, 1999
3. Rhea JT et al: Helical CT and three-dimensional CT of facial and orbital injury. Radiol Clin North Am 37:489-513, 1999

额窦骨折

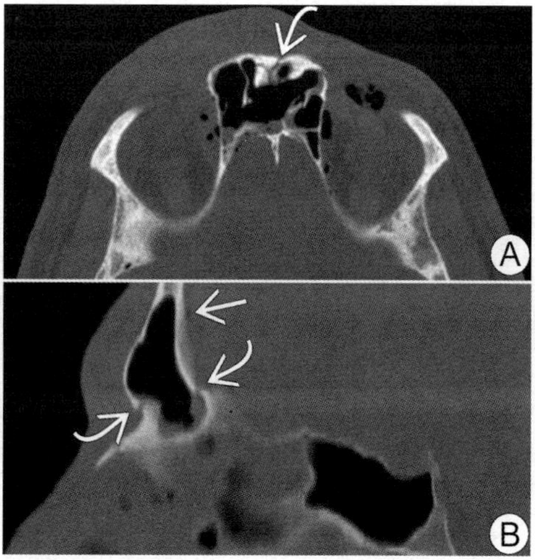

额窦骨折。(A) CT 轴位眼眶上部层面可见额窦前壁骨折（弯箭头）。(B) 矢状位重建显示额窦前、后壁骨折（弯箭头）。直箭头指示为颅内少量积气。

要点

- 定义：额窦的骨折
- 典型影像学表现
  - 额窦的前壁、后壁和（或）额窦底板骨折，额窦密度增加或有气-液平面
- 其他要点
  - 最少见的面部骨折
  - 额窦后壁骨折常合并有颅内损伤

影像学表现

一般特征

- 最佳影像学线索：额窦骨折，其内密度增高
- 解剖
  - 额窦是呈锥形的含气空腔，由前壁、后壁和底板组成

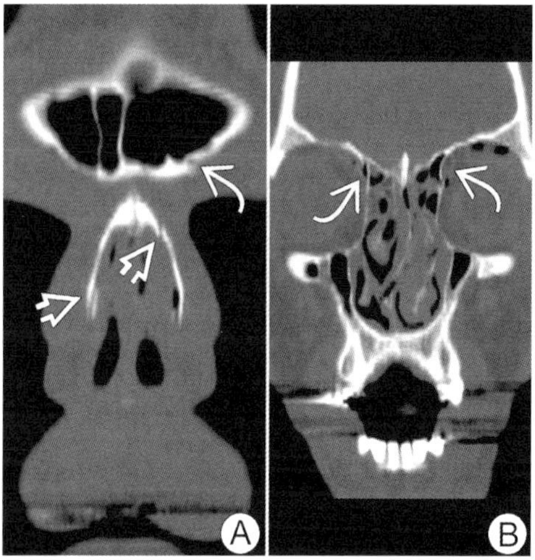

额窦骨折。(A) 经鼻骨冠状位 CT 重建显示左额窦前壁骨折 (弯箭头) 和鼻骨骨折 (空心箭头)。(B) 经眼眶冠状位 CT 重建显示眼眶内上缘额窦基底部骨折 (箭头)。注意两侧眶内积气。

- 前壁最厚
- 后壁较薄，分隔额窦和脑组织
- 底板最薄，把额窦同眼眶和筛窦分开
- 两侧额窦由中间隔分隔

平片表现

- 平片诊断额窦骨折的敏感性较低
- 平片可见
  - 额窦密度增加
  - 额窦内有气-液平面
  - 窦壁骨质断裂
  - 底板骨折可见眶内积气
  - 后壁骨折可见颅内积气

CT 表现

- 对额窦骨折高度敏感
- 能明确额窦的骨折范围

- 如果额窦底部和前组筛窦骨折，提示鼻额管受到损伤

推荐的影像学检查方法

- 平片包括 Water 位、Caldwell 位、Towne 位和侧位
- CT 层厚 1.25mm
  - 用骨窗和软组织窗观察
  - 常规矢状位和冠状位重建

鉴别诊断

其他面部骨折

- CT 检查即可鉴别

病理

概述

- 一般病理特征
  - 前壁骨折可以是非凹陷性、线样或凹陷性骨折
  - 后壁骨折很少孤立发生，常垂直或水平走行
    - 可同时合并颅内损伤
    - 可合并硬膜撕裂，脑脊液外漏
  - 底板的骨折常由于眼眶爆裂骨折而受累
- 病因学
  - 低速和高速损伤均可导致额窦发生骨折
    - 高速或穿透伤常同时伴有前壁和后壁的骨折
    - 摩托车或自行车发生交通事故时，骑车人摔倒，前额部撞到人行道上
- 流行病学
  - 不常见的面部骨折
  - 占面部骨折的 5%～12%

分类

- 前壁骨折
  - 线样、凹陷性、线样＋凹陷性、粉碎性骨折
- 后壁骨折
  - 可伴有前壁骨折，线样、复合和（或）粉碎凹陷性骨折

- 底板骨折
    - 可合并有以上的骨折或鼻-眼眶-筛窦骨折

临床要点

临床表现

- 额窦可见裂口或凹陷
- 超过 50%的骨折合并有眼眶损伤
- 昏迷或意识丧失发生率较高
- 常合并有面部或颅骨的骨折

自然病程

- 前壁的凹陷性骨折将导致面部畸形
- 后壁的骨折导致脑脊液漏和脑膜炎
- 额窦骨折的慢性并发症包括形成额窦黏液囊肿，将导致
    - 压力增高，使额骨坏死
    - 以后可发展成脑脓肿、硬膜下脓肿或额骨骨髓炎

治疗

- 治疗包括阻止脑脊液漏，防止损伤后感染和矫正面部畸形
- 所有患者均预防性给予抗生素
- 骨折没有移位，并且鼻泪管没有受累，则无需手术
- 有骨折移位需手术切开复位

预后

- 早期诊断和治疗预后好
- 不及时治疗，可导致骨髓炎、脑脊液漏、黏液性脓肿、脑膜炎、脑脓肿或海绵窦血栓

参考文献

1. Rhea JT et al: The Face. In: Radiology of Skeletal Trauma. Ed by Rogers LF. Churchill Livingstone, Philadelphia, 3rd edition, vol 1 pp 315-375, 2002
2. Gerbino G et al: Analysis of 158 frontal sinus fractures: Current surgical management and complications. J Craniomaxillofac Surg 28:133-39, 2000
3. Rhea JT et al: Helical CT and three-dimensional CT of facial and orbital injury. Radiol Clin North Am 37:489-513, 1999

下颌骨骨折

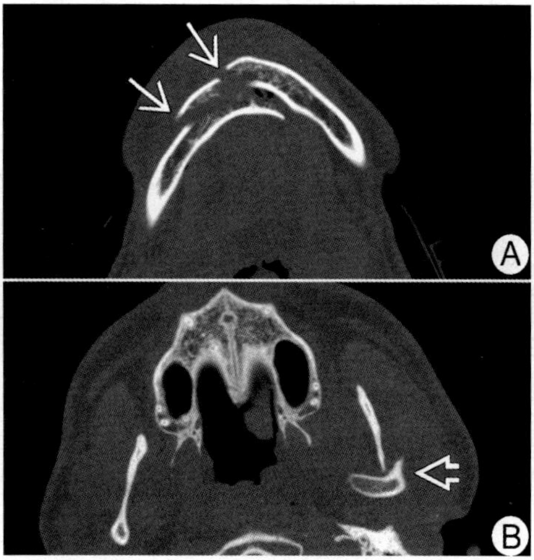

下颌骨骨折。(A) 轴位 CT 联合部层面显示右下颌体骨折 (箭头)。(B) 稍上层面的轴位 CT 扫面可见左下颌骨髁突骨折 (空心箭头)。

要点

- 定义：下颌骨骨质不连续
- 典型影像学表现
  - 在平片和 CT 上可见骨折线通过下颌骨
- 其他要点
  - 是面部最常见的骨折之一
  - 常发生于车祸或遭打击后
  - 下颌骨多发骨折常见
  - 合并面部其他骨折

影像学表现

一般特征

- 最佳影像学线索
  - 平片和 CT 上可见下颌骨骨折线

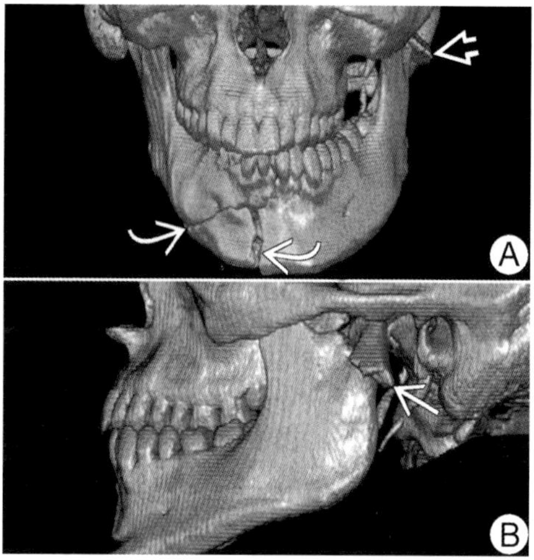

下颌骨骨折。(A) 正位，3D 重建，显示右下颌体骨折 (弯箭头)；左髁突骨折 (空心箭头)。(B) 左侧位，3D 重建可见髁突下骨折 (箭头)，碎片有移位。

- 解剖
  - 根据下颌骨的解剖对骨折分类

面部系列平片

- 后前位、Towne 位、侧位和双斜位片
- 几乎所有的下颌骨骨折均可显示
- 但严重外伤的病人很难配合

全景照相表现

- 能全面观察骨折
- 显示牙齿的损伤
- 需要病人直立位透照
  - 很多外伤患者很难站立

CT 表现

- CT 可以显示下颌骨所有的骨折以及合并的其他面部骨折
- 清晰地显示骨折碎片的位置和排列
- 可显示软组织的损伤情况
- 对于多发外伤的患者，与平片比较，CT 检查更易配合

- 常规冠状位和矢状位重建，以便观察所有的骨折
- 3D 重建显示骨折碎片的移位情况

推荐的影像学检查方法

- 下颌骨平片或 CT 检查
- 如果平片发现下颌骨骨折，则应该做 CT 进一步检查

鉴别诊断

下颌骨脱位

- 下颌骨脱位，不伴有骨折
- 患者张口时下颌骨有明显疼痛
- 患者嘴不能闭合
- 平片和（或）CT 显示双侧下颌骨髁突脱位

概述

- 一般病理特征
  - 下颌骨可发生多发骨折
    - 一侧下颌骨骨折（70%）
    - 下颌骨 2 处骨折（37%）
    - 下颌骨 3 处骨折（9%）
  - 如果是多发骨折，常累及下颌骨的两侧
    - 常见的双侧骨折是一侧联合部和另一侧的下颌支
  - 当联合部骨折同时伴有两侧髁突下骨折、下颌支骨折或下颌角骨折时，称作下颌骨连枷骨折
    - 下颌骨结构完整性消失，舌头可向后滑落阻塞气道
- 病因学
  - 车祸（43%）；袭击（34%）；跌落（7%）；工作相关损伤（7%）；运动相关损伤（4%）
- 流行病学
  - 各部位发生率
    - 下颌体（29%）；下颌骨髁突（26%）；下颌角（25%）；联合部（17%）；下颌支（4%）；冠突（1%）

分期或分级标准

- 根据解剖部位分类

  - 联合部，旁联合部，下颌体，下颌角，下颌支，髁突，冠突，牙槽突
- 根据骨折类型分类
  - 单纯性或闭合性；复合性或开放性；粉碎性；青枝性；病理性；多发性；嵌入性；萎缩性

病理

- 无相关内容

临床要点

临床表现

- 可见面部破裂，肿胀和出血
  - 颏下撕裂伤常伴有下颌骨骨折
- 下颌骨疼痛，局部感觉异常或感觉消失
- 牙齿错位咬合
- 张嘴时下颌骨偏斜
- 下颌骨异常运动
- 体检有畸形
- 口内或齿龈撕裂

治疗

- 闭合复位包括弓条、弓丝和弓环
- 外科手术复位

预后

- 及时诊断和正确治疗，预后良好
- 并发症包括
  - 骨折延迟愈合或不愈合
  - 感染
  - 骨折断端对合不良
  - 关节囊内的髁突骨折可伴发关节强直
  - 神经损伤
    - 下牙槽神经及其分支最易受累，导致颏下感觉丧失

参考文献

1. Rhea JT et al: The Face. Radiology of Skeletal Trauma. Ed by Rogers LF. Churchill Livingstone, Philadelphia, 3rd edition, vol 1 315-375, 2002
2. Ellis E III et al: Ten years of mandibular fractures: An analysis of 2137 injuries. J Oral Surg Oral Med Oral Pathol 59:120-9, 1985
3. Dolan KD et al: The radiology of facial fractures. Radiographics. 4:575-663, 1984

颈椎/颈部损伤

枕髁骨折

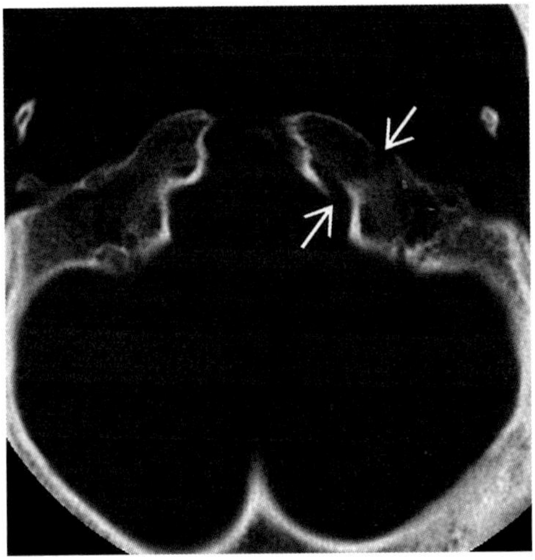

轴位 CT 显示左枕髁骨折（箭头）。

要点

- 超过 90%的枕髁骨折在平片上容易漏诊
- 急性颅颈不稳的患者，拍平片几乎有一半漏诊
- 枕髁骨折的病例中，32%伴有颈椎损伤，以 C1、C2 骨折多见
- 约占严重头外伤患者的 4%
    - 由高能量外伤造成
- 可以是单侧（77%）或双侧
- 可合并有同侧或对侧枕髁与 C1 侧块的半脱位
- 儿童少见

影像学表现

一般特征

- 其他一般特征：受伤机制多样，有轴位负荷过大、旋转压力、颅骨直接遭受打击引起的枕骨骨折也可延伸至枕髁
- 解剖：翼状韧带起自齿突的外上缘，止于枕髁；当头旋转时，翼状韧带拉紧，易造成撕脱骨折

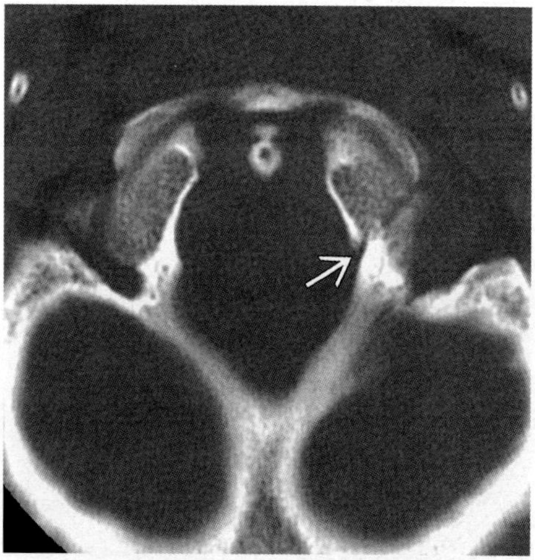

与上图为同一病人，骨折线斜行经过枕髁。

CT 表现

- 内下撕脱骨折最常见，占枕髁骨折的 3/4
- 枕髁也可发生压缩骨折
- 常伴有枕髁与 C1 侧块的半脱位

平片表现

- 平片上很难发现枕髁骨折
- 张口位片显示枕髁骨折最好
- 咽后壁软组织肿胀
- 平片对此种骨折不敏感（90%以上的枕髁骨折平片不能发现）

推荐的影像学检查方法

- MR 对韧带损伤显示最好
- 颈椎 CT 是显示枕髁骨折和颅颈半脱位最好的检查方法

鉴别诊断

- 无相关内容

病理

概述

- 流行病学
  - 枕髁骨折与高能量外伤有关

分期或分级标准

- 1 型：轴位施压引起的稳定性骨折，骨折无移位
- 2a 型：稳定性骨折，骨折无移位，韧带未受损
- 2b 型：不稳定性骨折，有骨折移位，韧带不稳
- 3 型：可为不稳定性骨折，由于过度旋转造成枕髁内下缘的翼状韧带撕脱骨折

临床要点

临床表现

- 颈部或枕部疼痛或有触痛，头部制动，斜颈
- 意识减低
- 约 30%的枕髁骨折病人有脑神经损伤（例如舌下神经）
- 有脑干或延髓的损伤
- 伴有其他颅颈损伤

治疗

- 根据骨折类型采取相应的外科治疗措施
  - 单侧骨折采取 halo 固定或费城结固定
  - 累及双侧常需外科手术

参考文献

1. Momjian S et al: Occipital condyle fractures in children. Case report and review of the literature. Pediatr Neurosurg 38:265-70, 2003
2. Hanson JA et al: Radiologic and clinical spectrum of occipital ccondyle fractures: Retrospective review of 107 consecutive fractures in 95 patients. AJR Am J Roentgenol. 178:1261-8, 2002
3. Tuli S et al: Occipital condyle fracture. Neurosurgery. 41:368-76, 1997

Jefferson 骨折

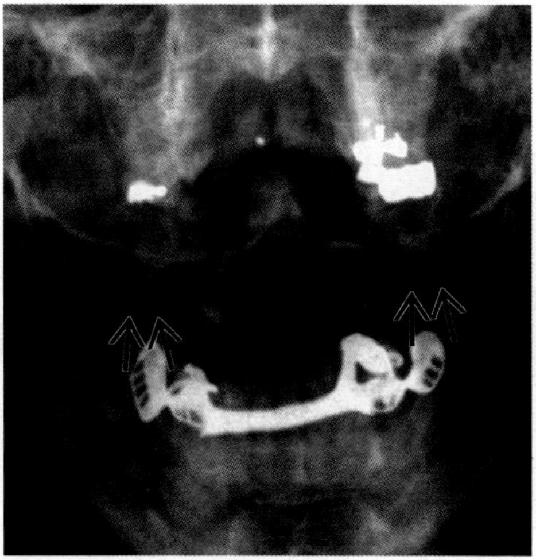

齿突张口位片显示 C1 关节块相对于 C2 关节块向两侧移位（箭头）。C2 椎体的左上缘见一小骨折碎片。

要点

- 同义词：Jefferson 爆裂骨折
- 定义：C1 前弓和后弓的多发骨折
- 典型影像学表现：在张口位片上可见 C1 关节柱相对于 C2 向两侧移位
  - 有研究表明，向两侧移位的距离多为 1～2mm
- 其他要点
  - 受伤机制是轴位受压所致
  - C1 的前弓和后弓必定同时骨折
    - 可为前弓单发骨折合并后弓双骨折
    - 可为前弓和后弓均为双骨折
    - 可为前弓和后弓均为单发骨折
  - 寰椎横韧带可被撕裂导致寰椎不稳
    - 如果两侧关节柱移位之和≥7mm，提示寰椎横韧带断裂，骨折是不稳定性

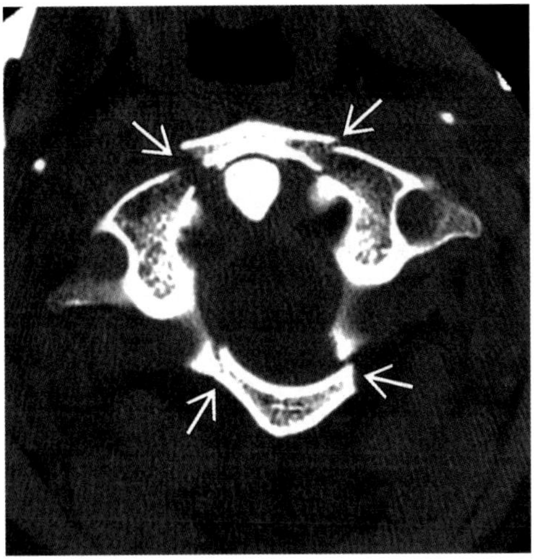

另一患者的轴位 CT 显示 C1 前弓和后弓的双骨折（箭头），在仰卧位扫描时 ADI 可表现为正常。

   - 在张口位片上测量，从 C1 关节柱的侧下缘到同侧 C2 关节柱侧上缘之间的距离就是移位距离
   - 在 CT 冠状位重建上也可测量移位距离
- Jefferson 骨折可合并 C2 骨折
- C1 其他骨折包括
   - 后弓骨折，因过度伸展造成骨折
   - 关节块骨折

影像学表现

一般特征

- 最佳影像学线索：C1 两侧关节块相对于 C2 向侧方移位
- 解剖：寰椎横韧带附着于 C1 前弓的两侧，向后包绕齿突，使齿突与 C1 前弓保持最小距离

CT 表现

- C1 前弓和后弓骨折
- 冠状位重建可见 C1 侧块向两侧移位
- 寰椎横韧带断裂，引起寰齿间距（ADI）异常

  - ADI 是 C1 前弓的后缘到齿突的距离
  - 成人 ADI≤3mm，儿童≤5mm
  - CT 仰卧位扫描 ADI 正常并不能排除寰椎横韧带受损

MR 表现

- 可见韧带损伤

平片表现

- 张口位片上可见 C1 两侧侧块相对于 C2 关节块向两侧移位
- 在侧位或斜位片上可见 C1 骨折

推荐的影像学检查方法

- CT 是评价颈椎骨折的最佳检查方法
- CT 扫描参数是 2.5mm 层厚，2.5mm 间隔，1.25mm 重建
- 常规矢状位和冠状位重建

鉴别诊断

- C1 双侧后弓骨折
  - 由于过度伸展造成
  - 可合并齿突 2 型骨折
  - 因为仅是后弓的骨折，C1 侧块不向两侧移位
- 正常变异
  - 先天性 C1 前弓和后弓骨骺未愈，侧块向两侧移位的距离＜1mm
  - C1 后弓两侧棘板线（椎板与棘突连接的部分）缺如

病理

- 无相关内容

临床要点

临床表现

- 上颈椎疼痛，有触痛
- 头活动度减低
- 有头部轴位受伤的病史

治疗

- 对于不稳定性损伤，必须外科手术固定

- 稳定性损伤 halo 领巾固定 10～12 天

参考文献

1. Prempe RC et al: Mid-line clefts of the atlas: A diagnostic dilemma. Spinal Cord. 40:92-3, 2002
2. Abuamara S et al: Posterior arch bifocal fracture of the atlas vertebra: A variant of Jefferson fracture. J Pediatr Orthop B. 10:201-4, 2001
3. Lee TT et al: Treatment of stable burst fracture of the atlas (Jefferson fracture) with rigid cervical collar. Spine. 23:1093-7, 1998

寰枕半脱位

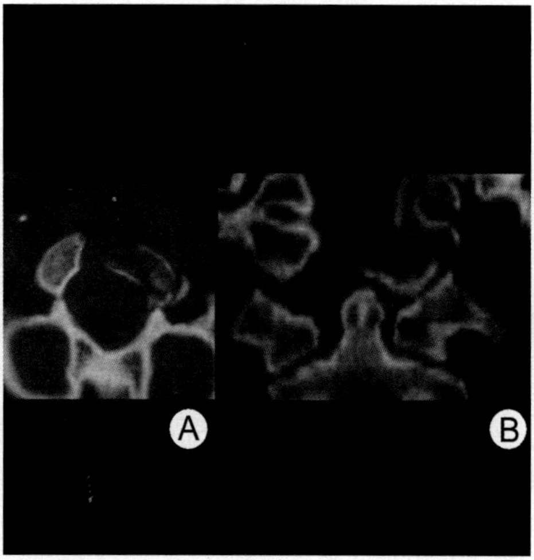

(A) 轴位 CT 显示左枕髁骨折。(B) 寰枕关节的冠状位 CT 重建显示左枕髁轻度粉碎性骨折的骨折线。

要点

- 同义词
  - 寰枕脱位
  - 寰颈分离
- 定义：C1 上关节面与枕髁分离或对合不良造成半脱位或脱位
- 典型影像学表现：颈椎和颅骨之间的位置异常
- 其他要点
  - 可以向前脱位也可以向后脱位，由于损伤脑干（脊髓），易导致死亡
  - 半脱位（关节面部分对合不良）的患者很容易造成脊髓损伤
  - 使头颅和颈椎在轴位分离移位
  - 颅颈韧带损伤常导致椎体前缘出血
  - 此型脱位成人的死亡率大于儿童
  - 15％患者伴有枕髁骨折
  - 可合并有颈椎的骨折

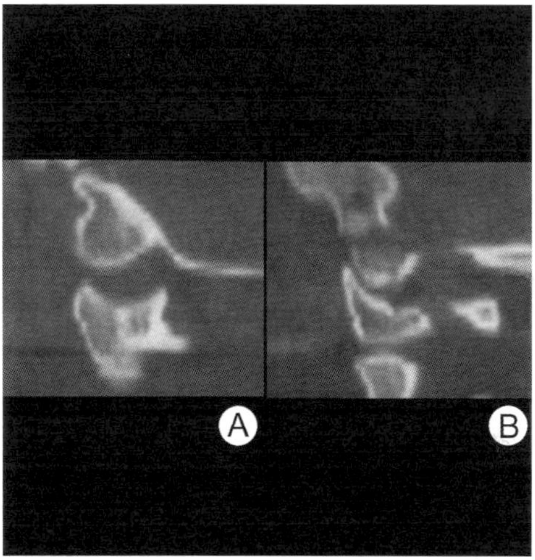

(A) 经右枕髁 CT 矢状位重建显示右侧寰枕关节分离，枕骨轻度前移。(B) 左枕髁矢状位重建可见水平骨折线，骨折端有分离。

影像学表现

一般特征

- 最佳影像学线索：枕髁与 C1 上关节面之间位置异常
- 解剖
  - 韧带
    - 内层：成对的翼状韧带、齿突尖韧带、寰椎十字韧带和覆膜
    - 外层：囊韧带、前后寰枕韧带和项韧带
  - 保持寰枕稳定最重要的韧带是：覆膜韧带和翼状韧带
  - 这些韧带使寰枕关节可以做屈、伸和侧方运动，但不能做旋转运动

CT 表现

- 在矢状位和冠状位重建上更易观察位置异常
  - 可见关节间隙增宽，枕髁相对于 C1 前移或后移
  - 颅底点-齿突间距（BDI）和颅底点-轴间距（BAI）异常

- 颈前软组织肿胀前凸

MR 表现

- 可见韧带水肿或断裂以及脑干的损伤

平片表现

- 由于在侧位片上乳突气房可与寰枕关节重叠，影响对关节脱位的观察，因此在侧位片上常需测量 BDI 和 BAI
  - BDI 是颅底点至齿突的最短距离
    - 不超过 12mm
    - BDI 对寰枕脱位敏感性高
  - BAI 是经 C2 椎体后缘垂直向上的连线至颅底点的垂直距离
    - 颅底点至轴线的前距≤12mm，后距≤4mm
    - BAI 对寰枕的前后移位极为敏感
- 如果乳突气房不与寰枕关节重叠，在侧位片上可见 C1 上关节面与枕髁间距增宽

推荐的影像学检查方法

- MR 是显示韧带损伤最好的检查方法
- CT 显示骨折和脱位最好

鉴别诊断

风湿性关节炎伴寰枕半脱位

- 罕见

病理

分期或分级标准

- 根据移位的方向可分为三型
  - 枕骨向前移位
  - 头颈分离移位
  - 枕骨向后移位
    - 超过半数的此型移位合并有寰枕前移和分离

临床要点

临床表现

- GCS 评分可正常或异常

- 疼痛
- 头部活动障碍
- 脑神经损伤
- 由于牵拉和血栓，可使椎动脉破裂

治疗

- 韧带断裂需外科手术修补

预后

- 完全脱位常立即导致死亡
- 半脱位可导致四肢瘫痪

参考文献

1. Deliganis AV et al: Radiologic spectrum of craniocervical distraction injuries. Radiographics. 20:S237-50, 2000
2. Bloom AI et al: Fracture of the occipital condyles and associated craniocervical ligament injury: Incidence, CT imaging and implications. Clin Radiol. 52:198-202, 1997
3. Harris JH et al: Radiologic diagnosis of traumatic occipitovertebral dissociation: 2. Comparison of three methods of detecting occipitovertebral relationships on lateral radiographs of supine subjects. AJR Am J Roentgenol. 162:887-92, 1994

寰-枢旋转固定

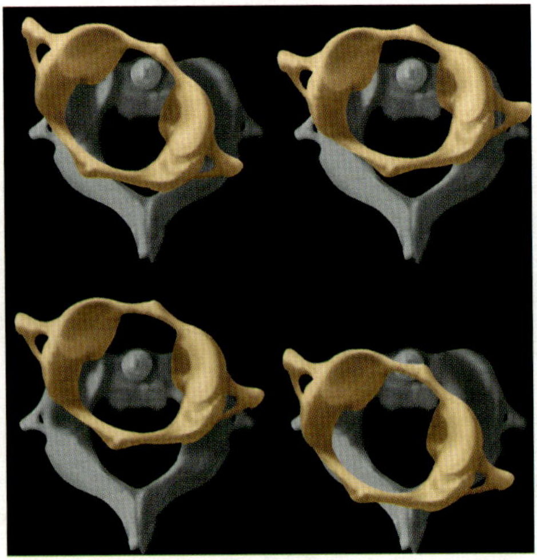

寰-枢旋转固定各型中 C1 相对 C2 移位如图所示。1 型（A）C1 两侧对称性旋转，即一侧向前旋转的角度和另一侧向后旋转的角度相同。其他类型损伤中 C1 位置如图所示。

要点

- 定义：由于 C1～C2 关节面囊状韧带或滑膜的损伤，导致 C1 相对于 C2 旋转固定
  - 患者不能自主地矫正旋转
- 典型影像学表现：主要有以下两个方面：C1 相对于 C2 的旋转角度和寰齿间距（ADI）
  - 在轴位 CT 上，C1 相对于 C2 转动正常≤45°
  - ADI 可在 CT 轴位或正中矢状位重建图像中测量
    - ADI 正常成人≤3mm，儿童≤5mm
    - ADI 可呈“V 形”；测量的是两者之间最短距离
- 解剖
  - 韧带：寰椎横韧带、翼状韧带、寰枢副韧带、覆膜韧带
  - 关节运动：左右可旋转约 45°，伸屈 10°，不能侧弯

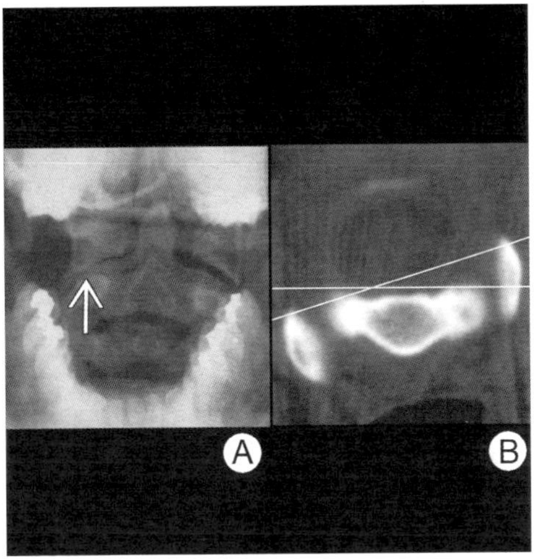

(A) 张口位片，C1 和 C2 右侧关节柱重叠在一起。
(B) 轴位 CT 显示 C1 相对于 C2 旋转 30°。其他层面显示 ADI 正常。

- 覆膜限制其过屈
- 由于齿突阻挡 C1 前弓，使其不能过伸和后移
- 翼状韧带限制其过度旋转
- 寰椎横韧带限制其过度前移

影像学表现

平片表现

- 最佳影像学线索：在张口位片上，同侧 C1 和 C2 关节柱重叠在一起，称为“眨眼征”
  - 对侧的关节柱排列正常

CT 表现

- 1 型损伤
  - C1 旋转在正常范围，C1 一侧前移，另一侧后移
  - ADI 正常
- 2 型损伤
  - 以一侧 C1～C2 关节柱为轴旋转，对侧 C1 向前半脱位

  - ADI 异常
- 3 型
  - C1 两侧关节柱不对称性向前半脱位
  - ADI 异常
- 4 型损伤
  - C1 两侧关节柱不对称性向后半脱位
  - 齿突缺如或骨折
- 5 型损伤
  - C1～C2 关节面一侧脱位，另一侧半脱位或两侧关节面完全脱位
  - ADI 异常
  - 旋转≥65°才有双侧关节的脱位
  - 一侧前脱位，另一侧后脱位

推荐的影像学检查方法

- CT 是评价此种损伤的最好方法

鉴别诊断

斜颈

- 与寰-枢旋转固定不同
- 是由于肌肉的痉挛导致 C1 相对于 C2 旋转
- 寰-枢旋转固定肌肉不发生痉挛

病理

- 无相关内容

临床要点

临床表现

- 神经损伤较少发生
- 可损伤椎动脉，导致脑部受损

参考文献

1. Rhea JT: Rotational injuries of the cervical spine. Emergency Radiology 7:149-59, 2000
2. Wise JJ et al: Traumatic bilateral rotatory dislocation of the atlanto-axial joints: A case report and review of the literature. J Spinal Disord 10:451-3, 1997
3. Fielding JW et al: Atlanto-axial rotatory fixation: Fixed rotatory Subluxation of the atlanto-axial joint. J Bone Joint Surg Am 59:37-44, 1977

齿突骨折

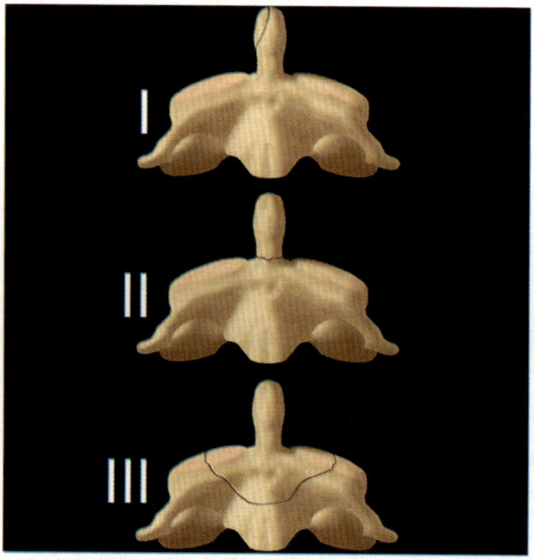

Ⅰ型骨折是齿突上外侧面近翼状韧带附着处的撕脱骨折。Ⅱ型骨折是齿突基底部的横断骨折。Ⅲ型骨折线经过 C2 椎体，使齿突及与其相连的椎体的一部分同剩余的椎体分离。

要点

- 定义：C1 是以 C2 齿突为轴旋转的
- 典型影像学表现：超过 60％的齿突骨折是Ⅱ型，Ⅰ型骨折少见
- 其他要点
  - 由于Ⅱ型骨折骨折线与轴位平面平行，因此轴位或厚层 CT 易遗漏骨折；需要薄层扫描，冠状位和矢状位重建
  - 受伤机制是由于屈伸运动导致齿突骨折，并向前或后移位，可伴有成角
  - 齿突骨折可合并有 C1 骨折
    - Jefferson 骨折
    - C1 前弓或后弓单发骨折
    - 较少见的有寰枢关节旋转半脱位
  - 齿突骨折也可以是粉碎性骨折，其中一条骨折线垂直穿过

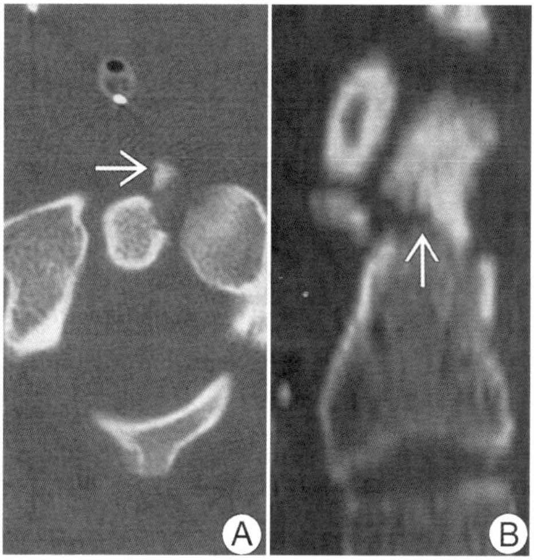

Ⅱ型齿突骨折。(A)轴位显示一骨折碎片与齿突分离(箭头)。(B)正中矢状位重建，齿突基底部可见横形骨折，为典型的Ⅱ型骨折。其前方可见骨折碎片。

齿突

影像学表现

一般特征

- 最佳影像学线索：在侧位片或CT矢状位和冠状位重建上可见齿突基底部横形的透亮线
- 解剖
  - 儿童的齿突骨化中心和C2椎体之间有软骨结合，很少损伤，损伤后表现为骨化中心与C2椎体距离增大
  - 有时可见末端骨（一块分离的小骨化中心），位于齿突顶端的中线上

CT表现

- 在轴位或冠状位CT上观察，Ⅰ型骨折发生在齿突的上外侧面
- Ⅱ型骨折是齿突基底部骨折，很难在轴位CT上发现；矢状位重建显示最好
- Ⅲ型骨折的骨折线是凸起的曲线，两端穿过C2两侧的上关节

面，骨折线的中间经过 C2 椎体

其他影像学表现

- 平片在斜位上可显示Ⅲ型骨折的骨折线穿过 C2 上关节面
- 侧位平片显示Ⅱ型骨折最好，可见齿突基底部骨折

推荐的影像学检查方法

- 严重颈椎外伤患者，CT 检查优于平片
- MR 可以观察脊髓和颈神经根是否受损

鉴别诊断

C2 椎体骨折

- 位于齿突与两侧关节间部（C2 上下关节突间的骨质部分）间的矢状或冠状骨折

病理

- 无相关内容

临床要点

临床表现

- 可仅表现为疼痛
- 如果骨折移位明显压迫脊髓，可有神经系统症状

治疗

- halo 固定

预后

- 如果没有神经损伤则预后良好

参考文献

1. Castillo M et al: Vertical fractures of the dens. AJNR Am J Neuroradiol. 17:1627-30, 1996
2. Benzel EC et al: Fractures of the C2 vertebral body. J Neurosurg. 81:206-12, 1994
3. Anderson LD et al: Fractures of the odontoid process of the axis. J Bone Joint Surg. 56:1663, 1974

Hangman 骨折

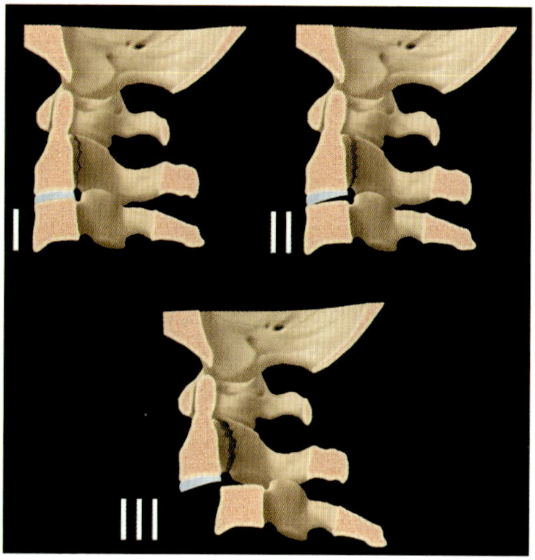

Hangman 骨折严重性有所不同。1 型：双侧关节间部骨折。2 型：双侧关节间部骨折＋C2～C3 椎间盘损伤。C2 椎体可有成角或半脱位。3 型：除骨折外，还有 C2～C3 关节面的破坏或脱位

要点

- 同义词：枢椎外伤性脊柱前移；C2 椎弓或椎环骨折
- 定义：C2 两侧上下关节面骨折
- 其他要点
  - 颈椎最常见的损伤
  - 机制
    - 过度仰伸，例如施加绞刑时
    - 轴位施压导致过屈
  - Hangman 骨折各型发生的频率：1 型>2 型>3 型
    - 超过一半是 1 型骨折
  - 骨折线
    - 可延伸至 C2 下关节面或上关节面
    - 可延伸至椎体的后下缘

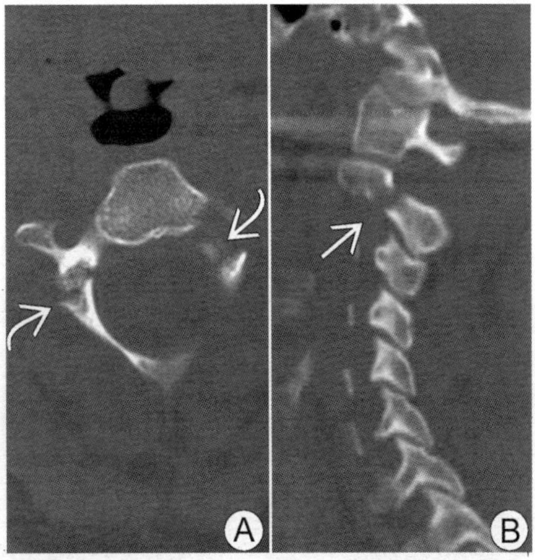

Hangman 骨折，（A）轴位 CT 显示两侧椎体后方关节间部的骨折（箭头）。（B）经关节面矢状位重建显示左侧的骨折线完全通过关节间部（箭头）。右侧的骨折线延伸至下关节面。

- ○ 单侧骨折少见
- ○ Hangman 骨折约 1/4 合并有 C1 骨折
- ○ 婴儿和儿童很少发生

影像学表现

一般特征

- 解剖
  - C2 没有椎弓根
  - C2 关节块前部与椎体融合；融合的区域相当于其他颈椎的椎弓根
  - C2 关节块不像 C3～C6 那样呈典型的四边形，而是复杂的细长形
    - C2 上关节面较其他颈椎更平坦，在冠状位上和齿突处于同一水平
    - C2 下关节面较其他颈椎更靠后，较倾斜

  - C2 上、下关节突间的骨质部分称为关节间部，侧位片上位于椎体的后部

CT 表现

- 在轴位上，椎弓的前外侧部分由 C2 关节块组成
- 在上下关节面之间发生骨折
- 关节间部断裂，骨折线延伸至上下关节面
- 矢状位重建观察关节间部骨折最好

平片表现

- 如果骨折无移位，平片上很难发现有骨折
- 关节间部骨折在双侧位片上表现为椎体后部的骨质断裂
- 侧位片上，两侧关节间部正好重叠在一起
  - 在照侧位片时，两侧关节间部的上缘在垂直面上应稍有分离，这样便于观察细微的骨折
- 斜位片显示关节间部最好，位于 C2～C3 椎间隙的后上缘
  - 斜位片能清晰地显示骨折，可见骨折线穿过 C2 的上关节面

推荐的影像学检查方法

- CT 是观察骨折和移位的最佳检查方法
- 扫描参数包括多排螺旋 CT 2.5mm 层厚，2.5mm 间隔进行扫面，1.25mm 重建
- 有神经系统症状和体征，需做 MR 检查

鉴别诊断

- 无相关内容

病理

分期或分级标准

- 1 型：两侧关节间部骨折
- 2 型：两侧关节间部骨折＋C2～C3 椎间盘损伤，C2 椎体和齿突有成角或骨折端与 C2 椎体向前移位
- 3 型：关节间部骨折＋C2～C3 椎间盘损伤＋C2～C3 关节面断裂或脱位

临床要点

临床表现

- 颈部疼痛伴有触痛
- 头部活动度减低
- 可有脊髓损伤

治疗

- 2 型骨折如有明显的成角（≥12°）或移位，在 halo 固定前应先施加牵引
- 更严重的损伤需手术固定

预后

- 骨折如果累及横突孔，有可能损伤椎动脉，引起椎动脉血栓形成或较少见的小脑梗死

参考文献

1. Vaccaro AR et al: Early halo immobilization of displaced traumatic spondylolisthesis of the axis. Spine. 27:2229-33, 2002
2. Parisi M et al: Hangman's fracture or primary spondylolysis: A patient and a brief review. Pediatr Radiol. 21:367-8 year
3. Mirvis SE et al: Hangman's fracture: Radiologic assessment in 27 cases. Radiology. 163:713-7, 1987

一侧椎关节脱位

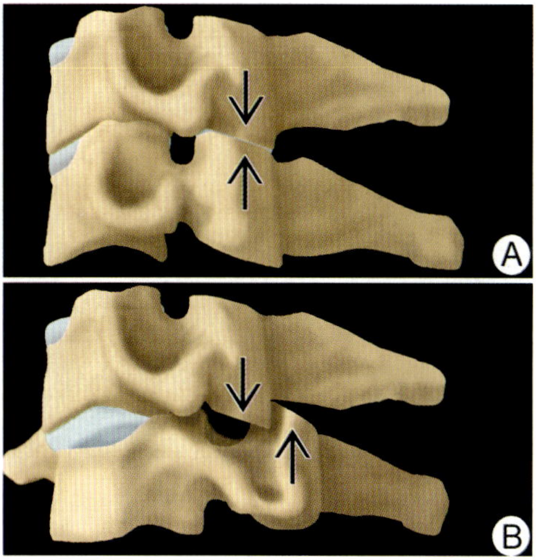

(A) 正常情况下上下关节柱的扁平面上下，对合良好。(B) 一侧椎关节脱位，上一椎体的下关节柱由后向前移位到下一椎体上关节柱的前方，椎关节的下方。两关节柱的凸面并列排列。

要点

- 定义：一侧椎关节脱位（UID）是指一侧椎关节的关节面位置异常，上一颈椎的关节突相对于下一颈椎向前下移位，因此被“锁”在异常位置上
- 典型影像学表现：上下关节柱位置异常，UID 上一节颈椎与 UID 下一节颈椎旋转不一致
- 其他要点
  - 椎关节脱位常合并有骨折
  - 对侧椎关节可有半脱位
  - 如果伴有同侧骨折或对侧半脱位，上下椎体旋转角度的差异较单纯 UID 小

译者注：本书中的关节柱包括侧块和上下关节突。

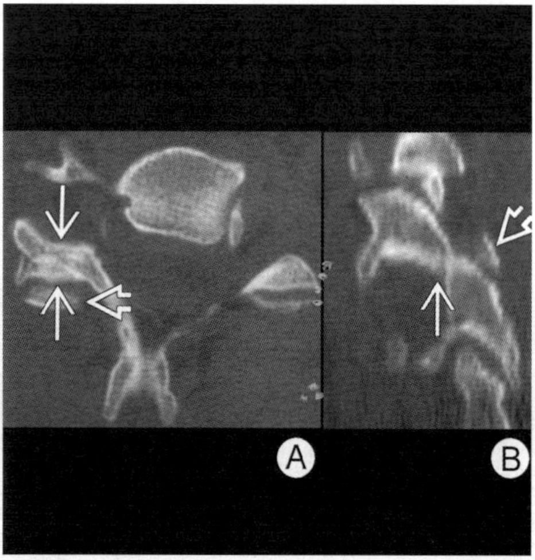

（A）轴位 CT 上，上下关节柱的扁平面分离（箭头），弯曲面并列、重叠。还可见有骨折碎片（空心箭头）。（B）矢状位重建显示有脱位（箭头）和从关节柱脱落的碎片（空心箭头）。

- UID 占颈椎骨折和脱位的 10%
- 颈椎任何水平都可发生 UID，但以 C5～C6 和 C6～C7 多见
- C7～T1 也可发生脱位，因此颈椎扫描时一定要扫到 T1
- UID 中，约有 25%患者可同时伴有 UID 上下颈椎的骨折

影像学表现

平片表现

- 在侧位上，C3～C6 的关节柱呈四边形；由于上下关节突不能按正常顺序堆积排列，因此椎关节脱位在侧位上能清楚显示
- 受伤层面上椎体前移，距离常小于椎体的一半
- 在所有位置的平片中都能看到脱位的上下颈椎间有旋转
  - 侧位片上，由于损伤部位的上一颈椎有旋转，因此关节柱呈“弓背”改变
  - 斜位片上，正常椎关节表现为“屋顶木瓦”征，上一椎体下关节突在下一椎体上关节突的后面；脱位发生时，“屋顶

木瓦”征消失

CT 表现

- 轴位 CT 椎关节层面，上下关节柱正常表现为两个扁平面并列排列，就像汉堡包一样
    - 脱位使上下关节柱的两个扁平平面分离，而两个弯曲面并列
    - 在轴位上还可见“关节面空虚”，在椎关节脱位或半脱位中均可见到
- 经关节柱的矢状位重建可以清晰地显示脱位

推荐的影像学检查方法

- 对于有明显损伤的患者，CT 检查优于平片
- CT 很容易诊断 UID，而 UID 伴有的骨折在平片上有时很难发现
- MR 主要观察脊髓和颈神经根

鉴别诊断

- 无相关内容

病理

- 无相关内容

临床要点

临床表现

- 2/3 的 UID 患者有神经根刺激症状或神经感觉运动障碍

参考文献

1. Rhea JT: Rotational injuries of the cervical spine. Emergency Radiology 7:149-59, 2000
2. El-Khoury GY, et al: Imaging of acute injuries of the cervical spine: Value of radiography, CT, and MR imaging. AJR Am J Roentgenol 161:43-50, 1995
3. Argenson C et al: Traumatic rotatory displacement of the lower cervical spine. Spine 13:767-73, 1988

两侧椎关节脱位

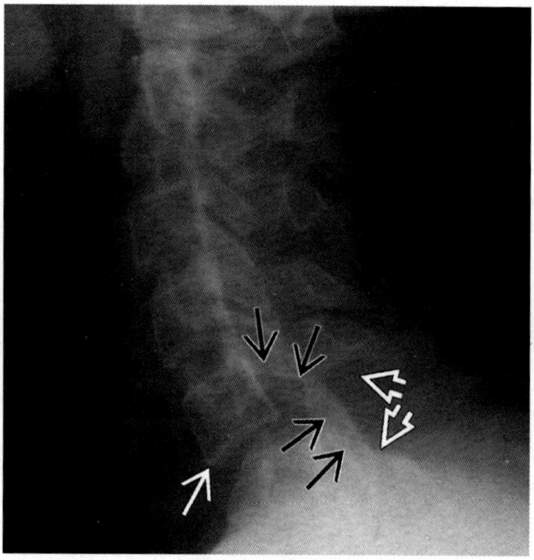

侧位片示受损颈椎层间距增宽（空心箭头）和上椎体前移（白箭头）。上下关节面对合不良（黑箭头），上颈椎的下关节面位于下颈椎上关节面的前面略偏下。

要点

- 定义：两侧关节柱脱位
- 典型影像学表现：上椎体前移≥半个椎体长度，椎体后间隙增大，相应关节面“绞锁”

影像学表现

平片表现

- 最佳影像学线索：在侧位片上可见两侧椎关节脱位
- 其他一般特征
    - 斜位片上，椎板的“屋顶木瓦”征消失
    - 脱位的颈椎没有旋转
- 解剖
    - C3～C6 关节柱呈四边形，其前方与椎弓根相连，后方与椎

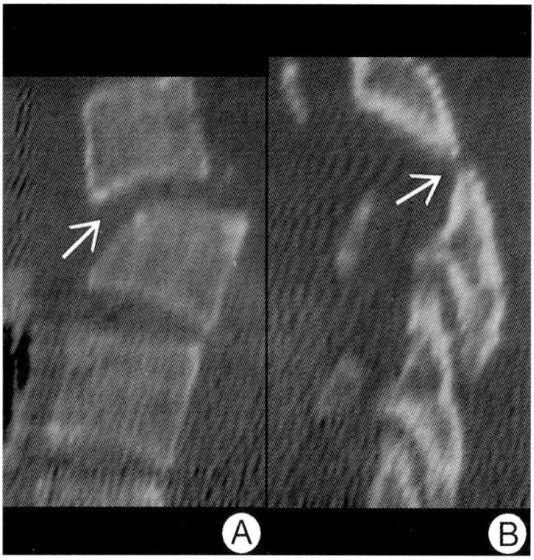

（A）两侧椎关节脱位（BID）正中矢状位重建，椎体前移约半个椎体长度（箭头）。（B）旁矢状位重建，关节柱脱位。

板相连
- C2 关节柱形状较复杂，在水平面上其上下关节间隙较其他颈椎宽
- 颈椎中只有 C2 有关节间部，位于上下关节突之间
- C7 关节柱形状更复杂，与其他颈椎的关节柱相比，位置更靠后。其关节柱上缘常有一切迹
  - 切迹位于上关节柱的后缘

CT 表现

- 轴位像
  - 组成椎关节的两块骨结构正常表现为
    - 椎关节前面部分是下一椎体的关节柱
    - 椎关节后面部分是上一椎体的关节柱
  - 如果看见三块或更多骨结构，应考虑到有骨折脱位
  - 椎关节层面表现为关节柱的扁平面并列排列，而凸面反向排列，就像汉堡包一样
  - 椎关节脱位，凸面并列排列，而扁平面分离，就像颠倒的

汉堡包

- 矢状位重建
  - 经关节柱矢状位重建可见上一颈椎向前下脱位
  - 在正中矢状位上可见上一颈椎的前移
- 脱位合并有骨折时较单纯脱位前移程度小

推荐的影像学检查方法

- CT 显示骨折和半脱位或完全脱位最好
- MR 主要观察脊髓和韧带

鉴别诊断

关节柱半脱位

- 半脱位时，关节柱前移，对合的关节面只是部分“露出”
- 关节柱顶置
  - 当处于顶置状态时，上一椎体下关节突后下缘与下一椎体关节柱上关节突的前上缘相撞
    - 关节柱发生顶置时，需牵引治疗

病理

- 无相关内容

临床要点

临床表现

- 前、中、后三柱韧带都有损伤，是不稳定性脱位
- 四肢瘫痪常见
- 完全性脊髓损伤和不完全性脊髓损伤的临床表现不一样

治疗

- 外科减压，复位和固定

预后

- BID 预后较差，部分患者的病情可有所改善

参考文献

1. Van Goethem JW et al: Cervical spine fractures and soft tissue injuries. JBR-BTR. 86:230-4, 2003
2. Wang MY et al: Minimally invasive lateral mass screws in the treatment of cervical facet dislocations: technical note. Neurosurgery. 52:444-7; discussion 447-8, 2003
3. Holmes JF et al: Variability in computed tomography and magnetic resonance imaging in patients with cervical spine injuries. J Trauma. 53:524-9, 2002

泪滴样骨折

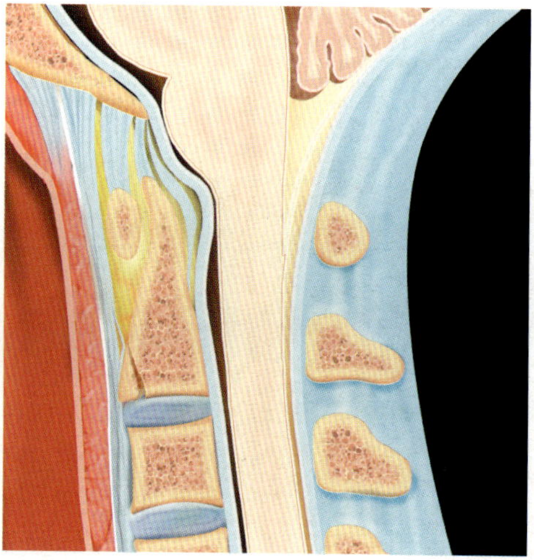

泪滴样骨折，由于前纵韧带的牵拽或下一椎体的撞击造成椎体前下缘的三角形撕脱骨折。

要点

- 定义：侧位片上可见椎体前下缘三角形的骨折碎片
- 典型影像学表现：三角形碎片的高度≥宽度
  - 但在“过伸脱位损伤”中，碎片的高度远小于其宽度
- 其他要点
- 泪滴样骨折的两种类型
  - 伸型泪滴样骨折
    - 过伸造成骨折
    - 前纵韧带牵拽，造成椎体前下缘撕脱骨折
    - 常发生在 C2 椎体
    - 下段颈椎也可发生，以年轻人多见
    - 仅有前柱受累，多是稳定性损伤
    - 患者无神经系统症状
  - 屈型泪滴样骨折
    - 骨折一脱位引起的过屈损伤

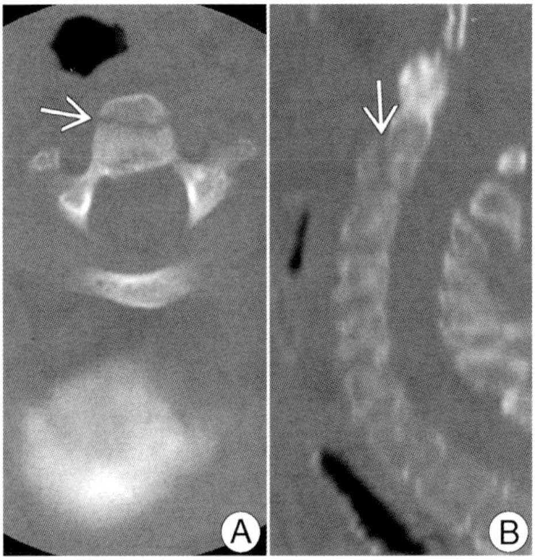

（A）CT 轴位显示 C2 伸型泪滴样骨折，椎体前缘见骨折线。（B）矢状位重建显示椎体前下角特征性三角形骨片。C2 轻度后移。C2～C3 后部间距没有增大。

- 下颈椎的前角撞击上颈椎的前下缘，产生剪切力使上颈椎前下角骨折
- 常发生在下段颈椎
- 由于三柱全受累，属于不稳定性损伤
- 严重的损伤可造成四肢瘫痪，痛觉、温度觉和触觉丧失
- 屈型泪滴样骨折是“爆裂骨折”的一种特殊类型

影像学表现

一般特征

- 最佳影像学线索：椎体前下角的三角形骨片
- 解剖
  - 伸型撕脱骨折
    - 韧带和椎间盘不受累
  - 屈型撕脱骨折
  - 所有的韧带和椎间盘有撕裂：棘上韧带、棘间韧带、黄韧带、囊韧带、后纵韧带（PLL）和前纵韧带（ALL）

CT 表现

- 矢状位重建可见三角形骨片
- 颈前软组织肿胀
- 伸型泪滴样骨折其他表现
  - 椎体的其他部分以及附件不受累
  - 椎小关节对合正常
- 屈型泪滴样骨折其他表现
  - 椎体的其他部分爆裂骨折
  - 骨折的椎体可向后移位
  - 椎小关节的半脱位
    - 半脱位时，椎小关节后部间隙增宽
  - 损伤部位的脊柱后凸畸形
  - 棘突间距和椎板间距增大

MR 表现

- 可见韧带和脊髓损伤

平片表现

- 表现同 CT

推荐的影像学检查方法

- 颈椎外伤，CT 是评价骨折和移位最好的检查方法
- 有神经系统症状，需做 MR 检查

鉴别诊断

- 无相关内容

病理

- 引用“三柱”概念评估是否为稳定性损伤
  - 前柱：ALL＋椎间盘的前 2/3
  - 中柱：PLL＋椎间盘的后 1/3
  - 后柱：PLL 后面的所有韧带和骨结构
  - 规律：有两柱损伤提示为不稳定性损伤

临床要点

临床表现

- 伸型泪滴样骨折

   - 疼痛
   - 肌肉痉挛
- 屈型泪滴样骨折
   - 前脊髓综合征：四肢完全瘫痪，痛觉、温度觉和触觉丧失
   - 位置感、移动感和振动感不受影响

治疗

- 屈型泪滴样骨折
   - 外科减压，行颈椎前后融合术
- 伸型泪滴样骨折
   - 牵引，领巾固定

预后

- 有神经系统后遗改变

参考文献

1. Korres DS et al: The "tear drop" (or avulsed) fracture of the anterior inferior angle of the axis. Eur Spine J. 3:151-4, 1994
2. Cybulski GR et al: Complications in three-column spine injuries requiring anterior-posterior stabilization. Spine. 17:253-6, 1992
3. Torg JS, et al: The axial load teardrop fracture. A biomechanical, clinical and roentgenographic analysis. Am J Sports Med. 19:355-64, 1991

颈椎爆裂骨折

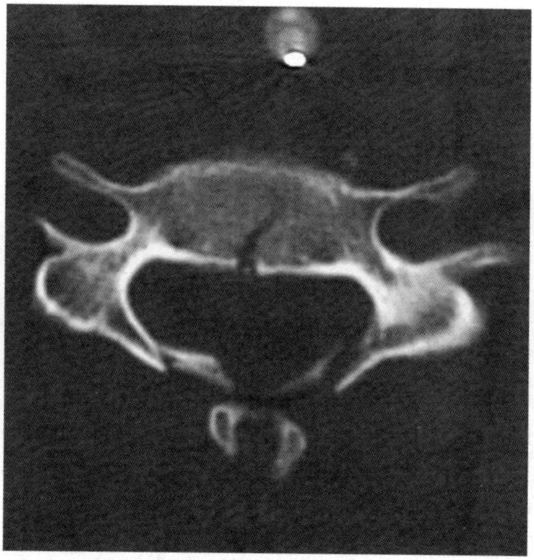

轴位 CT 可见椎体骨折线延伸至椎体的后缘。后柱也有骨折。

要点

- 定义：由于垂直压力导致椎体粉碎性骨折，椎间盘嵌入椎体；常伴有后柱骨折
- 典型影像学表现：椎体后上缘的骨折碎片向后进入椎管内
- 其他要点
  - 常有脊髓损伤
  - 爆裂骨折是不稳定性损伤
  - 骨折的走行和粉碎的程度变化很大
  - 爆裂骨折可集中在椎体的一侧

影像学表现

一般特征

- 最佳影像学线索：椎体的骨折碎片后移，进入椎管

CT 表现

- 典型的爆裂骨折

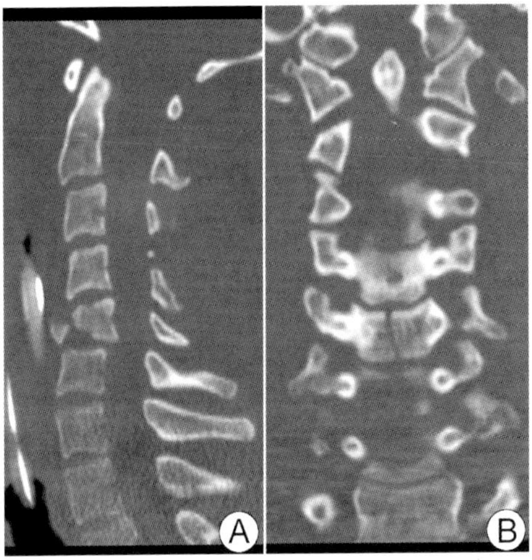

（A）矢状位重建显示椎体前下角的三角形骨片，是“泪滴样”爆裂骨折的特征性改变。（B）冠状位重建显示 C5 椎体矢状骨折。

  - 一片或多片骨片向后移入椎管
  - 椎体粉碎性骨折
  - 伴有不同程度椎体的压缩
  - 椎体下部矢状骨折最常见（90%），冠状位重建显示最好
  - 后柱常伴有骨折（≥80%）
- 下段颈椎“泪滴样骨折”
  - 是爆裂骨折的特殊类型，由垂直压缩和过屈导致
  - 椎体前下缘可见三角形骨片
  - 损伤层面以上椎体有不同程度的后移，由轻度后移到明显的向后半脱位至完全脱位
  - 后柱韧带的损伤导致后柱成分间隔增宽
  - 可发生椎小关节的骨折和关节间隙增宽
  - 椎体的矢状骨折常见

MR 表现

- MR 主要观察脊髓、神经根和周围软组织损伤

平片表现

- 由于椎体后缘骨折碎片移位，导致后缘骨皮质连线部分或完全消失
- 椎体有不同程度的压缩
- 斜位片上可见后柱骨折
- 椎体的矢状位骨折在前后位片上观察

推荐的影像学检查方法

- 对于明显的颈椎外伤，CT 是评价受伤情况最好的检查方法
- 技术参数包括层厚和间隔是 2.5mm，床进速度是 3.75mm/s，探测器大小为 4mm×1.25mm

鉴别诊断

压缩骨折

- 椎体垂直压缩变窄
- 与爆裂骨折不同的是，椎体不发生碎裂，也没有碎片向后移位且后柱没有骨折
- 轻度的爆裂骨折，平片上很难与压缩骨折鉴别

过伸型泪滴样骨折

- C2、C3 椎体常见。椎体前下角的三角形撕脱骨折

病理

- 无相关内容

临床要点

临床表现

- 脊髓受损，四肢瘫痪常见

治疗

- 需要外科手术固定
- halo-vest 保守治疗效果不佳

参考文献

1. Koivikko MP et al: Conservative and operative treatment in cervical burst fractures. Arch Orthop Trauma Surg. 120:448-51, 2000
2. Torg JS et al: The axial load teardrop fracture. A biomechanical, clinical and roentgenographic analysis. Am J Sports Med. 19:355-64, 1991
3. Daffner RH et al: The posterior vertebral line: Importance in the detection of burst fractures. AJR Am J Roentgenol. 148:93, 1987

外伤性关节柱分离

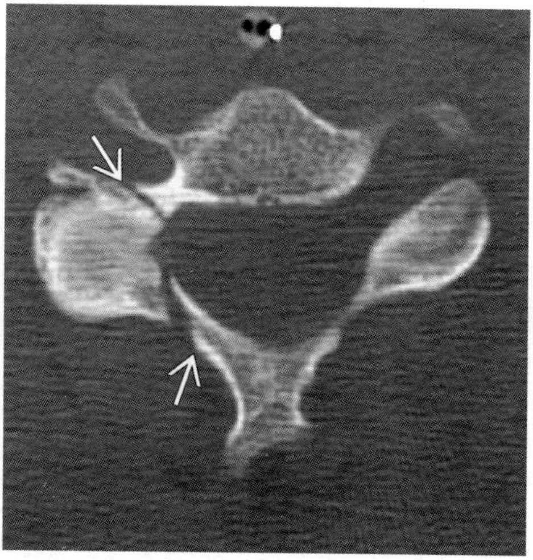

外伤性关节柱分离是一侧椎弓根和椎板骨折，使关节柱和颈椎其他成分分离（箭头）。

要点

- 同义词：关节柱骨折分离
- 定义：由于关节柱靠椎弓根和椎板与颈椎其他成分相连，因此一侧椎弓根和椎板骨折，导致关节柱游离
- 典型影像学表现
  - 椎弓根和椎板骨折可导致关节柱旋转
  - 在平片侧位和 CT 矢状位和冠状位重建上观察关节柱的旋转
- 其他要点
  - Ⅰ型损伤：关节柱轻微有移位
  - Ⅱ型损伤：关节柱移位较明显，椎体前移
  - Ⅲ型损伤：Ⅱ型损伤＋邻近椎间隙变窄
  - Ⅳ型损伤：Ⅲ型损伤＋同侧关节柱骨折或对侧关节柱半脱位或全脱位

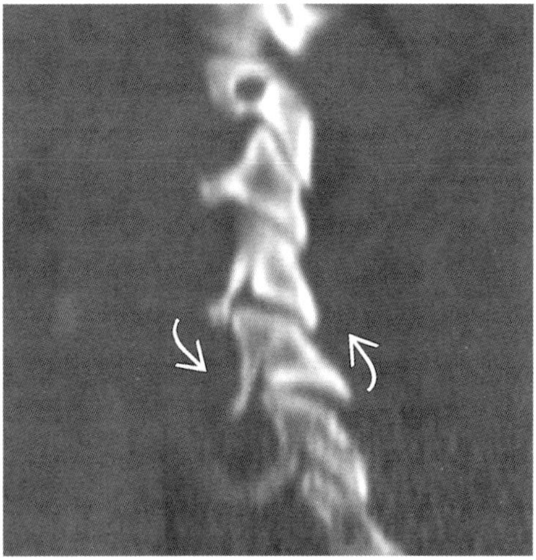

矢状位重建可见 C5 关节柱有旋转（箭头）。C5～C6 椎小关节的关节面不再像其他椎小关节一样紧密平行。

影像学表现

平片表现

- 关节柱旋转是外伤性关节柱分离（TIAP）的特异性表现，在侧位片上可发现
- 斜位片可见椎弓根和椎板的骨折

CT 表现

- 轴位 CT 能清晰显示椎弓根和椎板骨折
- 在矢状位和冠状位重建上观察关节柱旋转

鉴别诊断

- 无相关内容

病理

- 一侧椎弓根和椎板骨折是此种损伤各型的基本改变
- 损伤类型
    - Ⅰ型：关节柱轻微移位
    - Ⅱ型：关节柱明显移位，椎体前移

- Ⅲ型：Ⅱ型＋邻近关节间隙变窄
- Ⅳ型：Ⅲ型＋同侧关节柱骨折或对侧关节柱半脱位或全脱位

临床要点

临床表现

- 发病机制是颈椎侧弯时过屈损伤
- TIAP中，40％～60％患者伴有神经系统感觉运动缺失
- 骨折延伸至横突，将累及椎动脉

参考文献

1. Rhea JT: Rotational injuries of the cervical spine. Emergency Radiology 7:149-59, 2000
2. Shanmuganathan K, et al: Traumatic isolation of the cervical articular mass: Imaging observations in 21 patients. AJR Am J Roentgenol 166:897-902, 1996
3. Argenson C, et al: Traumatic rotatory displacement of the lower cervical spine. Spine 13:767-73, 1988

过屈损伤

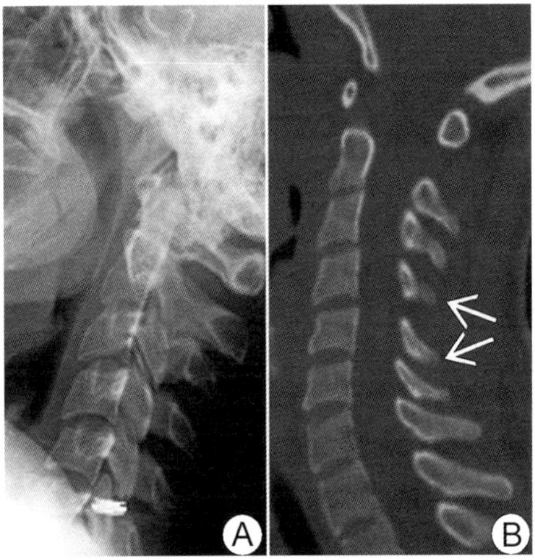

(A) 颈椎加速伸展性损伤，侧位片上可见 C4～C5 颈椎轻度后凸，C4 轻度向前半脱位。(B) CT 矢状位重建除显示平片所见外，还可见棘间距增宽（箭头）。颈椎没有骨折。

要点

- 同义词
  - 过屈扭伤或向前半脱位
  - 颈椎加速伸展性损伤是颈椎扭伤的较轻类型
- 定义：颈椎后柱和中柱不同程度的损伤，常不伴有骨折
- 典型影像学表现：急性颈椎后凸，棘突间隔和椎板间隔增宽
- 受伤机制
  - 颈椎加速伸展性损伤：颈椎突然弯曲紧接着伸展，常发生在低速车祸的减速过程中
  - 过屈扭伤：弯曲和牵拉

影像学表现

一般特征

- 颈椎僵直

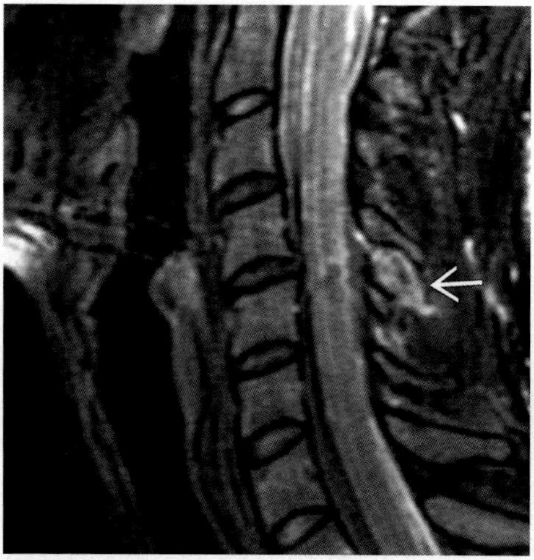

MR 矢状位成像可见 C4～C5 棘间韧带信号增高（箭头），提示棘间韧带受损。

- 侧位示后凸畸形
- 后柱间隔增宽，棘突间距和椎板间距增宽明显
- 受伤严重时，椎间盘和除前纵韧带外的所有韧带均可撕裂

最佳影像学线索

- 急性后凸畸形，可伴有轻度的椎体前移

CT 表现

- 后凸成角
- 棘突间距和椎板间距增宽
- 椎体可有前移，约 1～3mm
- 椎小关节半脱位，关节间隙轻度增宽

MR 表现

- 显示韧带损伤最好

平片表现

- 侧位可见颈椎曲度明显异常
    - 肌肉痉挛和疼痛使颈椎不能前屈

推荐的影像学检查方法

- CT 是评价外伤的首选检查方法

- 如果没有骨折，但有顺列的异常，需做 MR 进一步检查
- 有神经系统症状或持续性疼痛的患者建议做 MR 检查

鉴别诊断

肌肉痉挛

- 颈椎后凸的曲线较过屈损伤光滑

屈型泪滴样骨折

- 在过屈扭伤中椎体不发生骨折

病理

概述

- 韧带损伤会累及后柱和中柱的韧带
  - 后柱：棘上韧带、棘间韧带、黄韧带、囊韧带
  - 中柱：后纵韧带、椎间盘的后部

临床要点

临床表现

- 疼痛和肌肉痉挛

治疗

- 后柱融合术

预后

- 30％～50％的患者会有迟发性颈椎不稳和疼痛
- 在颈椎加速伸展性损伤和其他较轻的损伤中可发生椎动脉和基底动脉的夹层动脉瘤

参考文献

1. Chung YS et al: Vertebrobasilar dissection: A possible role of whiplash injury in pathogenesis. Neurol Res. 24:129-38, 2002
2. Brady WJ et al: ED use of flexion-extension cervical spine radiography in the evaluation of blunt trauma. Am J Emerg Med. 17:504-8, 1999
3. Laporte C, et al: Severe hyperflexion sprains of the lower cervical spine in adults. Clin Orthop. 363:126-34, 1999

关节柱骨折

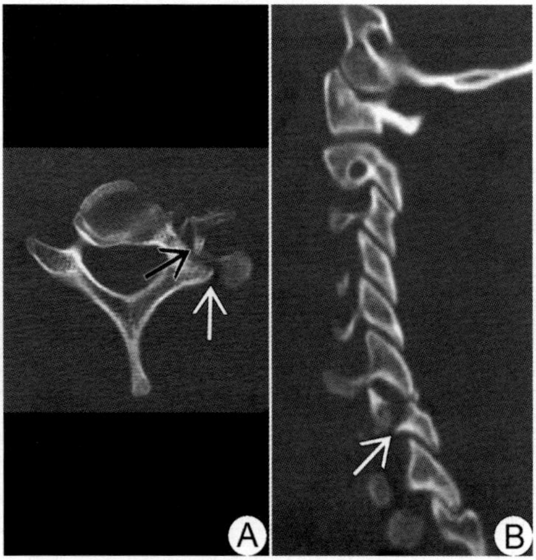

(A) 轴位 CT 显示左侧关节柱骨折（白箭头）。骨折线延伸至横突孔（黑箭头）。(B) 垂直方向骨折（箭头）在 CT 矢状位重建上观察最好。骨折伴有分离。

要点

- 同义词：关节块骨折（不包括 C1 和 C2——参见 Hangman 骨折）
- 定义：发生在关节柱的骨折
- 典型影像学表现：骨折线穿过关节柱
- 其他要点
  - 单侧关节柱骨折常由于垂直受压、伸展＋旋转导致；屈曲＋旋转也可导致单侧骨折
  - 关节柱骨折约占颈椎骨折的 20%
  - 当关节柱的一角发生折断时，常伴有椎小关节的脱位——看到有脱位应仔细观察骨折情况
  - 骨折累及神经根，引起神经根病
  - 在平片上有时不能发现关节柱骨折
  - 横突与关节柱相连

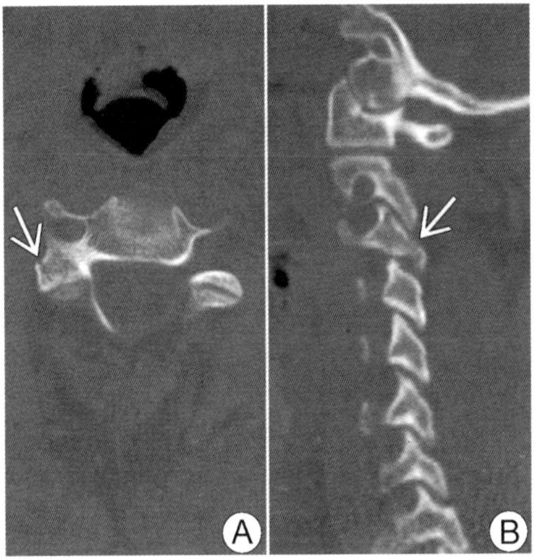

（A）轴位 CT 上显示 C3 右侧关节柱轻微骨折（箭头）。（B）在矢状位重建上可见右侧关节柱后部有压缩（箭头）。

- 骨折可累及横突孔，损伤椎动脉

影像学表现

一般特征

- 最佳影像学线索：透亮线穿过关节柱
- 其他一般征象：依据受伤时作用力的不同，骨折可以是水平、垂直或斜形骨折线
- 解剖
  - 关节柱向前通过椎弓根与椎体相连，向后通过椎板与棘突相连
  - 上下两关节柱间的对合面称为关节面，共同构成椎小关节
    - 上关节面是上关节突的关节面
    - 下关节面是下关节突的关节面
  - 椎小关节可发生旋转
    - 正常可旋转的最大角度是 90°
    - 最大旋转有一半发生在 C1～C2

- 另一半发生在其他颈椎的椎小关节

CT 表现

- 关节柱透亮线影，可累及关节面
- 关节柱可发生压缩
- 由于分辨率较低且骨折走行与轴位扫描方向相同，水平方向骨折在单排 CT 上可漏诊
- 冠状位和矢状位重建显示骨折最好，尤其在多排 CT 上

其他影像学表现

- 平片表现
  - 前后位
    - 可见关节柱的外侧缘，正常表现为呈波浪状排列的光滑的曲线，有骨折时可见骨皮质中断
  - 侧位
    - 侧位上关节柱投影在椎体后面，呈四边形，可见透亮的骨折线
  - 斜位
    - 一侧关节柱与椎体重叠，另一侧与椎板和棘突重叠，在斜位上关节柱显示欠佳
  - 关节柱位
    - X 线平行于椎小关节前后位投照
    - 常照两侧关节柱片，下颌骨先旋转到一侧拍照，然后再旋转到另一侧
    - 能清晰显示骨折线，尤其是水平骨折线

推荐的影像学检查方法

- CT 是发现骨折最好的检查方法
- 平片上如有可疑的透亮线，应做 CT 进一步检查

鉴别诊断

颈椎椎骨脱离

- 在一节颈椎的上、下关节突间可见骨皮质裂隙
- 腰椎上也可有相同的表现
- 常伴有脊椎先天性发育异常

- 病变边缘光滑

外伤性关节柱分离（TIAP）

- 也称作关节柱骨折分离，同侧椎板和椎弓根骨折导致该侧关节柱与椎体分离
- 椎板或椎弓根的骨折线可延伸到关节柱

病理

- 无相关内容

临床要点

临床表现

- 神经根病可见于单纯性关节柱骨折
- 颈部肌无力
- 感觉减退
- 如合并有其他骨折或脱位可导致脊髓损伤

治疗

- 应用整形装置（支架）固定支撑
- 如合并有其他严重的损伤，根据损伤情况，采取外科手术融合等

预后

- 单纯性关节柱骨折3～4个月后恢复正常
- 合并其他损伤时，可导致脊髓永久性损伤

参考文献

1. Gleizes V et al: Combined injuries in the upper cervical spine: clinical and epidemiological data over a 14-year period. Eur Spine J. 9:386-92, 2000
2. Forsberg DA et al: Cervical spondylolysis; imaging findings in 12 patients. AJR 154:751-5, 1990
3. Yetkin Z et al: Uncovertebral and facet joint dislocations in cervical articular pillar fractures: CT evaluation. AJNR 6:633-7, 1985

过伸扭伤

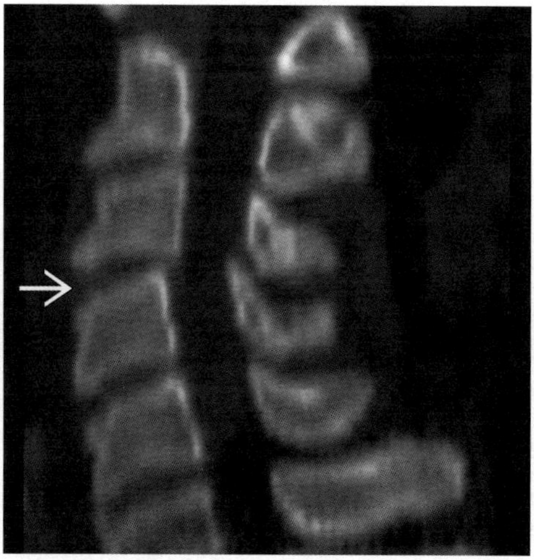

过伸扭伤的表现可以很轻微。此种损伤 CT 检查需做正中矢状位重建。C3～C4 前部椎间隙增宽（箭头）。这与过伸损伤的受伤机制有关。

要点

- 同义词：过伸性半脱位
- 定义：过度后伸导致前纵韧带和椎间盘前部断裂
- 平片或 CT 上典型影像学表现
  - 椎间盘前部间隙增宽，常发生在下颈椎
  - 在损伤层面，椎小关节前部关节间隙增宽
- 其他要点
  - 由于椎间盘纤维环的牵拉，受伤椎体下终板骨质断裂，可见细小的线样骨折片
    - 相对于伸、屈撕脱骨折的三角形骨折片，此种损伤的骨折片长度大于高度
  - 颈椎向后移位
    - 挤压脊髓，可发生急性脊髓中央损伤综合征
    - 使后纵韧带与受损层面以下颈椎剥离

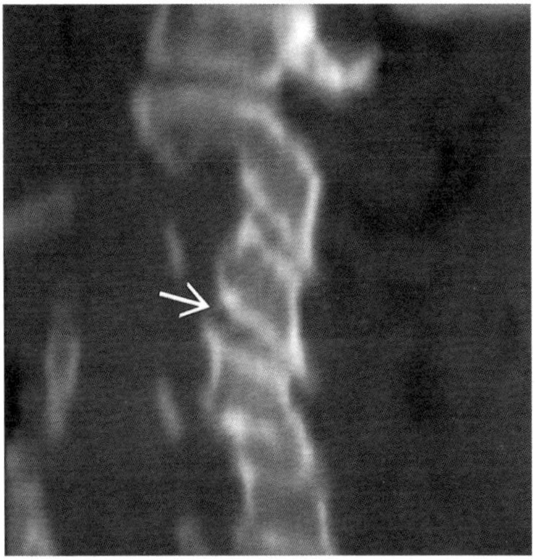

同一病人的关节块矢状位重建，可见 C3～C4 椎小关节前部间隙增宽（箭头）。

- 伴发的脱位可以自动复位
- 侧位平片可表现正常或有轻度异常改变
- 扭伤多见于年轻患者，脱位更多见于年老伴有退行性改变的患者

影像学表现

一般特征

- 最佳影像学线索：在侧位片上可见椎间隙前部不均匀性增宽

CT 表现

- 软组织肿胀
- 约 2/3 患者有椎体下终板前缘的撕脱骨折
- 相邻的上下终板前部间隙增宽
- 受伤层面椎小关节前部间隙增宽
- 过伸损伤可以造成后柱压缩骨折

推荐的影像学检查方法

- 如有神经系统症状，应做 MR 检查

鉴别诊断

伸型泪滴样骨折

- 伸展导致椎体前下角撕脱骨折，骨折片呈三角形

过伸骨折一脱位

- 过伸扭伤的严重类型，有椎体移位和后柱骨折

病理

概述

- 脊髓挫裂伤可有脊髓的水肿和不同程度的出血坏死

临床要点

临床表现

- 脊髓中央损伤综合征
  - 上肢运动受损大于下肢
  - 损伤层面以下不同程度的感觉丧失
  - 肠、膀胱和性功能不同程度的丧失

治疗

- 如果神经系统症状无改善或是不稳定损伤，需外科手术治疗
  - 减压
  - 前后钢板固定椎体融合术
- 急性期给予类固醇治疗
- 大多数病人不需手术治疗
- 后期内科恢复治疗

预后

- 预后与年龄有关，小于50岁的患者预后较好；部分患者能完全恢复，部分可发生四肢瘫痪
- 一般先从下肢恢复开始，然后是膀胱和上肢

参考文献

1. Finnoff JT et al: Central cord syndrome in a football player with congenital spinal stenosis. Am J Sports Med 32:516-21, 2004
2. Gebhard JS et al: Soft tissue injuries of the cervical spine. Orthop Rev. Suppl:9-17, 1994
3. Gilula CE et al: The widened disk space: A sign of cervical hyperextension injury. Radiology. 141:639-44, 1981

胸部损伤

连 枷 胸

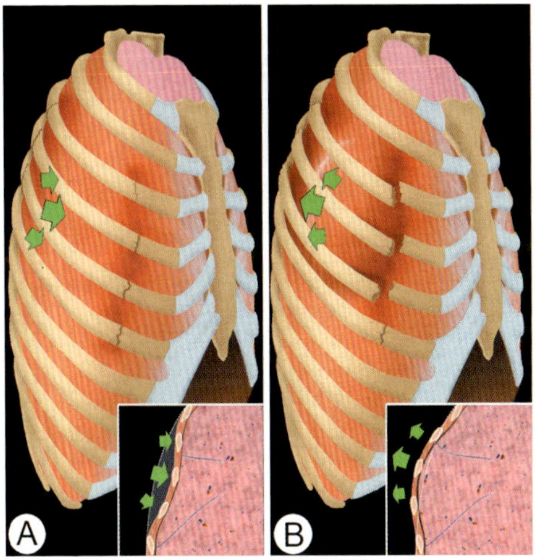

连枷胸。两处或多处的多根相邻肋骨骨折，造成某一节段胸壁不随呼吸而独立运动。（A）矛盾运动：吸气时受累胸壁不是随着右肺的膨胀而膨胀，而是内陷。（B）呼气时受累胸壁突出。

要点

- 定义：由于钝性损伤造成胸壁部分节段出现伴有矛盾运动的功能失常，合并有通气功能损害。
- 典型影像学表现
  - 一条直线上出现 5 根或更多相邻肋骨骨折。
  - 在两处或多处出现 3 根或更多相邻肋骨骨折
  - 胸壁下方相应的肺挫伤
- 其他要点
  - 病情危及生命
  - 诊断应结合以下几点
    - 多根肋骨骨折和肺损伤的影像表现
    - 临床观察到胸壁矛盾运动
    - 通气功能损害的生理性改变

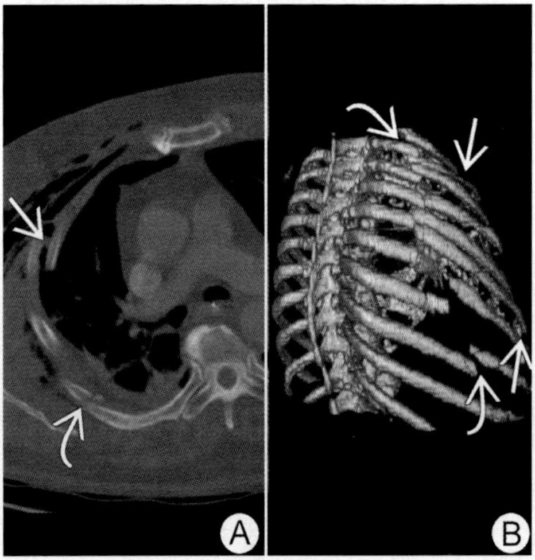

右侧连枷胸。(A) 轴位 CT 扫描骨窗显示前（箭头）、后（弯箭头）肋骨骨折。右侧胸腔较左侧明显减小，并伴有右侧血胸和肺不张。(B) 3D CT 显示两条垂直线上的前后肋骨骨折勾勒出连枷胸壁的范围。

影像学表现

胸片表现

- 多根肋骨骨折；胸片未必能显示所有的骨折
- 肺实变在胸片上可能不很明显
- 血胸
- 气胸
- 皮下气肿
- 患侧胸廓体积缩小

CT 表现

- 多发肋骨骨折
    - 一条直线上 5 根或更多相邻肋骨骨折
    - 两处或多处出现 3 根或更多相邻肋骨骨折
        - 相应胸壁下肺挫伤
- 血胸
- 气胸

- 病变侧胸廓体积缩小
- 皮下气肿

推荐的影像学检查方法

- 静脉注射对比剂的胸部增强 CT
- CT 影像上观察肺窗、软组织窗和骨窗
- 胸壁 3D 重建有助于诊断

鉴别诊断

无连枷胸的多发肋骨骨折

- 没有矛盾运动或相反运动的游离胸壁段

病理

概述

- 一般病理特征
  - 多发肋骨骨折
  - 骨折造成了游离漂浮的胸壁节段
  - 通气功能损害的三个因素
    - 由于胸壁矛盾运动，同侧肺膨胀所需的负压消失
    - 骨折肋骨下面的肺组织挫伤
    - 多发骨折引起的疼痛使患者不能深呼吸，间接造成通气减少
  - 预后取决于挫伤的范围和连枷的节段
- 病因学
  - 机动车碰撞、坠落或突然袭击引起的胸壁钝性创伤或压伤
  - 连枷胸提示高运动能量的创伤
  - 在老年、骨质疏松的个体中较轻的创伤即可引起
  - 由于儿童胸壁顺应性较好，故不易发生连枷胸
- 流行病学
  - 据美国外科学院（American College of Surgeons）估计，每个一级创伤治疗中心大约每月 1～2 例

临床要点

临床表现

- 钝性创伤患者自主呼吸时出现胸壁矛盾运动或相反运动
- 这一临床表现会在正压通气后消失，这会掩盖连枷胸的存在
- 呼吸功能不足的程度和连枷胸壁下面肺损伤的范围相关

治疗

- 使用麻醉剂和胸椎硬膜外麻醉完全解除疼痛，增加病人通气的耐受性
- 积极地肺部清创
- 对于保守治疗无效的患者采用机械通气
- 肋骨骨折内固定有助于减少呼吸机使用的时间和使用呼吸机后的并发症

预后

- 有些患者会出现长期的残疾，包括持续存在的胸痛、胸部畸形和用力时呼吸困难
- 大部分患者预后良好，6～12 个月后恢复正常功能

参考文献

1. Gurney JW: ABC's of blunt chest trauma. Thoracic Imaging. Society of Thoracic Radiology Syllabus 349-52, 1996
2. Freedland M et al: JS. The management of flail chest injury: factors affecting outcome. J Trauma 30:1460-9, 1990
3. Ciraulo DL et al: Flail chest as a marker for significant injuries. J Am Coll Surg 178:466-70, 1994

胸骨骨折

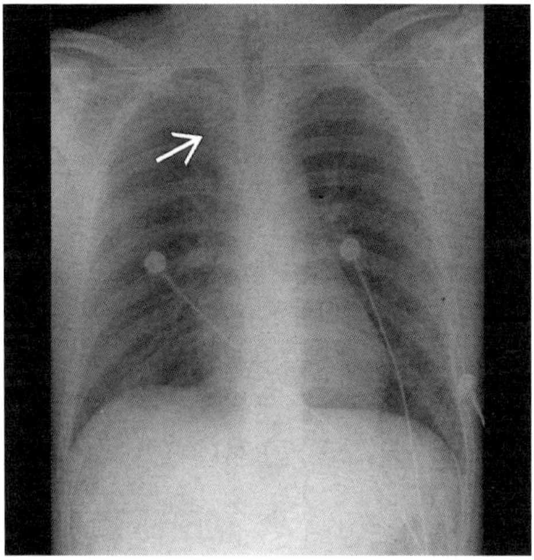

胸骨骨折。后前位胸片显示由于纵隔血肿造成的右上纵隔增宽（箭头）。主动脉弓正常。胸片上没有显示骨折。

要点

- 同义词：胸骨柄骨折
- 典型影像学表现
  - 单纯或伴有断端移位的胸骨骨折
- 其他要点
  - 通常由于机动车碰撞造成胸骨前方被撞击而引起
  - 需要考虑可能会并发心脏或大血管损伤

影像学表现

一般特征

- 胸骨骨折
- 纵隔血肿
- 心脏或大血管损伤的表现

胸片表现

- 前位胸片通常不易显示胸骨骨折

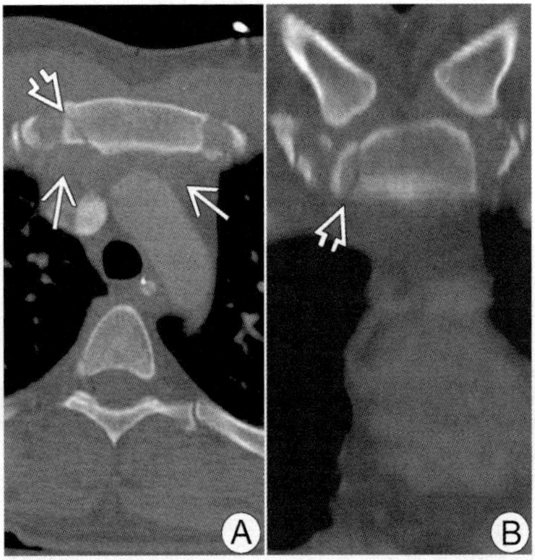

胸骨骨折。(A) 轴位 CT，骨窗。空心箭头为右侧胸骨柄骨折。箭头所指为位于主动脉和大血管前方的前纵隔（胸骨后）血肿，主动脉未见异常。(B) CT 冠状位重建显示骨折线（空心箭头）。

- 胸骨骨折合并胸骨后血肿的患者前后位胸片上会显示纵隔增宽
- 由胸骨骨折所并发的纵隔增宽易与主动脉损伤相混淆
- 胸骨侧位片或其他胸骨特殊位置的平片最易显示胸骨骨折

CT 表现

- CT 几乎可以显示所有的胸骨骨折
- 冠状位和矢状位 CT 重建可以最好地显示胸骨骨折
- 胸骨骨折合并的纵隔血肿见于胸骨后前纵隔区域、主动脉和其他大血管前方
- 合并心脏损伤时 CT 主要表现为心包积血

推荐的影像学检查方法

- 胸骨侧位片
- 胸骨 CT 并矢状位和冠状位重建
- 如有心脏和大血管损伤可能需静脉注射造影剂行增强 CT 扫描以辅助诊断

鉴别诊断

胸锁关节脱位

前肋骨折

肋软骨骨折

心脏、大血管损伤

病理

概述

- 一般病理特征
  - 凹陷性胸骨体骨折可以合并心肌损伤，包括心肌撕裂
  - 胸骨柄骨折可以合并主动脉和头臂血管（大血管）的损伤
  - 40%的胸骨骨折合并上胸椎压缩骨折
  - 合并颈椎和腰椎骨折的胸骨骨折少见
- 病因-发病机制
  - 直接作用于胸骨前方的撞击
  - 机动车碰撞时，撞击可能来自方向盘、安全带或气囊
  - 心脏复苏可能引起胸骨骨折
  - 胸椎后突畸形合并骨质疏松的老年人易发生自发性胸骨骨折
- 流行病学
  - 约3%的机动车车祸可见胸骨骨折

大体病理及外科特征

- 胸骨骨折多数为穿过胸骨体的横形骨折线
- 骨折可能移位或不移位，如果合并移位，下段胸骨一般向后移位
- 大多数骨折可以出现胸骨后-前纵隔血肿
- 胸骨后血肿被壁层胸膜限制

临床要点

临床表现

- 胸骨疼痛和压痛

• 骨质疏松病人自发胸骨骨折的疼痛容易和心肌缺血混淆

治疗

• 无移位、单纯性胸骨骨折采用保守治疗
• 凹陷骨折需要切开复位及固定
• 因为凹陷骨折合并心脏损伤的发生率较高，所以推荐超声心动、CT 或其他心脏检查来排除心包积液或心肌损伤的其他征象

预后

• 未合并心脏和大血管损伤的单纯性胸骨骨折预后较好
• 临床上出现过胸骨骨折不愈合的病例

参考文献

1. Stern EJ et al: The thoracic cage. In Rogers LF, editor, Radiology of Skeletal Trauma, 3rd edition, Churchill Livingstone, New York, 2002
2. Huggett JM et al: CT findings of sternal fracture. Injury. 29;623, 1998
3. Hills MW et al: Sternal fractures: Associated injuries and management. J. Trauma. 35:55-60. 1993

肩胛骨骨折

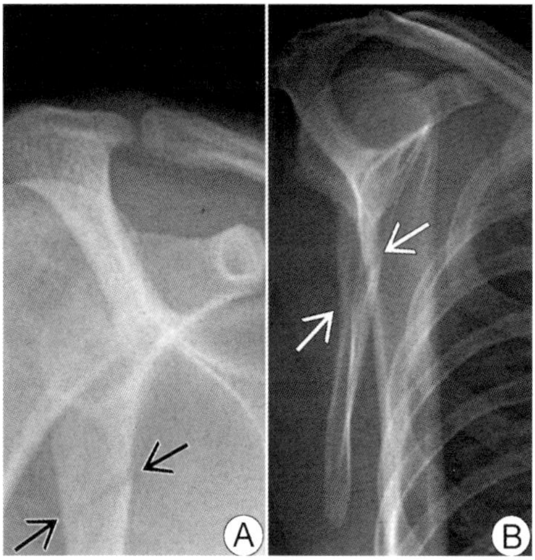

肩胛骨骨折。（A）前后位和（B）通过右肩的肩胛骨侧轴位 X 线片显示肩胛骨体斜形骨折。

要点

- 同义词：肩胛骨断裂
- 定义：肩胛骨断裂
- 典型影像学表现：骨折部位出现不规则透亮线
- 分类
    - 肩胛骨体部或肩胛嵴骨折（最常见）
    - 肩峰骨折
    - 肩胛骨颈部骨折
    - 关节盂骨折
    - 喙突骨折

影像学表现

一般特征

- 最佳影像学线索：确定骨折透亮线
- 解剖

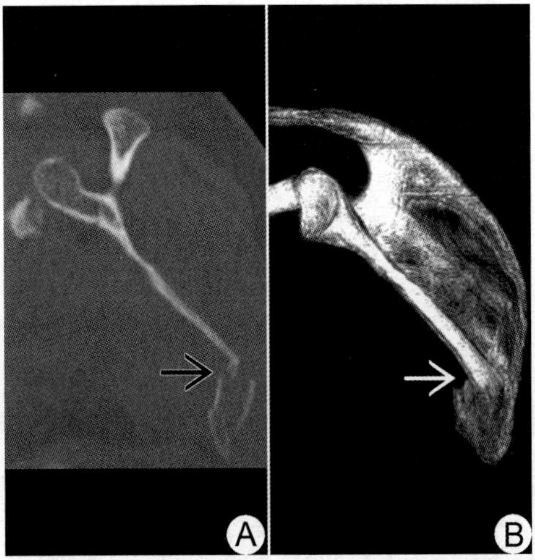

肩胛骨骨折。(A) 经肩胛骨矢状位重建显示肩胛骨体部的粉碎性骨折（箭头)。(B) 该患者的 CT 3D 重建显示肩胛骨粉碎性骨折的形态。

- 肩胛骨是上臂与胸部之间的骨性连接
- 肩胛骨关节盂和肱骨头构成关节
- 肩胛骨肩峰和喙突连接肩胛骨和锁骨
- 肩胛骨表面附有肌层，可进行柔和的运动

平片表现

- 肩关节前后位
  - 显示通过肩胛骨不同部位的骨折透亮线
- 肩胛骨侧位：对肩胛骨骨折进行两个方向评价时侧位是必需的
- 穿胸位
  - 显示通过喙突的横形透亮线
  - 显示相关的肩部脱位
  - 肩峰骨折有时显示肩峰边缘不规整，而不是肩峰透亮线

CT 表现

- 平扫 CT：用于对肩峰和喙突骨折的评估

MR 表现

- T1WI：骨折线显示为低信号

- T2WI
  - 骨折线显示为高信号
  - 损伤周围的软组织，如韧带、关节盂上唇、关节积液表现为高信号
- 翻转恢复序列：显示水肿比较理想，表现为高信号

推荐的影像学检查方法

- 肩部前后位片对于除外关节受累是不可缺少的
- 胸部和腹部 CT 扫描偶尔可以发现可能的伴随损伤

鉴别诊断

肩峰骨

- 肩峰的继发骨化中心
- 在穿胸位片上最易观察
- 包含肩峰的最前缘
- 通常在 24 岁以后融合
- 通过位置和清晰的骨皮质边缘与骨折鉴别

病理

概述

- 病因-发病机制
  - 肩胛骨体部或肩胛嵴骨折：严重的直接外力，如坠落伤或机动车车祸
  - 肩峰骨折：作用于肩部向下的外力
    - 上方移位骨折：是肩部上方脱位的结果
  - 颈部骨折：直接作用于肩部向前或向后的力
  - 关节盂骨折：肘部屈曲姿势跌倒
    - 关节盂放射状骨折：直接侧方作用力
  - 喙突骨折：通常由于下面 2 个机制中的 1 个引起
    - 直接作用于肩上部或肱骨头的外力，造成肩部向前方脱位
    - 喙突肩峰肌、肱二头肌短头或喙肱肌的突然收缩引起的撕脱骨折
- 流行病学

  - 更多见于男性，因为他们较女性有更多钝性损伤的机会
  - 最多见于20～40岁人群，因为这一人群中严重钝伤的发生率更高
  - 所有骨折中，肩胛骨骨折不到1%

临床要点

临床表现

- 受累区域的压痛、水肿、瘀斑
- 运动受限，方肩畸形，呼吸疼痛
- 大约80%的肩胛骨骨折合并胸壁、肺部、肩部的损伤

自然病程

- 单纯肩胛骨骨折最常见的合并症是创伤后关节炎或滑囊炎

治疗

- 肩胛骨体
  - 悬吊带制动
  - 为减轻疼痛需要进行冰袋冷敷或药物治疗
  - 尽早在损伤1周内进行物理治疗
- 肩胛骨颈部或关节盂受累的肩胛骨骨折：外科复位

预后

- 如果没有严重的合并损伤，肩胛骨体骨折预后良好
- 肩胛颈和关节盂骨折容易遗留后遗症，例如运动受限、力量减小、持续疼痛、早发关节炎等

参考文献

1. Kopecky KK et al: CT diagnosis of fracture of the coracoid process of the scapula. Comput. Radiol. 8:325, 1984
2. Mc Gahan JP et al: Fractures of the scapula. J. Trauma. 20:880, 1980
3. Wilber MC et al: Fractures of the scapula. J. Bone Joint. Surg. [Am] 59:358, 1977

胸锁关节脱位

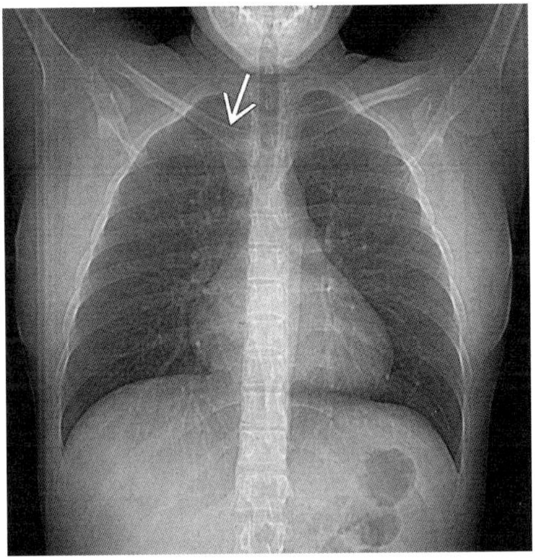

胸锁关节后脱位。一位年轻女性的后前位胸片，她从楼梯上跌落，右肩部受到来自后部的撞击。胸片显示两侧的内侧锁骨头不对称，右侧锁骨内缘（箭头）较对侧略向下方移位。

要点

- 定义：锁骨胸骨端与胸骨柄上外侧缘的脱位
  - 前、后脱位均可发生
- 典型影像学表现
  - 传统胸片，包括胸锁关节特殊投照位置，均难以诊断
  - 胸片可以显示受累的锁骨与对侧位于不同的水平
  - 胸锁关节后脱位，可以由于纵隔血肿而出现纵隔增宽征象
  - CT 诊断胸锁关节脱位效果最好
- 其他要点
  - 由于发生率很低，并且传统胸片上胸锁关节不易很好显示，所以胸锁关节脱位很难诊断

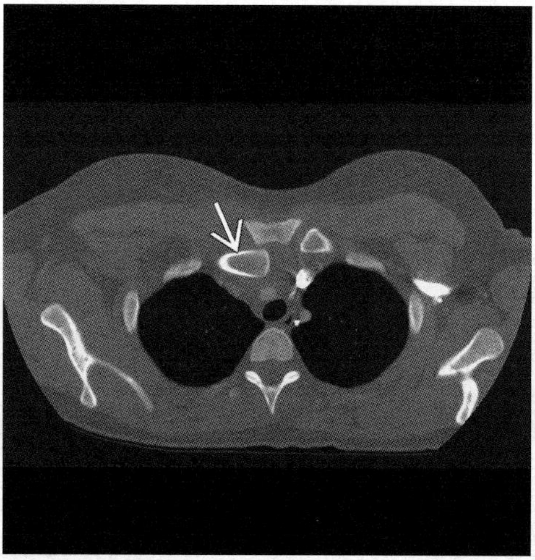

胸锁关节后脱位。CT 胸锁关节骨窗显示右锁骨内侧后方脱位（箭头）。注意与对侧比较。前纵隔可见出血征象，但气管和血管未见明确损伤。

影像学表现

平片表现

- 正位胸片上表现为锁骨不对称，伴有或不伴有纵隔增宽

CT 表现

- CT 可以精确显示锁骨和胸骨柄的关系
- CT 可以清晰显示前或后方脱位
- CT 也可以显示后脱位伴随的大血管、气管和食管损伤

推荐的影像学检查方法

- CT 静脉增强扫描是最佳的影像学方法
- 需要对骨窗和软组织窗同时进行观察
- 对于后脱位的病例需观察大血管结构明确可能的损伤

鉴别诊断

锁骨骨折

胸骨骨折

病理

概述

- 一般病理特征
  - 胸锁关节脱位使胸锁关节的韧带断裂
- 病因-发病机制
  - 来自肩部前方的撞击造成胸锁关节前脱位
- 锁骨起了杠杆的作用，造成胸锁关节前脱位
  - 来自肩部后方的撞击使锁骨内侧向后移位造成胸锁关节向后脱位
  - 直接来自前方、作用于锁骨内侧的撞击也可以引起胸锁关节后脱位
  - 后脱位更严重，因为可能损伤主动脉、头臂血管、气管、食管和臂丛神经
- 流行病学
- 不常见，占肩带脱位的2%～3%
- 前脱位比后脱位发生率更高
- 大多数脱位发生于25岁以下的青年人
- 年轻人胸锁关节脱位可以表现为锁骨内侧骨骺分离

临床要点

临床表现

- 受累胸锁关节疼痛
- 物理诊断时，受累关节压痛以及可触知的或可见的轮廓异常

治疗

- 复位
- 血管、气管或食管等伴随损伤的处理

参考文献

1. Lenchik L: The shoulder and humeral shaft. Radiology of Skeletal Trauma, 3rd edition. Churchill Livingstone, New York, 2002
2. Destouet JM et al: Computed tomography of the sternoclavicular joint and sternum. Radiology 138:123, 1981
3. Levinsohn EM et al: Computed tomography in the diagnosis of dislocations of the sternoclavicular joint. Clin. Orthop, 140:12, 1979

隐性气胸

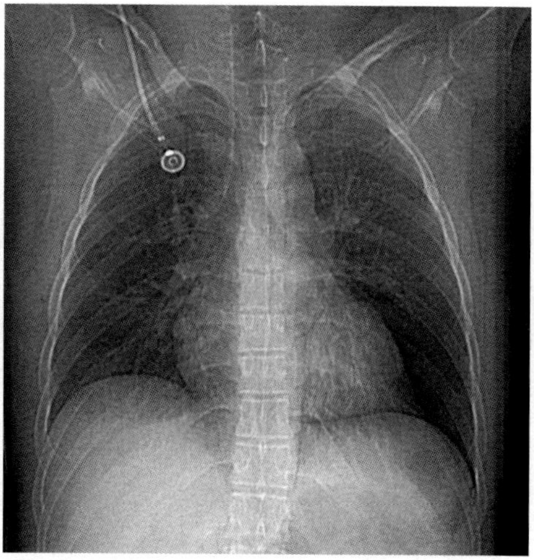

双侧隐性气胸。一位年轻多发创伤患者的前后位胸片未能显示明确的气胸。左下胸部透亮度轻度增高，左心缘清晰，可能是由于 CT 清晰显示左侧大量气胸造成。

要点

- 定义
  - 气胸是由于气体进入胸膜腔造成的
  - 隐性气胸是指平片难以发现但 CT 易于发现的气胸
- 典型影像学表现
  - 平片上不明显；CT 显示胸膜腔内气体
- 其他要点
  - 外伤患者仰卧位拍摄胸片，胸膜腔内的气体位于前方，平片上不易发现
  - 这种隐性气胸在 CT 上非常容易发现
  - 外伤患者使用 CT 检查增多，大大提高了隐性气胸的检出
  - 大量的外伤研究发现，将近一半 CT 诊断的气胸是隐性的，即在最初的床旁胸片上没发现

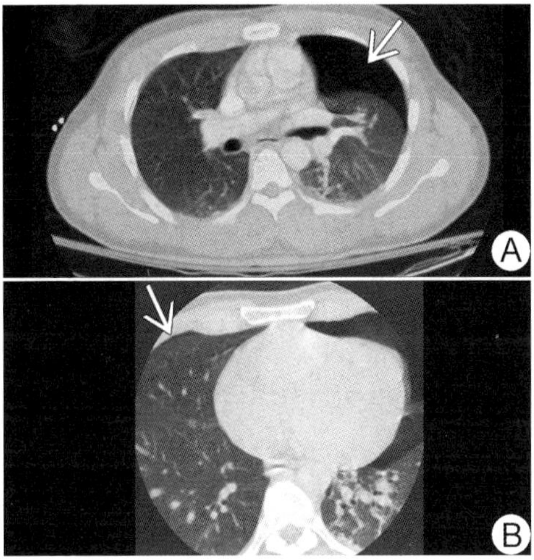

双侧隐性气胸。(A) CT 扫描肺窗显示肺动脉层面左侧大量气胸（箭头）。(B) 心脏层面锥形束 CT 扫描显示另一个右侧极少量气胸（箭头）。

- 自发性气胸（非创伤病例）和创伤性气胸都可以是隐性的

影像学表现

一般特征

胸片表现

- 隐性气胸是仰卧位胸片不能发现的气胸
- 仰卧位胸片上不能发现的气胸可能在直立位胸片上被发现，特别是呼气相时更易发现
- 仰卧位胸片上隐性气胸的征象包括
  - 深沟征（病变同侧肋膈沟变宽变深）

CT 表现

- 轴位层面肺窗显示胸膜腔内的气体

推荐的影像学检查方法

- CT 增强扫描是检查胸部损伤（包括隐性气胸）最准确的影像技术

鉴别诊断

- 纵隔气肿
  - 纵隔内气体，提示气管支气管树或食管损伤

病理

概述

- 一般病理特征
  - 肺脏层胸膜损伤造成胸膜腔内气体聚积
- 病因-发病机制
  - 可由钝器或穿通伤引起
  - 可因外伤时肋骨骨折戳破肺组织引起
  - 自发性气胸常与肺大泡破裂或肺气肿有关
  - 医源性气胸原因包括管线植入、肺活检和机械通气

分级标准

- 隐性气胸分为
  - 极小型（少量）
  - 前方型（中等量）
  - 前外侧型（大量）

临床要点

临床表现

- 呼吸困难、患侧胸痛
- 气胸体检表现包括呼吸急促、缺氧、紫绀和低血压
- 听诊患侧呼吸音减低

自然病程

- 未经治疗的少量和中等量隐性气胸可自行吸收
- 正压通气后所有的气胸气体量都可能增加

治疗

- 少量和中等量隐性气胸采用保守治疗
- 大量和（或）有症状隐性气胸需要胸廓切开引流
- 在全身麻醉或辅助通气时给患者进行正压通气而引起的气胸，

必须进行切开引流

预后

- 正确诊断和治疗，气胸预后都较好

参考文献

1. Misthos P et al: A prospective analysis of occult pneumothorax, delayed pneumothorax and delayed hemothorax after minor blunt thoracic trauma. Eur J Cardiothorac Surg. 25(5):859-64, 2004
2. Hill SL et al: The occult pneumothorax: An increasing diagnostic entity in trauma. Am Surg 65:254-8, 1999
3. Wolfman NT et al: Validity of CT classification on management of occult pneumothorax: A prospective study. AJR 171:1317-20, 1998

张力性气胸

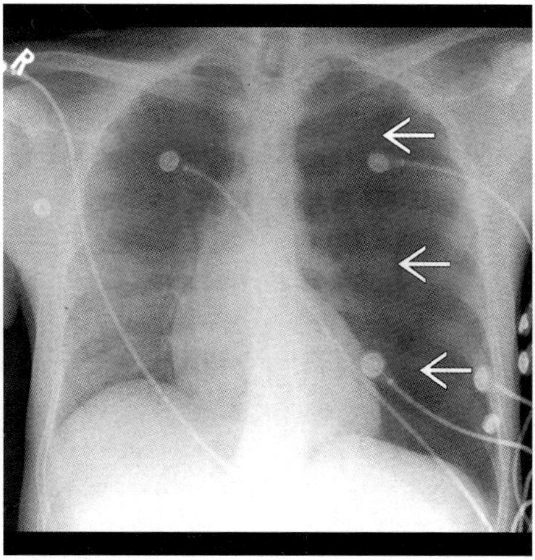

张力性气胸。正位胸片显示左侧大量气胸（箭头）并伴有纵隔向右移位（与下页的胸片对比），左侧横膈降低，左侧胸廓体积增大，肋间隙增宽。注意气管向右侧偏移。

要点

- 定义：胸膜腔内气体聚积形成压力
- 典型影像学表现
  - 气胸，伴有纵隔向对侧移位
- 其他要点
  - 是一种危及生命的急症
  - 如果损伤的肺组织形成单向活瓣则病变会不断进展
    - 气体进入胸膜腔，不能自然逸出
  - 病情快速进展以至于呼吸不足、心脏大血管塌陷，最终死亡
  - 良好的预后有赖于及时的诊断和治疗

影像学表现

最佳影像学线索：伴有纵隔移位的气胸

- 胸片表现

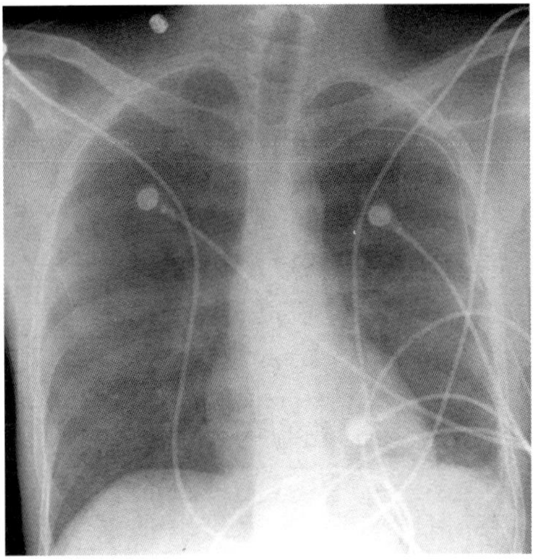

张力性气胸：穿刺吸引及胸廓造口引流术后。纵隔和气管复位，左横膈及左肋间隙均正常。

- 气胸
- 纵隔、气管向对侧偏移
- 患侧横膈降低
- 患侧胸廓体积增大，肋间隙增宽

推荐的影像学检查方法

- 很多临床医师认为张力性气胸，特别是严重的张力性气胸，一旦作出临床诊断，必须紧急进行针刺抽吸，胸片一般在胸腔穿刺置管术后进行
- 胸部平片具有诊断价值，特别是有助于张力性气胸早期阶段的诊断
- 治疗后复拍胸片检查可见张力缓解

鉴别诊断

单纯性气胸

- 无纵隔移位、患侧横膈下移和患侧肋间隙增宽

病理

概述

- 一般病理特征
  - 脏层胸膜受损，气体在胸膜腔内迅速、单向聚积
  - 胸膜腔内压增高，导致
    - 患侧肺不张，组织缺氧
    - 纵隔结构受压，进入右房的静脉血管结构受影响
  - 回流入心脏的静脉血管受损，导致严重血流动力学异常，伴有逐步加剧的组织缺氧
- 病因-发病机制
  - 任何气胸都有可能发展成为张力性气胸
  - 气胸可以是自发性、创伤性或医源性
  - 最常见的原因是
    - 钝器伤或穿通性损伤
    - 正压通气发生的气压伤
    - 中心静脉置管术后
    - 心肺复苏过程中胸廓受压
    - 经皮肺穿刺活检
- 流行病学
  - 非穿通性创伤患者中15%～40%可发生气胸
  - 张力性气胸总的发病率尚无统计

临床要点

临床表现

- 早期临床表现
  - 胸痛、呼吸困难、焦虑、呼吸急促、心动过速
  - 呼吸音减低、叩诊过清音
- 晚期临床表现
  - 气管向健侧偏移
  - 低血压
  - 紫绀

   - 意识下降

治疗

- 病情危及生命，需要紧急处理
- 给予100%高浓度吸氧
- 立即行胸膜腔穿刺减压
- 穿刺减压后胸廓造口引流
- 重复胸片检查
- 持续动脉血氧检测

预后

- 早期诊断、立即治疗预后更佳
- 总体上，患者预后与其他损伤的发生和其他医学情况的发生相关

参考文献

1. Vinson ED: Improvised chest tube drain for decompression of an acute tension pneumothorax. Mil Med. 169(5):403-5, 2004
2. Friend KD: Prehospital recognition of tension pneumothorax. PreHosp Emerg Care. 1:75-77, 2000
3. Wiot JF: The radiologic manifestations of blunt chest trauma. JAMA. 231:500-503, 1975

血　　胸

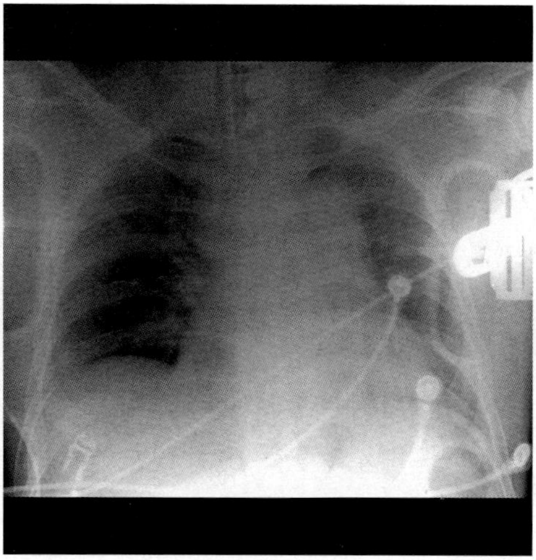

血胸。仰卧位患者左侧胸腔密度增高，提示有平铺开的血胸。由于主动脉损伤和纵隔血肿，纵隔、主动脉弓增宽并形态异常。

要点

- 同义词：胸腔内出血
- 定义：胸膜腔内血液聚积
- 典型影像学表现
  - 外伤患者胸腔积液
  - CT 检查胸腔内液体呈高密度（血性密度）
  - 可能合并气胸或其他胸部创伤征象
- 其他要点
  - 创伤是血胸最常见的原因
  - 可以由钝器伤或穿通伤引起

影像学表现

一般特征

- 最佳影像学线索

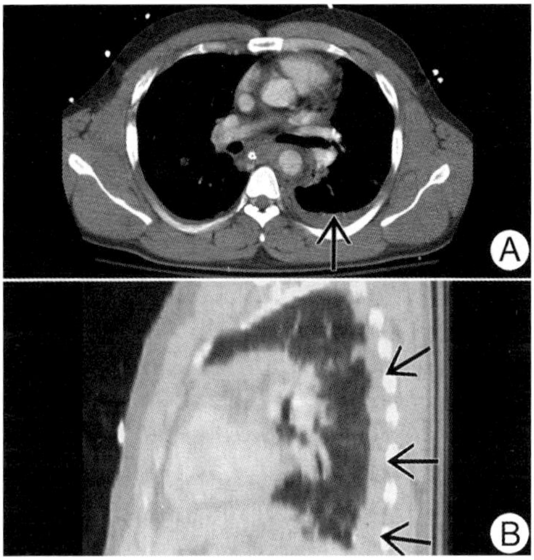

血胸。(A) 轴位 CT 软组织窗显示左侧呈层状的血胸(箭头)。液体 CT 值为 45HU，与血液 CT 值一致。(B) 通过左肺的矢状位重建肺窗显示左侧血胸。

  - 创伤患者胸膜腔内出现液体

胸片表现

- 胸膜腔内液体
  - 仰卧位时液体在胸膜腔内平铺，造成患侧胸腔密度弥漫性增高
  - 有时需要立位、侧卧位平片或 CT 扫描来确诊血胸
- 可以出现气胸、肋骨骨折等胸部损伤的其他征象
- 大量血胸会造成患侧肺不张和纵隔移位

CT 表现

- 胸膜腔内液体为血性密度 (>40HU)
- 液-液平面出现代表红细胞的沉淀
- 活动性出血表现为静脉注射的对比剂外溢到胸腔血液内
- CT 可以显示引起血胸的肺撕裂或其他损伤

推荐的影像学检查方法

- 胸部平片
  - 少量气胸可用立位或侧卧位投照

- 静脉对比增强胸部 CT 扫描
  - 行矢状及冠状位 CT 重建
  - 观察有无活动性出血

鉴别诊断

创伤性乳糜胸

- 由于胸导管或其分支损伤乳糜液漏出，出现胸腔内淋巴液
- 诊断依赖于胸穿和胸水分析

胸腔积液

- CT 上为低密度液体，CT 值在 10HU 以下
- 胸穿和胸水分析

非创伤性血胸

- 与胸部外科手术、肺栓塞合并肺梗死、肿瘤、主动脉夹层、胸主动脉瘤、抗凝状态有关

病理

概述

- 一般病理特征
  - 血液从胸壁、肺、纵隔或横膈的受损血管进入胸膜腔
- 病因-发病机制
  - 钝器伤或穿通伤
  - 钝器伤造成的血胸通常合并胸部或肺部损伤，如肋骨骨折或肺撕裂伤
  - 穿通伤造成的血胸通常是胸壁、肺、纵隔血管的直接撕裂
- 流行病学
  - 胸部创伤的主要表现之一
  - 胸部损伤发生于大约 60％的多发创伤患者
    - 粗略统计在美国每年发生血胸大约 30 万例

分期或分级标准

- 主观上分为少量、中等量、大量血胸
  - 大量血胸有时会合并纵隔移位和心肺损害

临床要点

临床表现

- 胸部创伤病史和体征
- 胸痛、呼吸急促和呼吸困难
- 患侧胸部叩诊浊音
- 听诊患侧呼吸音减低
- 如果发生呼吸衰竭，病人会出现焦虑、烦躁不安、神志恍惚和紫绀

自然病程

- 出血可有自限性，或者少量的
  - 中等量血胸在10～14天左右吸收
- 大量血胸会影响呼吸
  - 胸腔内血液占用了肺本来用于通气的空间
- 活动性出血的血胸会引起出血过多而危及生命
  - 成人的胸膜腔容积有4L以上
    - 在没有体表失血的情况下，胸膜腔有足够的空间容纳大量出血（血胸），足以危及病人生命
- 血胸细菌感染会造成脓胸

治疗

- 通过胸腔引流排除胸腔内血液，使不张的肺复张
  - 使医师能够监测持续出血患者
  - 防止血胸机化，其可进展为纤维胸，进一步会发生肺包裹
- 胸腔置管引流和抽吸之后的持续血胸可能由于支气管、血管损伤、畸形和置管位置不良引起
- 开胸手术用于控制活动出血和不能经胸腔引流管排出的血凝块

预后

- 少量血胸预后良好

参考文献

1. Rusch VW et al: Chest wall, pleura, lung and mediastinum. Schwartz SI, ed. Principles of Surgery. 7th ed. New York, NY: McGraw-Hill, 1999
2. Parry GW et al: Management of Haemothorax. Ann R Coll Surg Engl 78:325-6, 1996
3. Richardson JD et al: Complex thoracic injuries. Surg Clin North Am 76:725-48, 1996

肺挫伤

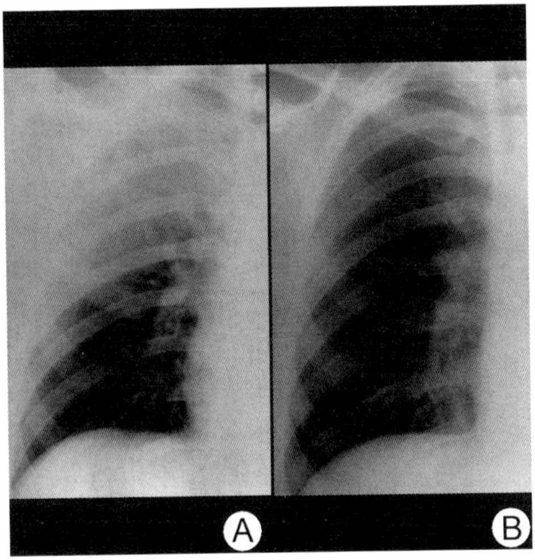

肺挫伤。(A) 最初的胸部后前位片显示右上肺高密度，即肺挫伤。(B) 3 天后复查胸片右上肺病变全部吸收。

要点

- 定义：钝性创伤后肺实质挫伤
- 典型影像学表现
  - 无确定解剖边界的、非节段性、斑片状的含气不透光区
- 其他要点
  - 钝性创伤后最常见的肺损伤
  - 肺挫伤和肺吸入的鉴别在于含气不透光区的分布，肺吸入的不透光区是按肺节段分布的

影像学表现

一般特征

- 最佳影像学线索
  - 非节段性含气不透光区
- 其他特点

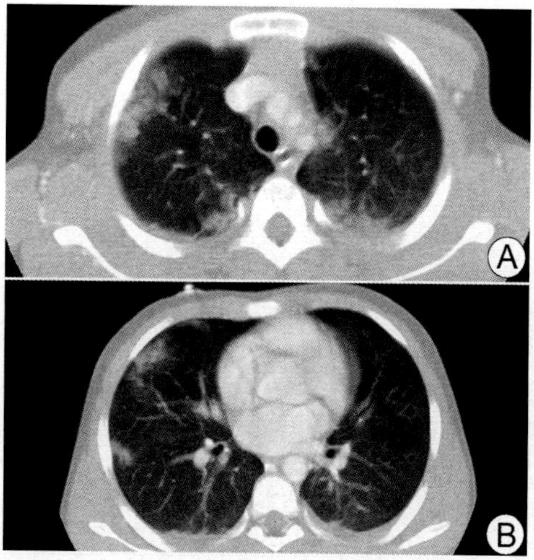

肺挫伤。(A，B) 胸部 CT 扫描肺窗显示两肺内多发密度增高影，呈非节段性肺部，是肺挫伤典型的表现。

- 不透光区位于肺周边、外伤部位的下方
- 撞击部位及与撞击相对的部位均可出现肺挫伤
- 撞击部位常可见肋骨骨折
- 挫伤组织有时仅为胸膜表面较薄边缘区域
- 85%的病例 6 小时之内出现影像学表现，12～24 小时 100%都会出现
- 挫伤 2～4 天内开始吸收；4～10 天就全部吸收
- 如果创伤患者受伤 24 小时后出现新的肺部不透光区，则提示吸入和感染而不是挫伤
- 有时可见到支气管充气征，但更常见的情况是血凝块堵塞支气管的高密度影
- 肺挫伤可独立发生，也可和肺撕裂伴随发生，后者直到挫伤吸收才能在片子上显示

胸片表现

- 非节段性、斑片状、边界不清的肺实质密度增高影，可多发也可单发
- 平片可以很好地显示大面积肺挫伤；小面积的肺挫伤可能被

漏诊

CT 表现

- CT 可以更清晰地显示肺挫伤
- CT 也可以更清晰地显示与肺挫伤合并存在的其他损伤，如肋骨骨折和肺撕裂

推荐的影像学检查方法

- 胸部增强 CT 扫描，同时观察肺窗、软组织窗和骨窗

鉴别诊断

肺吸入

- 虽然吸入可以造成创伤病人的肺实变，但其不透光区是节段性的，且多局限于肺下部
- 肺挫伤在 2～4 天内开始吸收，但吸入没有这么快

病理

概述

- 一般病理特征
    - 肺泡和间质的出血以及间质水肿
    - 成人可伴有邻近肋骨的骨折
    - 儿童和青少年的肋骨较柔韧，发生肺挫伤时可不合并肋骨骨折
    - 受累肺的出血、水肿和感染导致肺氧合作用下降，换气功能减弱
- 病因-发病机制
    - 胸部钝伤
        - 打击胸部产生压力波，造成胸腔受压，使其下的肺组织受累
    - 胸部穿刺伤
        - 在肺枪伤弹道轨迹的周围以及肺刺伤的撕裂肺组织周围可见肺挫伤
- 流行病学
    - 胸部钝伤中最常见的肺损伤

临床要点

临床表现

- 可伴有呼吸困难、呼吸急促、心动过速、咯血等症状

自然病程

- 大多数肺挫伤无需治疗，1 周内可消退
- 较大的肺挫伤可导致呼吸衰竭和成人呼吸窘迫综合征

治疗

- 保守治疗，包括抽液、肺清洗、止痛和吸氧
- 无需其他特殊治疗

预后

- 较小的肺挫伤预后良好
- 大面积肺挫伤死亡率约 30%

参考文献

1. Kuhlman JE et al: Radiographic and CT findings of blunt chest trauma: Aortic injuries and looking beyond the. Radiographics 18:1085-1106, 1998
2. Kollmorgen DR et al: Predictors of mortality in pulmonary contusion. Am J Surg 168:659, 1994
3. Wiot JF: The radiologic manifestations of blunt chest trauma. JAMA 231:500-3, 1975

肺 撕 裂

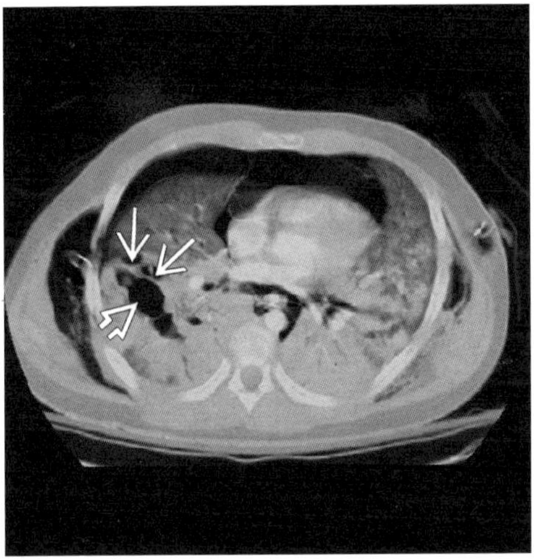

肺撕裂：胸部CT扫描肺窗。空心箭头示一大的右肺撕裂，箭头示两个小的撕裂。广泛的实变区代表的是肺挫伤和吸入（后部），还可见气胸、纵隔积气和皮下气肿。

要点

- 同义词：肺撕裂、肺血肿、外伤性肺膨出
- 定义：肺实质的外伤性中断
- 典型影像学表现
  - 肺实质的撕裂，含有气体、液体或液-气平面
- 其他要点
  - 原因可有钝伤或穿通伤
  - 当肺撕裂充填有气体时，称为外伤性肺气瘤
  - 当肺撕裂内充填有血液时，称为外伤性肺血肿
  - 当肺撕裂内充填有血液和气体时，称为外伤性肺血气瘤
  - 在起始时肺撕裂周围被挫伤包绕，后者在1周内吸收消散，使得肺撕裂显示或更明显

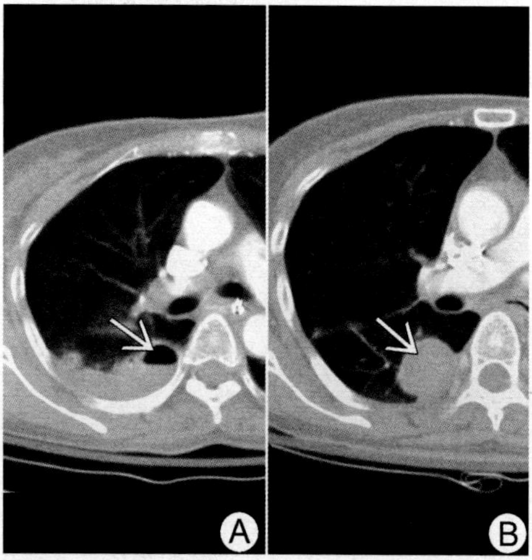

肺撕裂。(A) 初始 CT 扫描示一小的肺撕裂 (箭头) 伴一个气-液平面 (血气胸), 周围被肺挫伤和右侧少量血胸包绕。(B) 1 周以后, 肺挫伤和血胸消失, 肺撕裂内的气体被吸收, 剩下肺血肿 (箭头)。

影像学表现

一般特征

- 由于肺固有的弹性, 肺撕裂呈圆形
- 在周围的挫伤消失以前的头几天内, 肺撕裂可能不呈典型的圆形外观
- 尽管可大至 10～15cm, 但通常直径大小约 2～5cm
- 可以是单发或多发
- 许多急性肺撕裂既包含气体也包含血液, 在胸部平片和 CT 上可见气-液平面
- 胸部平片
  - 在急性期, 平片上很难诊断肺撕裂, 因为周围的挫伤会掩盖病变
  - 在后期, 肺撕裂表现为一球形的软组织密度影, 可被混淆为恶性肺结节
- CT 表现

- 肺内球形或线形的空洞，含有气体、液体，或二者都有
- 肺撕裂在 CT 上容易确认和诊断

推荐的影像学检查方法

- 肺撕裂和合并的损伤在应用静脉对比剂的胸部增强 CT 上显示最佳
- 要注意观察肺窗、软组织窗和骨窗

鉴别诊断

肺挫伤

- 肺血肿（肺撕裂内充填血液）和肺挫伤在起始都表现为肺的实变
- 肺挫伤在 2～4 天后会开始消散，而肺撕裂不会

病理

概述

- 病因-发病机制
    - 肺撕裂可以由钝伤或穿通伤引起
        - 钝伤引起的剪力和组织应力使肺实质撕裂
        - 穿通伤直接使肺实质撕裂
    - 如果肺撕裂与胸膜表面相交通，则形成支气管肺瘘

分级

- 肺撕裂分为四型
    - 挤压破裂：肺实质内的撕裂源自胸壁的挤压，引起含气肺组织的破裂
    - 挤压剪力：椎体旁的肺撕裂，由肺下叶突然移经脊柱造成的剪力损伤所致
    - 肋骨穿刺撕裂：邻近胸壁的小的周围性撕裂，由发生骨折的肋骨穿破肺组织所致
    - 粘连性撕裂：肺周围的撕裂，以前存在的粘连性病变限制了外伤时肺的移动

临床要点

临床表现

- 咯血、胸痛、呼吸困难

自然病程

- 大多数肺撕裂无需特殊治疗，愈合良好

治疗

- 保守治疗
- 如果合并感染应用抗生素治疗

预后

- 大多数肺撕裂临床症状不明显，保守治疗即可痊愈
- 与一周内即可吸收消散的肺挫伤相比，肺撕裂的痊愈需要几周至几个月，而且可能留下肺瘢痕
- 肺撕裂可继发感染

参考文献

1. Haxhija EQ et al: Lung contusion-lacerations after blunt thoracic trauma in children. Pediatr Surg Int. 2004
2. Wagner RB et al: Classification of parenchymal injuries of the lung. Radiology 167:77-83, 1988
3. Wiot JF: The radiologic manifestations of blunt chest trauma. JAMA 231:500-3, 1975

气管撕裂

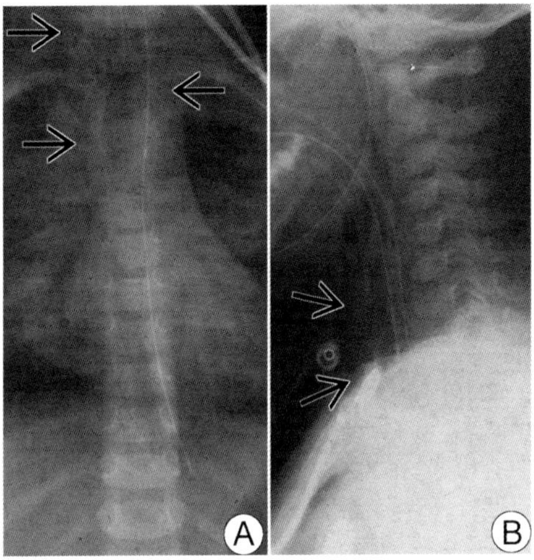

气管撕裂。(A) 胸片显示皮下、纵隔气肿(箭头),双侧中肺野透过度增高。(B) 颈部侧位片显示气管前皮下气肿(箭头)。

要点

- 同义词:气管支气管损伤,气管支气管撕裂
- 定义:气管或主支气管撕裂或横断
- 典型影像学特点
  - 胸片上显示纵隔气肿
  - 颈部平片上皮下气肿
  - 胸片上显示"坠积肺"
  - 充分胸部置管引流后,气胸不能消除
  - CT 显示气管或支气管撕裂或横断
- 其他要点
  - 一般与严重的胸部创伤并存
  - 支气管镜检查确诊

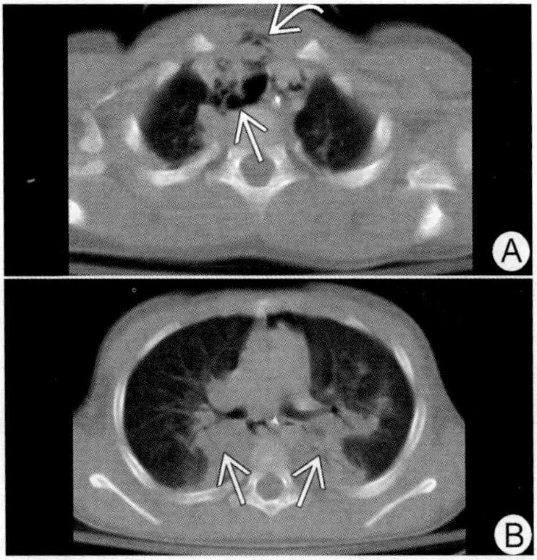

气管撕裂。(A) 上胸部轴位 CT 显示气管右侧膜-软骨连接处撕裂(箭头)。弯箭头显示气管前方纵隔气肿。(B) 气管隆突下方轴位 CT 显示由于血液吸入造成的双侧不透光区(箭头)。

影像学表现

一般特征

- 最佳影像学线索:创伤患者纵隔气肿
- 解剖:气管撕裂通常位于气管软骨和膜部的交界处
  - 气管撕裂/横断通常发生于距隆突 2.5cm 内
  - 左右主支气管发生率相同

胸片表现

- 伴随气管损伤的纵隔气肿
- 伴随支气管损伤的纵隔气肿和(或)气胸
- 皮下气肿
- 主支气管损伤患者,充分胸部置管引流,气胸仍持续存在
- 主支气管横断时会出现"坠积肺"征象
  - 实变肺组织在仰卧位和立位均处于最低位置,而不是在撕裂的中心部位
- 气管撕裂患者置入的气管内气囊可能会超过事先判断的气管

内径
- 支气管内置管的尖端可能位于管腔之外

颈部 X 线片表现

- 皮下气肿
- 气管横断时可能会出现舌骨抬高
  - 舌骨抬高至 C3 水平以上

CT 表现

- 气管损伤患者纵隔气肿
- 支气管损伤后纵隔气肿和（或）气胸
- 皮下气肿
- 充分胸部置管引流，气胸仍持续存在
- “坠积肺”征象
- 气管形态不规则或中断时考虑气管撕裂或横断
- 支气管形态不规则或中断时考虑支气管撕裂或横断

推荐的影像学检查方法

- 胸片
  - 如果胸片显示纵隔气肿则需行 CT 检查
- 颈部、胸部 CT 增强扫描
- 观察轴位 CT 的软组织窗和肺窗
  - 气道的冠状位、矢状位、三维重建也有助于诊断

鉴别诊断

其他原因造成的纵隔气肿/皮下气肿

- 气胸、肺撕裂、食管损伤造成的纵隔、皮下气肿
- CT 扫描和支气管镜可以排除气管支气管损伤
- CT 扫描可以诊断隐性气胸或肺撕裂
- 食管对比造影可以证实或排除食管损伤

其他原因造成的气胸

- 不伴有支气管撕裂的气胸，胸部置管引流可以吸收

病理

概述

- 一般病理特征

    - 气管撕裂通常垂直位于气管软骨、膜部交界处
- 气管撕裂可以延伸到几厘米
    - 主支气管撕裂或横断常发生在气管隆突周围
- 病因-发病机制
    - 胸部钝性损伤或穿通伤
    - 可以由创伤性气管内置管引起
- 流行病学
- 0.4%～1.5%创伤受害者临床发现气管撕裂
- 2.8%～5.4%创伤受害者尸检发现气管撕裂
- 通常和其他损伤同时出现

临床要点

临床表现

- 气管支气管损伤病人虽然没有气道梗阻，但仍可出现呼吸功能受损
- 喘鸣音
- 咯血
- 血氧饱和度下降
- 主支气管损伤患者，充分胸部置管引流，气胸仍持续存在（气瘘）
- 和前三肋、锁骨、胸骨和肩胛骨骨折高度相关
- 支气管镜可以确定诊断

自然病程

- 未能及时发现的气管损伤可以造成气管坏死
- 未能及时发现的支气管损伤可以造成支气管坏死、支气管扩张、肺不张和肺纤维化

治疗及预后

- 损伤部位上方选择性置管和通气
- 进行胸部切开的外科修复
- 及时诊断和治疗者预后良好

参考文献

1. Mason JP et al: Imaging of acute tracheobronchial injury: review of the literature. Emerg Med 1:250-60, 1994
2. Unger JM et al: Tears of the trachea and main bronchi caused by blunt trauma: radiologic findings. AJR 153:1175-80, 1989
3. Halttunen PE et al: Bronchial rupture caused by blunt chest trauma. Scan J Cardiovasc Surg. 18:141-4, 1984

主动脉损伤

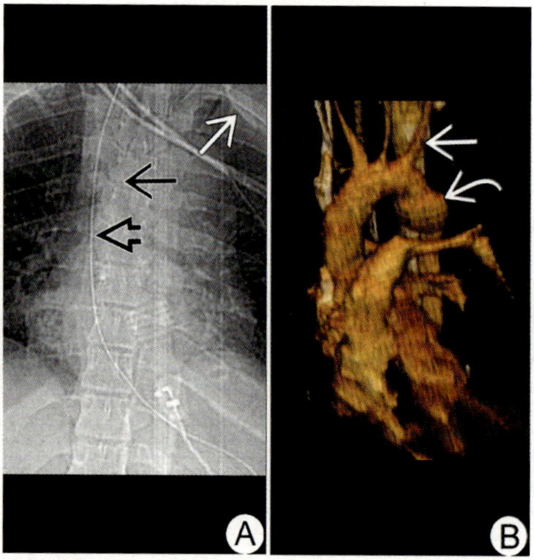

主动脉损伤。（A）胸片显示鼻饲管（空心箭头）和气管（黑箭头）向右移位，主动脉弓影增宽。左侧胸膜帽（白箭头）。（B）主动脉 CT 3D 重建显示创伤性假性动脉瘤（弯箭头），位于左锁骨下动脉上方。

要点

- 同义词：主动脉损伤，主动脉创伤性假性动脉瘤，创伤性动脉破裂
- 定义：胸主动脉损伤
- 典型影像学表现
  - 胸片示纵隔增宽
  - CT 显示纵隔出血和主动脉损伤
- 其他要点
  - 主动脉损伤多发生在主动脉弓后部与降主动脉近端的连接部
  - 损伤危及生命，占机动车死亡事故的 15%～20%
  - 正常胸片可以排除主动脉损伤
  - CT 可以迅速而准确地诊断主动脉损伤

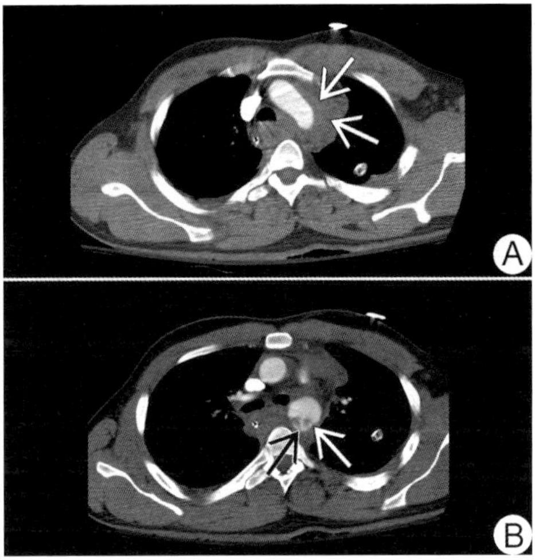

主动脉损伤。(A) 主动脉弓层面轴位 CT 扫描显示主动脉弓旁纵隔出血(箭头)。(B) 主动脉弓层面轴位 CT 扫描显示内膜破裂(箭头)、腔内内膜瓣和血栓。

- CT 显示主动脉弓损伤和纵隔出血

影像学表现

一般特征

- 最佳影像学线索
  - 胸片示纵隔增宽

胸片表现

- 纵隔增宽
- 鼻饲管向右侧移位
- 气管插管向右侧移位
- 主动脉弓影增宽
- 主动脉轮廓不清
- 左侧胸膜帽提示胸膜外血肿

CT 表现

- 间接征象(纵隔表现)
  - 纵隔血肿

    - 主动脉损伤多发生在主动脉弓后部与降主动脉近端的连接部
    - 主动脉损伤一般不会引起孤立的前纵隔血肿
- 直接征象（主动脉表现）
  - 主动脉轮廓异常
  - 内膜瓣或内膜撕裂
  - 假性主动脉瘤形成
  - 主动脉搏动减小（假性主动脉缩窄）
  - 血栓或碎片突入动脉腔内
  - 静脉对比剂外溢

动脉造影表现

- 诊断主动脉创伤的“金标准”
  - 现在已经不常用
- 可以显示上述所有的主动脉改变
- 怀疑头臂动脉损伤时最好选用动脉造影

推荐的影像学检查方法

- 胸片
  - 实际上平片可用于排除主动脉病变
  - 如果胸片发现异常，行 CT 检查
- 静脉增强 CT 扫描
  - 在轴位片上观察纵隔和主动脉
  - 如果出现损伤，则行 CTA 检查
    - 显示损伤处与左侧锁骨下动脉的关系
  - 寻找其他胸部损伤
- 动脉造影
  - 如果 CT 扫描不能确诊，则进行动脉造影检查可明确

鉴别诊断

其他原因造成的纵隔增宽

- 胸骨骨折的出血、胸锁关节脱位、胸椎骨折、纵隔血管结构损伤
- 血管迂曲、残留胸腺、淋巴结病变、纵隔脂肪增多症等造成

纵隔增宽的疾病
- CT 显示无主动脉损伤

病理

概述

- 一般病理特征
    - 通常累及降主动脉近端，也就是左锁骨下动脉起始部上方
    - 幸存患者，损伤包括主动脉壁内膜撕裂并伴有外膜与周围软组织之间的出血
        - 形成主动脉旁血肿
- 病因学
    - 快速减速对降主动脉近端固定部分和相对活动部分的作用力不同
- 流行病学
    - 美国每年 8 000 例
    - 占所有车祸的 15%～20%
    - 90%的患者在到达医院前死亡

临床要点

临床表现

- 快速减速事故中多发创伤患者
- 通常发生多器官损伤

自然病程

- 由于大量出血，如果不治疗，主动脉损伤有较高的发病率和死亡率

治疗

- 进行补液、血流动力学监测、血压控制等基本治疗措施
- 血管外科手术或介入治疗
    - 胸腔切开主动脉移植或修补
    - 经皮放置主动脉腔内支架

预后

- 及时诊断和治疗预后良好

- 预后和其他损伤的进展情况相关

参考文献

1. Gavant MI et al: Blunt traumatic aortic rupture: Detection with helical CT of the chest. Radiology 197:125-33, 1995
2. Williams JS et al: Aortic injury in vehicular trauma. Ann Thorac Surg 57:726-30, 1994
3. Mirvis SE et al: Value of chest radiography in excluding aortic rupture. Radiology 163:487-93, 1987

横膈破裂

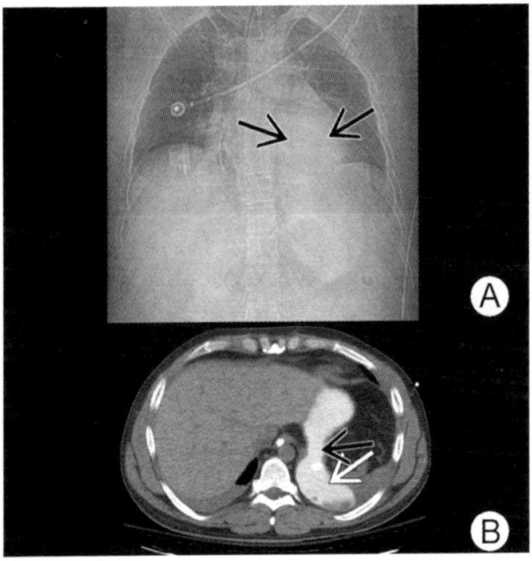

左侧横膈破裂。（A）胸片显示左侧横膈内侧未显影。黑箭头示心脏后方密度增高，代表疝入胸腔的胃（白箭头）。（B）轴位 CT 显示胃疝入胸腔，黑箭头示“项圈征”。

要点

- 同义词：横膈撕裂，创伤性胃疝
- 定义
  - 横膈撕裂多伴有腹部脏器疝入胸腔
- 典型影像学表现
  - 腹部脏器位于膈上
- 其他要点
  - 由钝性创伤或穿通伤引起
  - 左侧损伤更常见
  - 腹腔脏器疝入的诊断可以在受伤当时也可以在伤后数月至数年作出

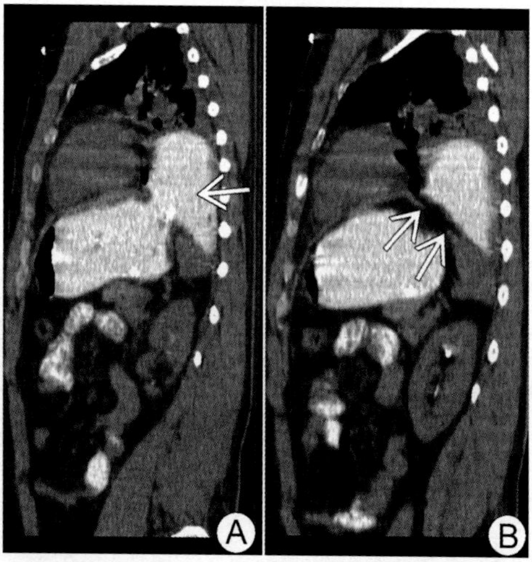

左侧横膈破裂。(A) 通过左膈面的矢状位 CT 重建，箭头示疝入左侧胸腔的胃。(B) 更内侧层面矢状位重建，箭头显示破裂处横膈不连续。

影像学表现

一般特征

- 最佳影像学线索
  - 膈上可见腹部脏器

胸片表现

- 大部分患者有胸片异常
- 血胸
- 气胸
- 横膈消失
- 肺底密度增高
- 横膈明显抬高
- 鼻饲管向上移位，位于横膈上方
- 胃或肠位于膈上
- 纵隔向对侧移位

胃肠道对比造影

- 上消化道造影或钡剂灌肠显示胃或肠位于膈上

CT 表现

- 疝入膈上的胃、肠或肝的项圈征
    - 项圈征代表疝入膈上脏器受膈肌限制形成的腰状缩窄
- 胃、肠襻、肠系膜位于膈上
- 冠状位和矢状位重建可以显示膈的不连续性和疝入的腹腔脏器

MR 表现

- 冠状位和矢状位 MR 成像清晰显示横膈局部的连续性中断
- T1WI 上，腹部和纵隔脂肪的高信号和横膈的低信号形成良好对比

推荐的影像学检查方法

- 口服造影剂和静脉注射造影剂同时应用的胸-腹部 CT，并冠状位和矢状位重建
- 冠状位和矢状位 T1WI 扫描

鉴别诊断

- 由于血胸、肺不张或肺基底部的气道病变造成的膈肌连续性消失

病理

概述

- 一般病理特征
    - 据报道左侧横膈破裂较右侧多见，但右侧常不能作出全面诊断
    - 右侧损伤时，肝脏可以保护脏器使其不会疝入右侧胸腔
    - 大多数的破裂累及横膈的后侧部分，靠近中心腱和后叶的连接部
    - 左侧损伤 95%会出现内脏疝入，但可能会延迟出现，或者后来才得到诊断
    - 胃是最容易疝入的脏器
- 病因-发病机制
    - 穿通伤是横膈损伤最常见原因

 - 钝性创伤造成的横膈破裂是由于胸腔内或腹腔内的压力突然升高作用于相对固定的横膈所致
     - 钝性创伤造成的损伤多合并较大的破裂以及脏器的疝入
     - 穿通伤造成的损伤一般较小
- 流行病学
    - 横膈损伤占因外伤剖腹手术或开胸手术患者的5%

临床要点

临床表现

- 胸痛
- 呼吸减弱
- 胸部闻及肠鸣音
- 纵隔移位

自然病程

- 如果不经诊断和治疗，患者可能会持续无症状或一段时间后疝入的腹腔脏器发生嵌顿

治疗

- 剖腹手术减少疝入胸腔的脏器结构，经腹横膈修补
- 右侧横膈破裂修补需要右侧胸腔切开

预后

- 早期诊断和修补的患者预后良好
- 如果最初漏诊，病人以后可能发展成疝入脏器的嵌顿

参考文献

1. Iochum S et al: Imaging of diaphragmatic injury: A diagnostic challenge. Radiographics. 22:103-18, 2002
2. Killeen KL et al: Helical CT of diaphragmatic rupture caused by blunt trauma. AJR. 173:1611-6, 1999
3. Shah R et al: Traumatic rupture of the diaphragm. Ann Thorac Surg. 60:1444-9, 1995

心脏损伤

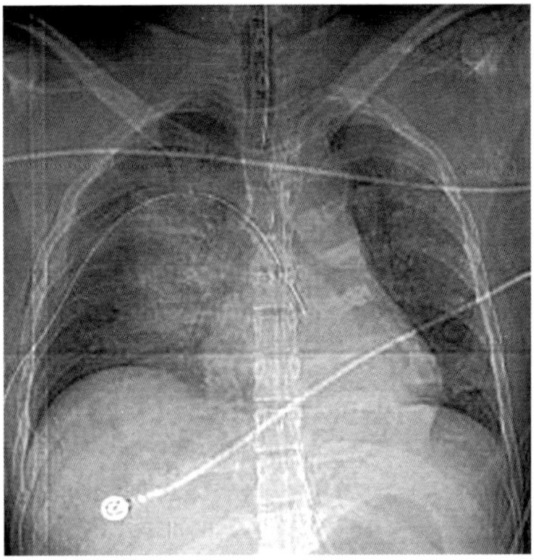

心脏破裂并心包积血。钝性创伤患者前后位胸片，方向盘引起的胸部创伤。纵隔旁模糊影和肺内斑片状影代表肺挫伤和肺水肿。心脏呈球形。右侧气胸置管引流术后改变。

要点

- 同义词：心脏创伤，心脏破裂
- 定义：由钝性创伤或穿通伤造成的心脏损伤
- 典型影像学表现
  - 由于心包出血，心脏呈球形；CT 发现心包积血
- 其他要点
  - 对于出现心电图（EKG）异常和（或）心包填塞症状的外伤患者要考虑心脏创伤
  - 心脏损伤，特别是心脏破裂，是致命的，需要快速诊断和治疗，以利预后
  - 合并胸前部撞击伤
  - 合并胸骨骨折

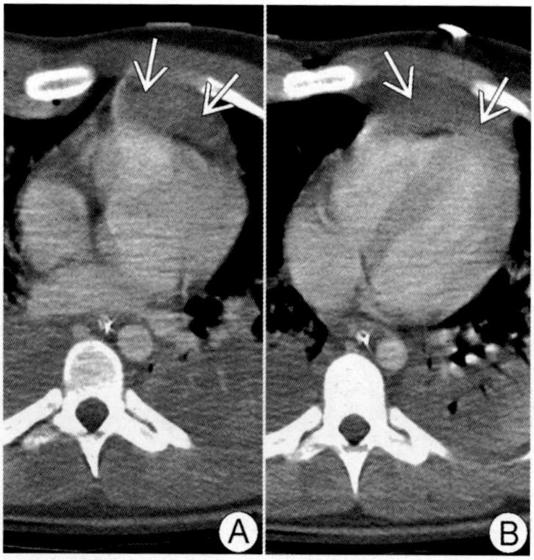

胸部 CT 扫描（A，B）显示右心室前方心包积血（箭头）。双侧血胸和皮下气肿。患者临床表现为心包填塞。胸腔切开术对右心房和右心室连接处的撕裂进行了修补。

影像学表现

一般特征

- 最佳影像学线索：胸片上心脏呈球形；CT 上心包间隙增厚
  - 心包积液为血性密度（>40HU）
  - 胸骨骨折
- 解剖：心脏损伤最易累及右心房和右心室

胸片表现

- 球形心；肺水肿；血胸；胸骨骨折和胸部创伤的其他征象

CT 表现

- 血性心包；心包积气；心脏前方纵隔血肿

经胸部心脏超声检查（TEE）

- 可探及心包积液，心肌挫伤，瓣膜破裂和心功能异常

推荐的影像学检查方法

- 胸片；胸部增强 CT；TEE

鉴别诊断

心包积液

- 心包内积液为液体密度（<10HU）

心肌梗死

- 创伤患者是由于心肌缺血而有 EKG 异常而不是因为心脏创伤：无血性心包

心肌挫伤

- EKG 和 TEE 异常，但无明显出血

病理

概述

- 一般病理特征
    - 大多数钝性损伤不易累及心脏
    - 最常见的心脏损伤由穿通伤造成
    - 严重的钝性损伤可以造成心脏挫伤、心脏破裂、心包积气、血性心包、心包填塞和心瓣膜破裂
    - 心脏损伤多累及右心房和右心室，造成心包内积血或前纵隔积血
    - 心包内血液（心包积血）或气体（心包积气）的快速聚积会引起心包填塞
- 病因-发病机制
    - 刺伤或枪伤引起的心脏穿通伤
    - 钝性创伤引起的心脏创伤多合并前胸壁损伤
        - 来自车祸中方向盘的撞击
        - 极易合并胸骨骨折
- 流行病学
    - 胸部创伤患者尸检 10%发生心脏损伤
    - 心脏损伤在美国每年 50 000 例的高速公路死亡中占 5%

大体病理及外科特征

- 钝性创伤可能损伤心肌、瓣膜或冠状动脉
- 四个心腔都易发生破裂，以心室破裂为主

- 心室破裂多由于胸前部直接撞击造成
- 造成心脏前负荷急剧升高的撞击造成心房破裂
- 穿通伤可累及每个心腔

临床要点

临床表现

- 跟破裂的部位和心包的完整性密切相关
  - 30%并发心包撕裂，伴有纵隔和一侧胸腔出血过多，70%开始即有心包填塞症状
- 有心包填塞的患者表现为 Beck 三联征
  - 颈静脉怒张
    - 由中心静脉压增高引起
  - 心音低钝，低血压或休克
- 心肌撕裂患者补液治疗血压仍低
- 心脏钝性创伤患者 EKG 异常可疑心脏损伤

自然病程

- 合并血性心包的心脏破裂，由于出血过多和心包填塞可以致命
- 大多数患者在到达医院前就已死亡
- 未经治疗的瓣膜创伤会导致心衰

治疗及预后

- 早期即行心包穿刺或剑突下开窗迅速排空心包内血液
- 心肌撕裂需要急诊开胸去除心包填塞并修补心肌损伤
- 心肌挫裂伤可行保守治疗，且很少合并心律失常性心力衰竭
- 诊断和预后与心脏损伤的分型有关
- 心脏破裂死亡率高
  - 右侧损伤，尤其是右心房破裂，存活率较高

参考文献

1. Stern EJ et al: Acute traumatic Hemopericardium. AJR. 162:1305-6, 1994
2. Mirvis SE et al: Posttraumatic tension pneumopericardium: The "small heart" sign. Radiology. 158:663-9, 1986

腹部损伤

腹腔积血

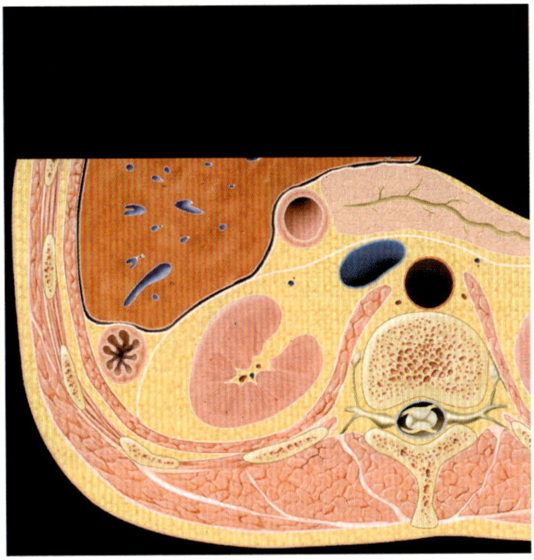

腹腔内积血可以围绕肝下部的尖端。相反，肾前筋膜和肾椎筋膜融合，防止肾前间隙内的血液聚积到肝脏外侧。这有助于鉴别腹腔积血和腹膜后间隙内血液。

要点

- 定义：腹膜腔内的游离血液
- 典型影像学表现：血液位于不同腹膜间隙内，而不局限于某个腹腔脏器内
- 其他要点
  - 多个腹膜腔和腹膜间隙内，如脾周间隙、肝周间隙、Morrison孔、结肠旁沟、肠系膜下间隙、肠系膜和盆腔内的肠襻间隙等，可以见到游离血液
  - 血液密度通常高于30HU
    - 血凝块大约是40～75HU
    - 不凝血大约是25～50HU
    - 血液和其他液体混合则密度略低
  - 血液量可分为少量、中等量和大量

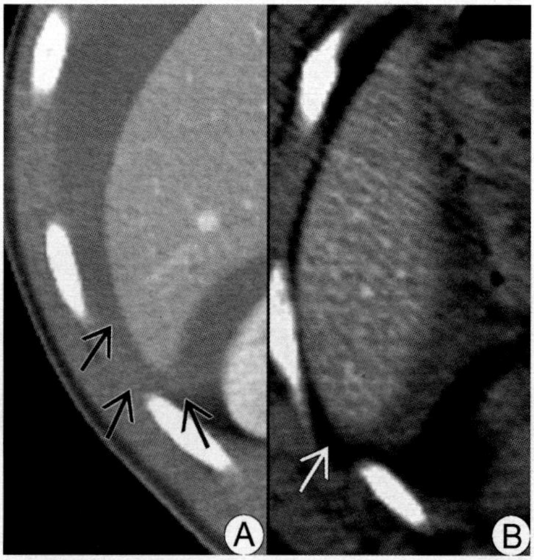

（A）腹腔内游离血液包绕肝尖（箭头）。（B）肝裸区撕裂造成的肾前间隙内的血液被局限在肾前间隙内，不能聚积到肝外侧方（箭头）。

- 少量：1 个腔隙；100～200ml
- 中等量：2 个腔隙；250～500ml
- 大量：多于 2 个腔隙；＞500ml

○ 游离血液提示损伤来自
  - 实质脏器
  - 空腔脏器
  - 血管

影像学表现

一般特征

- 最佳影像学线索：平片显示含气肠管漂浮于腹部中央，腹腔透过度减低，结肠和腹膜脂肪之间可见软组织密度影（腹脂线增宽）

CT 表现

- 游离血液密度见上
- 腹腔内积血可以包裹肝尖

  - 相反，腹膜后积血被局限于肾前筋膜和侧椎筋膜融合处，可以在肝下方，但不会包绕肝尖

推荐的影像学检查方法

- CT 检查可以取代或先于腹腔灌洗进行
- 创伤患者的成像通常包括腹部和盆腔，因为有时血液可聚积于盆腔，但仍是上腹部损伤的线索
- 腹腔积血的 CT 检查常规使用 5mm 层厚、5mm 间距扫描，2.5ml/s 的注药速度注射 135～180ml 造影剂，注药后延迟 75s 开始扫描，扫描从膈顶开始直至盆腔

鉴别诊断

其他游离液体

- 尿液、乳糜液、灌洗液和肠内容物可能积聚在腹膜内间隙内，表现为游离液体
  - 单纯的非血性游离液体 CT 值约为 5～10HU
  - CT 检查后腹腔灌洗有助于区分腹水的类型

病理

- 无相关内容

临床要点

临床表现

- 大量血液流入腹膜腔后，病人可能会表现高血压
- 腹腔积血会引起腹膜炎症状，在外伤后期会引起发热反应，类似感染
- 单纯游离积液无明显来源且患者情况稳定可见于 2%～3%的外伤患者
  - 这种病人的处理不是一成不变的，包括诊断性腹腔灌洗、观察、剖腹探察或重复 CT 检查

自然病程

- 游离腹膜腔积血通常可以完全被吸收

参考文献

1. Rodriguez et al: Isolated free fluid on computed tomographic scan in blunt abdominal trauma: a systematic review of incidence and management. J Trauma;53:79-85, 2002
2. Ochsner MG: Factors of failure for nonoperative management of blunt liver and splenic injuries. World J Surg. 25:1393-6, 2001
3. Novelline RA et al: Helical CT in emergency radiology. Radiology. 213:321-39, 1999

腹膜腔活动性出血

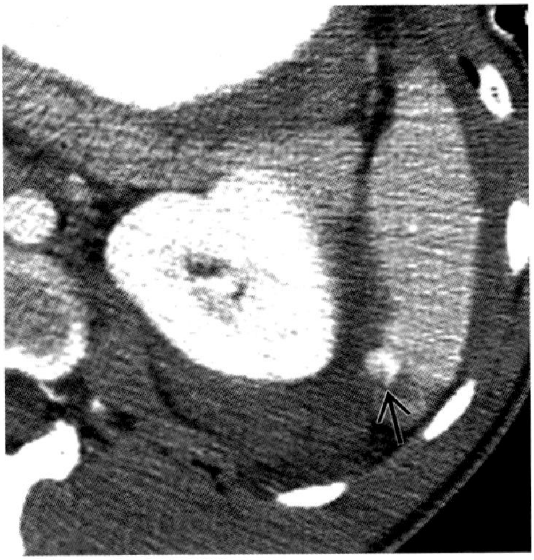

来源于脾的活动性出血（箭头）。脾前方亦可见少量出血。肾脏后方的出血和脾损伤无关，后者造成腹膜腔内和脾实质内的出血。

要点

- 定义：活动性出血表现为高密度的静脉造影剂溢出血管外
- 典型影像学表现：对比剂在损伤处聚积，表现为高密度影
  - 出血可以表现为损伤器官邻近或器官内的圆形、线形、曲线形或无定形样血液聚积
- 其他要点
  - 活动性出血见于13%～18%的钝性腹部损伤
  - 因为肝和脾是最容易受损伤的器官，所以活动性出血在肝和脾最常见；如果发生损伤最容易表现为活动性出血的器官是肾和肠系膜
  - 如果出现活动性出血，外科介入或栓塞治疗大约需要3次左右

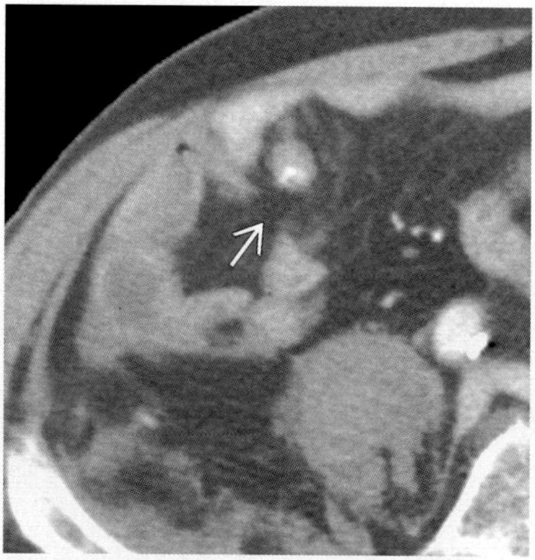

外科手术发现右下腹肠系膜动脉活动性出血。箭头指示肠系膜内造影剂聚集。范围大于邻近肠管。

影像学表现

一般特征

- 最佳影像学线索：动脉期或延迟期血管外见造影剂

CT 表现

- 平扫 CT：活动性出血和脏器及血管内血液密度一样；近损伤部位形成血凝块，密度比邻近脏器和活动性出血高
- 增强 CT：显示血管腔外对比剂

推荐的影像学检查方法

- 活动性出血 CT 检查常规使用 5mm 层厚、5mm 间距扫描，2.5ml/s 的注药速度注射 135～180ml 造影剂，注药后延迟 75s 开始扫描，扫描从膈顶开始直至盆腔

鉴别诊断

- 无相关内容

病理

- 无相关内容

临床要点

临床表现

- 有活动性出血的患者最易出现低血压

治疗

- 怀疑活动性出血的患者需要外科治疗、栓塞或密切观察
  - 决定介入治疗需要患者病情稳定

预后

- 如果活动性动脉出血被控制，预后良好
- 在较隐蔽部位的出血，如肝后区，较难控制

参考文献

1. Willmann et al: Multidetector CT: Detection of active hemorrhage in patients with blunt abdominal trauma. AJR Am J Roentgenol 179:437-44, 2002
2. Yao et al: Using contrast-enhanced helical CT to visualize arterial extravasation after blunt abdominal trauma: Incidence and organ distribution. AJR Am J Roentgenol 178:17-20, 2002
3. Shanmuganathan K et al: Nonsurgical management of blunt splenic injury: Use of CT criteria to select patients for splenic arteriography and potential endovascular therapy. Radiology 217:75-82, 2000

脾　创　伤

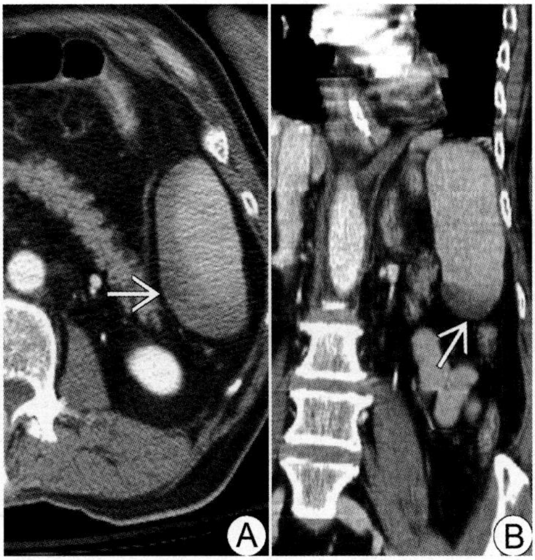

（A）出血环绕脾内表面（箭头）。包膜下血肿常常造成脾实质压迹变平或是凹陷。（B）冠状位 CT 重建显示脾下极包膜下血肿，造成脾下缘变平，这种征象在轴位图像上不易被发现（箭头）。

要点

- 定义：继发于钝性损伤或穿通伤的脾实质或脾血管的损伤
- 其他要点
  - 脾是钝性创伤最易损伤的器官
    - 脾损伤大约占实质性器官钝性损伤的 40％
  - 60％的患者可以非手术治疗
    - 非手术治疗失败的可能性随着创伤分级的增高而增高
  - CT 唯一的发现可能就是脾周出血

影像学表现

一般特征

- 损伤类型
  - 撕裂

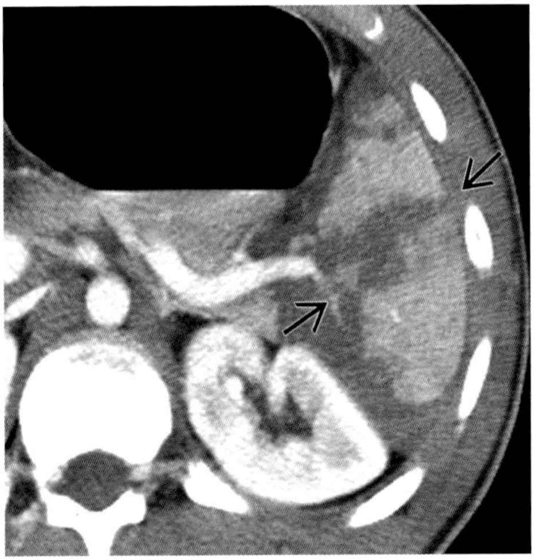

脾完全性破裂（箭头）。脾破裂至脾门。为Ⅴ级损伤。

    - 脾内线形或曲线形低密度灶
  - 脾内血肿
    - 圆形不均匀的低密度区
  - 包膜下血肿
    - 新月形低密度灶，脾实质受压
  - 破裂
    - 多发交叉的撕裂和碎片
  - 脾门血管损伤
    - 脾血管节段性或全脾血管损伤

CT 表现

- 除上述征象以外，CT 可以发现以下两种征象，它们都提高了介入治疗的必要性
  - 活动性出血
  - 随诊 CT 扫描血肿增大

推荐的影像学检查方法

- 脾损伤的 CT 扫描参数一般为：探测器构型 4×2.5mm，15mm/s 床速，5mm 层厚，5mm 间距，2.5ml/s 注射造影剂 135～180ml，注药后延迟 75s，从膈顶开始扫描

- 延迟扫描有助于发现活动性出血
- 如果怀疑患者有血肿进展或脾破裂造成的持续出血，复查 CT 有意义

鉴别诊断

- 无相关内容

病理

分期或分级标准

- 包膜下血肿
  - Ⅰ级：＜表面积的 10％
  - Ⅱ级：10％～50％
  - Ⅲ级：＞50％或更大
- 实质内血肿
  - Ⅱ级：直径＜5cm
  - Ⅲ级：＞5cm 或更大
- 撕裂
  - Ⅰ级：长度＜1cm
  - Ⅱ级：1～3cm
  - Ⅲ级：＞3cm
- 脾血管损伤
  - Ⅳ级：＞脾面积的 25％
  - Ⅴ级：全脾
- 脾粉碎（碎片，多发破裂）
  - Ⅴ级

临床要点

临床表现

- 急性损伤可能造成低血压和血细胞比容降低；迟发破裂也可出现这样的症状

治疗

- 如果患者出现血流动力学不稳定则需进行手术治疗

- 非手术治疗失败的预测
    - 出现血流动力学不稳定
    - Ⅳ或Ⅴ级损伤
    - 伴随大量腹腔积血
    - CT 出现活动性动脉血液外溢

预后

- 非手术治疗的并发症
    - 损伤后数周或数年后“迟发破裂”；最初 CT 检查正常的患者中＜1％的人会出现
    - 假性动脉瘤
    - 假性囊肿；如果＞5cm，破裂的危险为 25％
    - 数月或数年后发生脓肿

参考文献

1. Nance ML et al: Pattern of abdominal free fluid following isolated blunt splenic or liver injury in the pediatric patient. J Trauma 52:85-7, 2002
2. Yao DC et al: Using contrast enhanced helical CT to visualize arterial extravasation after blunt abdominal trauma: Incidence and organ distribution. AJR 178:17-20, 2002
3. Uecker J et al: The role of follow up radiographic studies in non-operative management of splenic trauma. Am Surg. 67:22-5, 2001

肝 损 伤

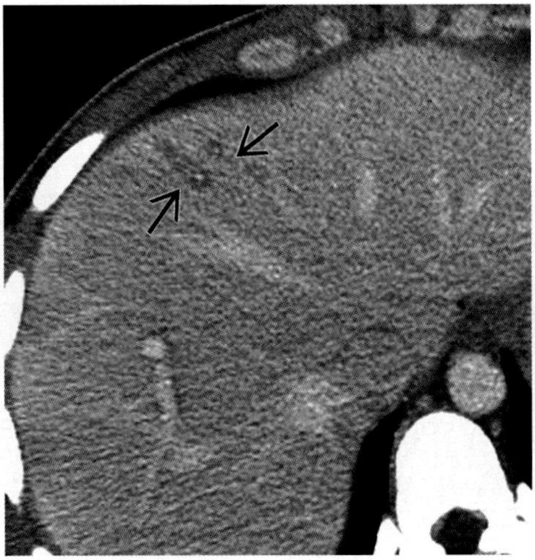

两处较小的肝脏撕裂（箭头），与周围充有造影剂的肝脏相比呈低密度，对比不明显。撕裂大约 2cm 长，属于Ⅱ级损伤。

要点

- 定义：肝损伤见于肝实质损伤或血管损伤
- 其他要点
  - 钝性创伤患者中 15%～20%会出现肝损伤
  - 65%的穿通伤患者和 50%的钝性创伤病人会出现伴随损伤（多为脾损伤）
  - 80%的成人和大于 90%的儿童非手术治疗有效

影像学表现

一般特征

- 损伤分级
  - 血肿：包膜下，实质内
    - 实质内圆形均匀低密度灶，或新月形低密度影，压迫肝实质

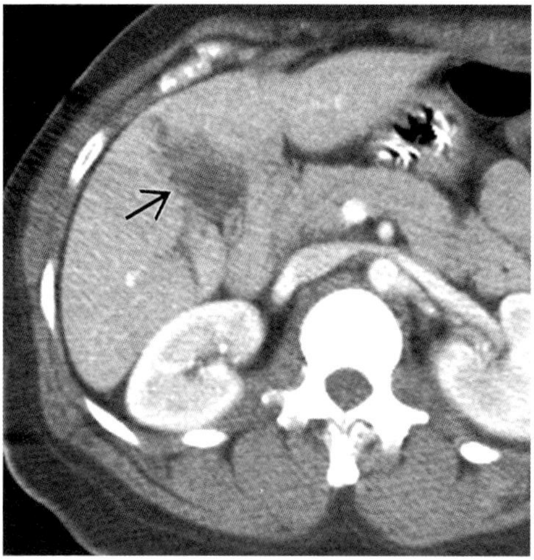

肝实质内血肿（箭头）延伸近肝门，为Ⅱ或Ⅲ级损伤。

  - 挫伤
    - 与实质相关的低密度灶
  - 撕裂（线形，灶形）
    - 线形或弧形低密度区
  - 破裂
    - 多发交错的撕裂或破裂
  - 静脉、动脉或胆管损伤
    - 胆汁或血液外溢，受累肝节段性灌注减低
- 解剖
  - 肝脏后方的“裸区”无腹膜覆盖，直接和后腹膜腔相连
    - 裸区撕裂可以造成肾前间隙内出血而不是腹膜腔内出血

CT 表现

- 除上述征象之外，CT 还可发现
  - 活动性出血
  - 随诊发现血肿扩大

推荐的影像学检查方法

- 肝损伤常规 CT 的参数一般为：探测器构型 4×2.5mm，15mm/s 床速，5mm 层厚，5mm 间距，2.5ml/s 注射造影剂

135～180ml，注药后延迟 75s 从膈顶开始扫描
- 延迟扫描有助于发现实质脏器损伤后的活动性出血
- 患者情况稳定，可选择栓塞治疗

鉴别诊断
- 无相关内容

病理
分期或分级标准
- 血肿（包膜下或实质内）
  - Ⅰ级：长度＜1cm
  - Ⅱ级：1～3cm
  - Ⅲ级：＞3cm
- 撕裂
  - Ⅰ级：深度＜1cm
  - Ⅱ级：1～3cm
  - Ⅲ级：＞3cm
- 实质破裂
  - Ⅳ级：肝叶的 25％～75％，1～3 段
  - Ⅴ级：＞肝叶的 75％，＞3 个段
- 近肝血管损伤
  - Ⅴ级 ：下腔静脉或肝中央静脉损伤

临床要点
临床表现
- 多发创伤患者有腹部症状或体征，可能会出现低血压和低血细胞比容

治疗
- 由于不能控制的出血而难以用外科方法治疗的患者，尤其是儿童，多用保守治疗
- 合并凝血障碍、活动性动脉出血、IV 或 V 级损伤，特别是损伤累及肝静脉主干的患者支持治疗多无效，需要栓塞或外科

治疗

- ○ 13%的肝损伤患者合并肝静脉损伤

预后

- 总死亡率约为10%～15%
- 近肝静脉受累的患者死亡率为50%～80%
- 非手术治疗的并发症包括
  - 肝内血管瘘
  - 迟发血肿
  - 胆汁瘤
  - 脓肿
  - 大量腹腔积血后的高热
  - 创伤后肝囊肿

参考文献

1. Carrillo EH et al: Evolution in the treatment of complex blunt liver injuries. Curr Probl Surg. 38:1-60, 2001
2. Poletti PA et al: CT criteria for management of blunt liver trauma: Correlation with angiographic and surgical findings. Radiology. 216:418-27, 2000
3. Shanmuganathan K et al: CT scan evaluation of blunt hepatic trauma. Radiol Clin North Am. 36:399-411, 1998

胆囊损伤

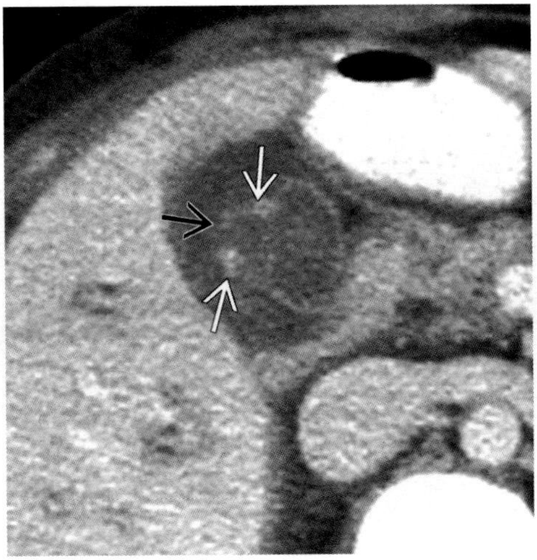

外科手术发现胆囊破裂合并胆囊壁活动性出血。CT 扫描显示胆囊壁的一个节段消失（黑箭头），高密度的造影剂从损伤的胆囊壁溢出（白箭头）。胆囊旁积血。

要点

- 定义：外伤后胆囊壁、胆囊内容物和胆囊周围区域异常
- 其他要点
  - 2%～8%的钝性损伤患者发生胆囊损伤，因为胆囊相对受肝脏保护
  - 肝内胆管损伤是胆囊损伤发生率的 1/4
  - 伴随损伤常见
    - 肝占 80%
    - 十二指肠占 50%

影像学表现

一般特征

- 其他一般特征：可以见到 3 型损伤

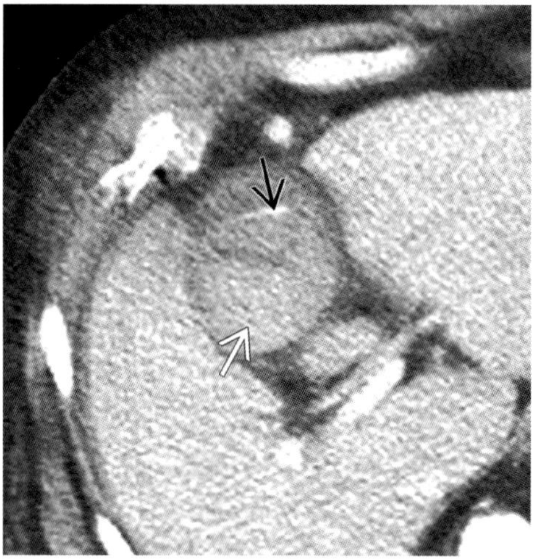

胆囊内容物密度明显增高。这种高密度的内容物提示高密度的血液和胆汁混合（白箭头）。这例患者有胆囊腔内活动性出血（黑箭头）。

- 胆囊壁挫伤
- 破裂
- 撕脱

CT 表现

- 胆囊壁异常
  - 胆囊壁增厚
  - 胆囊壁形态不规则
  - 黏膜瓣
- 胆囊内容物异常
  - 囊腔塌陷
  - 胆囊内高密度内容物
- 其他表现
  - 胆囊旁积液，包括血液或血液和胆汁的混合物；这种液体的密度变化很大
  - 活动性动脉溢出造影剂
  - 胆管损伤造成邻近损伤胆管的胆汁外溢

推荐的影像学检查方法

- 增强 CT 胆囊损伤的参数一般为：5mm 层厚，5mm 间距，2.5ml/s 注射造影剂 135～180ml，注药后延迟 75s 从膈顶开始扫描

鉴别诊断

肝门旁脉管示踪

- 肝门旁脉管示踪是指肝实质内围绕胆管和血管的液性低密度区
  - 弥漫的脉管示踪可以发生在复苏后液体超负荷患者；胆管损伤可以造成局限性脉管示踪区域的扩大

胆囊旁积液

- 单纯的胆囊旁积液可以发生在和胆囊损伤不相关的多种情况：液体超负荷、腹水、心衰和邻近肝损伤

病理

概述

- 胆囊切除活检可发现胆囊壁破裂

临床要点

临床表现

- 胆囊和胆管损伤没有急性、特异的症状
- 腹膜腔内胆汁可引起腹膜炎

治疗

- 如果出现胆囊破裂或胆囊黏膜瓣则需要外科手术治疗
- 胆囊壁挫伤可行保守治疗
- 肝内胆管损伤可自愈
- 由于出现持续胆汁外漏和腹膜炎，肝外胆管损伤需要手术治疗

参考文献

1. Kao EY, et al: Sonographic diagnosis of traumatic gallbladder rupture. J Ultrasound Med. 21:1295-7, 2002
2. Contini S, et al: Gallbladder injury in blunt abdominal trauma. Surg Endosc. 15:757, 2001
3. Endress C, et al: Traumatic gallbladder rupture: CT diagnosis. AJR Am J Roentgenol. 165:738, 1995

小肠损伤

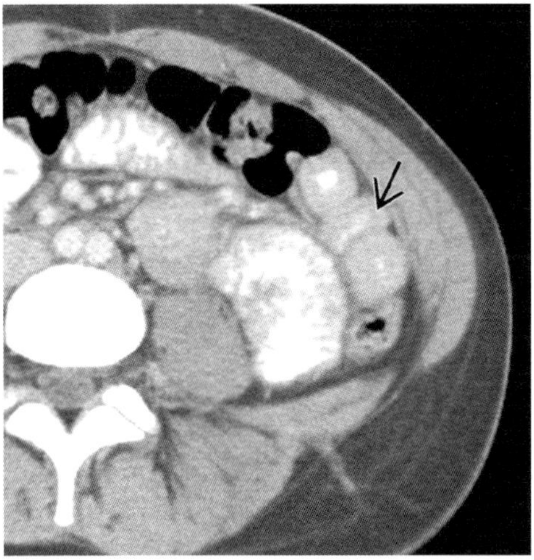

小肠襻增厚（箭头）。在小肠血肿的周围没有其他小肠损伤的征象。

要点

- 定义：小肠壁血肿或穿孔
- 典型影像学表现：肠壁增厚合并游离积液
- 其他要点
- 腹部钝性损伤患者5%会发生小肠损伤；肠道损伤患者中2/3为小肠损伤
- 邻近肠系膜损伤常见
    - 安全带综合征包括前腹壁瘀斑（安全带征）、肠或肠系膜损伤、腰椎骨折、其他内脏损伤
- CT可准确诊断
    - 近期所有诊断的准确率：84%～99%
    - 多层扫描准确率提高
    - 与其他钝性创伤后的损伤相比，小肠和胰腺损伤CT最易漏诊

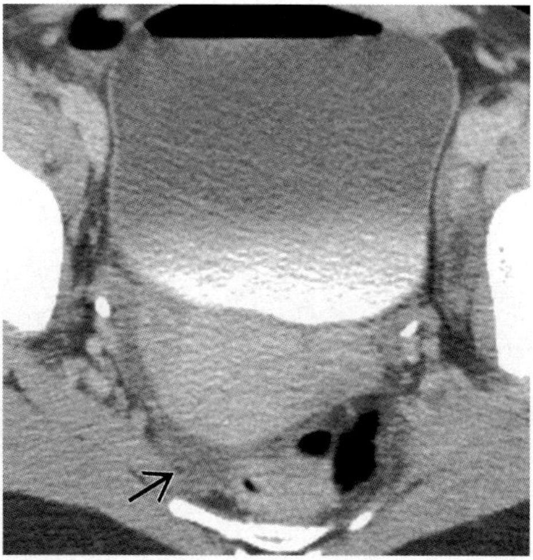

盆腔内见低密度液体影（箭头）。这种低密度液体可能来源于小肠、膀胱、胆管、先前存在的腹水和漏出液。这例患者唯一的发现是小肠穿孔。盆腔游离液体是上腹部小肠损伤的唯一征象。

影像学表现

一般特征

- 最佳影像学线索：腹腔游离积液和小肠壁增厚

CT 表现

- 小肠异常
  - 受损节段肠壁增厚
  - 肠壁增强
  - 肠壁缺损（罕见）
  - 肠系膜动脉损伤会出现小肠缺血征象
- 其他征象可能发生也可能不发生
  - 低密度游离液体（10HU）
    - 肠襻间积液
    - 腹膜腔内游离积液，如结肠旁沟或盆腔
  - 腔外卵圆形强化
  - 游离气体

  - 脂肪线
  - 肠系膜血肿

推荐的影像学检查方法

- CT 是最好的成像方法
- 超声可能会在不稳定病人中发现腹水，但诊断小肠和肠系膜损伤的假阴性率约为 40%
- 口服造影剂可用来诊断肠壁增厚和造影剂外溢
- 在临床某些情况下，口服造影剂如果未到达小肠，仍可进行扫描，因为其可以对十二指肠和胰腺损伤诊断提供帮助
- CT 技术包括口服和静脉注射造影剂，参数一般为：5mm 层厚，5mm 间距，2.5ml/s 注射造影剂 135～180ml，注药后延迟 75s 从膈顶开始扫描
- CT 扫描应该包括腹部和盆腔，因为盆腔低密度游离液体可能是小肠损伤的唯一征象

鉴别诊断

快速补充液体

- 液体超负荷会造成肠系膜水肿和肠壁水肿
  - 如果由于快速输液造成，表现是弥漫的而不是局限的
  - 快速补液可见但小肠损伤不会出现的其他征象包括
    - 弥漫的腹膜后液体聚积
    - 下腔静脉增宽
    - 门脉旁液体积聚
    - 胆囊旁液体

肠休克

- 相对低血压可以造成肠壁增强，结果引起
  - 黏膜血流的分流
  - 增强扫描造影剂通过肠壁的时间延长
- 其他可出现在肠休克但不会出现在小肠损伤的表现
  - 液体充盈和肠管扩张
  - 下腔静脉扁平
  - 主动脉变小，特别是在儿童

临床要点

临床表现

- 小肠损伤没有特异的急性症状和体征
  - 麻痹性肠梗阻、腹部触痛和腹肌强直可以确定

治疗

- 如果出现小肠穿孔则需外科手术治疗

预后

- 没有发现的小肠节段性血供异常可以导致小肠变窄和迟发性梗阻
- 创伤后肠套叠有报道
- 创伤性嵌顿引起的梗阻可能会引起疝

参考文献

1. Killeen KL et al: Helical computed tomography of bowel and mesenteric injuries. J Trauma. 51:26-36, 2001
2. Tsushima Y et al: Ischaemic ileal stenosis following blunt abdominal trauma and demonstrated by CT. Br J Radiol. 74:277-9, 2001
3. Richards JR et. al: Bowel and mesenteric injury: Evaluation with emergency abdominal US. Radiology. 211:399-403, 1999

结肠损伤

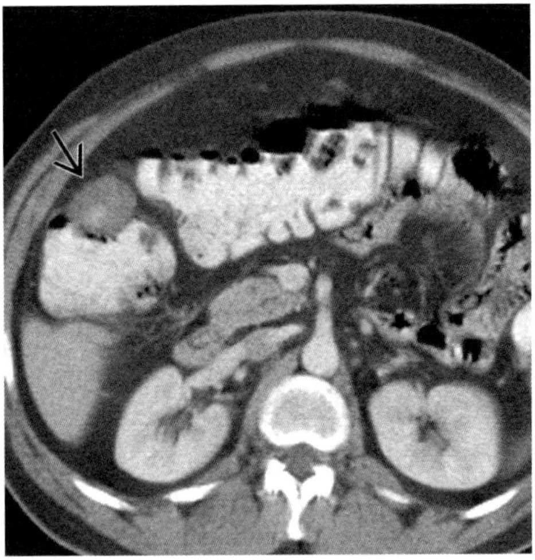

升结肠壁的前外侧见一圆形软组织密度影（箭头）。无肠内对比剂溢出和游离气体。患者为右侧胁腹部刺伤。外科手术发现肠壁血肿封闭了整个结肠穿孔。

要点

- 定义：作用于肠壁的钝性伤或穿通伤会造成挫伤、血肿或穿孔；动脉血供中断造成受累节段肠缺血
- 其他要点
- 钝性损伤后行开腹手术的病人中肠损伤占 5%
  - 钝性损伤造成的结肠损伤占肠损伤的 20%
- 穿通伤病人 CT 诊断的目的是发现腹膜穿通伤，肠、血管和其他脏器损伤
  - 穿通伤病人进行三种造影联合增强扫描在预测开腹手术的必要性方面很有价值
    - 如：敏感性 100%，特异性 96%，阴性预测值（NPV）100% ，准确性 97%
- 其他脏器相关损伤常见

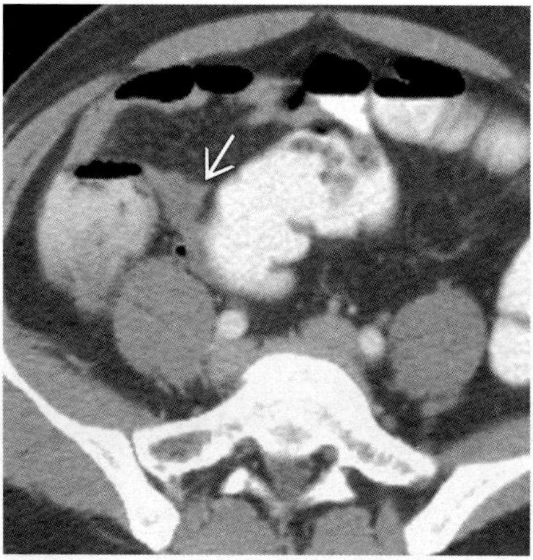

与上图为同一患者，显示少量腹腔积液（箭头）。这样的液体如果位于肠系膜叶间有可能形成锐角，这一特点很少在含液体的肠管内见到。

影像学表现

一般特征

- 最佳影像学线索：结肠壁异常，肠腔外液体，气体和肠内对比剂

CT 表现

- 结肠壁异常
  - 增厚
  - 受损节段肠壁强化
  - 不连续
- 其他异常
  - 游离液体
  - 游离气体，在腹膜后腔或腹膜腔内
  - 肠内对比剂外溢
  - 脂肪带

推荐的影像学检查方法

- 需要采用三种造影联合 CT 扫描来诊断可能的结肠损伤：静脉

注射、口服和应用结肠对比剂
  - 结肠内对比剂可以用来评价结肠壁，并显示溢出，这两种异常都和口服造影剂有关
- 诊断穿通伤或是钝性损伤的技术
  - 结肠对比：40ml 碘剂和1 000ml 盐水混合；将静脉注射管和儿科直肠导尿管相连，在桌面上 3 英尺（约 91cm）高通过压力差或重力注入
  - 扫描参数及静脉对比剂：5mm 层厚，5mm 间距，2.5ml/s 注射造影剂 135～180ml，注药后延迟 75s 从膈顶开始扫描
  - 无论钝性损伤或穿通伤的损伤位置，CT 应包含腹部和盆腔

鉴别诊断

- 无相关内容

病理

- 无相关内容

临床要点

临床表现

- 结肠损伤没有特异的症状和体征；压痛，板状腹和肠鸣音消失
- 如果损伤位于腹膜后，则临床症状出现晚

自然病程

- 如果是腔外可能会出现感染合并腹膜炎或脓肿

预后

- 结肠损伤一旦确诊就应进行外科手术治疗
- 如图所示，穿通伤也可以不出现游离气体或造影剂的外渗

参考文献

1. Weishaupt D et al: Traumatic injuries: Imaging of abdominal and pelvic injuries. Eur Radiol. 12:1295-311, 2002
2. Killeen KL et al: Helical computed tomography of bowel and mesenteric injuries. J Trauma. 51:26-36, 2001
3. Shanmuganathan K et al: Triple-contrast helical CT in penetrating torso trauma: A prospective study to determine peritoneal violation and the need for laparotomy. AJR Am J Roentgenol. 177:1247-56, 2001

肠系膜损伤

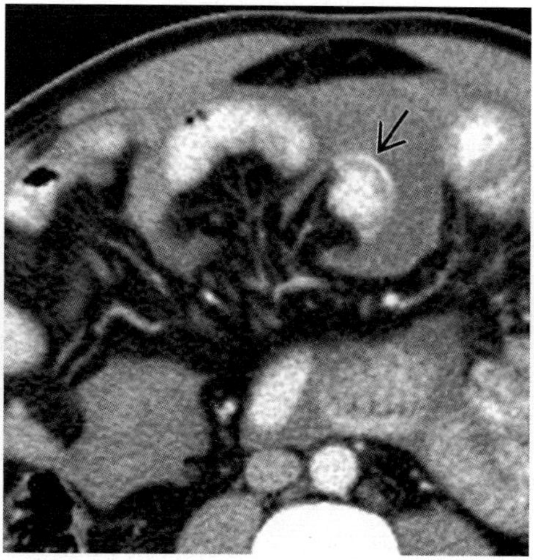

造影剂围绕小肠襻流动（箭头）。造影剂可能来自小肠内或代表活动性出血。小肠壁表现正常。外科手术发现一出血的肠系膜动脉。

要点

- 定义：肠系膜损伤可以表现为肠系膜水肿、血肿或活动性出血
- 其他要点
  - CT 诊断肠系膜损伤的准确性还没有得到大规模临床试验的证实
    - 假阴性率不高
    - CT 预测肠系膜损伤患者中大约 75％需要手术治疗
  - 如果 CT 发现肠管周围有活动性出血或血肿，则需要外科手术治疗
  - 肠系膜损伤在小肠损伤常见

影像学表现

一般特征

- 最佳影像学线索：肠系膜活动性出血或肠系膜血肿

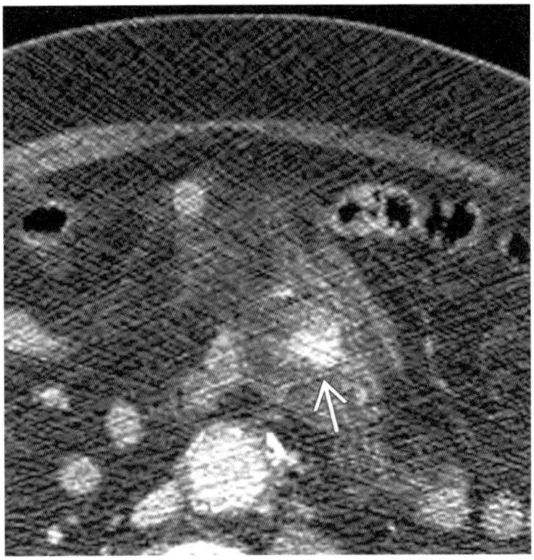

中腹部（箭头）和造影剂外溢密度相当的病变，周围环绕血肿。外科手术发现肠系膜血肿。

CT 表现

- 肠系膜脂肪中的脂肪带
- 肠系膜局部软组织影——血肿
- 造影剂从肠系膜动脉外溢

推荐的影像学检查方法

- CT 是最好的成像方法
- 超声可能会在不稳定病人中发现腹水，但诊断小肠和肠系膜损伤的假阴性率约为 40%
- CT 技术包括口服和静脉注射造影剂，参数一般为：5mm 层厚，5mm 间距，2.5ml/s 注射造影剂 135～180ml，注药后延迟 75s 从膈顶开始扫描
- CT 扫描应该包括腹部和盆腔

鉴别诊断

肠系膜水肿

- 特别是在小肠肠系膜可见弥漫的脂肪带
    - 快速液体置换

- "肠休克"

病理

- 无相关内容

临床要点

临床表现

- 肠系膜损伤的临床表现无特异性，包括腹部触痛和可能的低血压

治疗

- 出现围绕肠襻的活动性动脉血溢出和血肿时需要外科手术治疗

预后

- 常由于伴随损伤造成预后不良

参考文献

1. Hanks PW et al: Blunt injury to mesentery and small bowel: CT evaluation. Radiol Clin North Am. 41:1171-82, 2003
2. Hawkins AE et al: Evaluation of bowel and mesenteric injury: Role of multidetector CT. Abdom Imaging. 28:505-14, 2003
3. Killeen KL et al: Helical computed tomography of bowel and mesenteric injuries. J Trauma. 51:26-36, 2001

十二指肠损伤

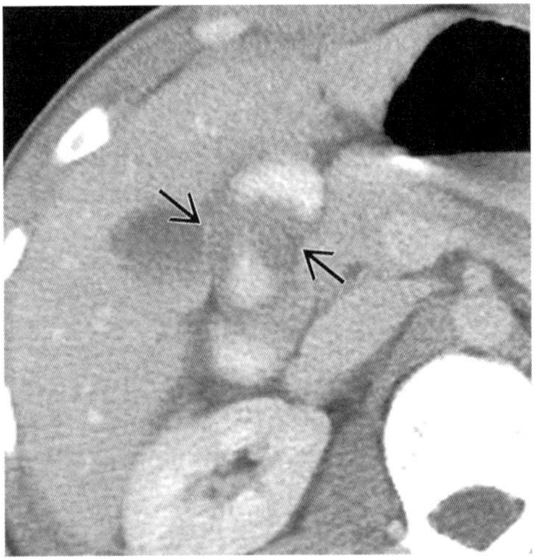

轴位 CT 显示十二指肠第二段肠壁增厚（箭头）。
结合钝性创伤史，十二指肠壁血肿可以诊断。

要点

- 定义：十二指肠血肿或穿孔
- 典型影像学表现：十二指肠壁增厚；出现腹膜后游离气体
- 其他要点
  - 十二指肠损伤占腹部钝性损伤后胃肠道损伤的 8%
  - 伴随损伤常见，尤其是胰腺
  - 20%的十二指肠损伤病例出现穿孔
    - CT 可以发现 60%的十二指肠穿孔

影像学表现

一般特征

- 最佳影像学线索：十二指肠壁血肿
- 解剖
  - 大部分十二指肠位于腹膜后，所以穿孔后气体位于腹膜后而不是腹膜腔内

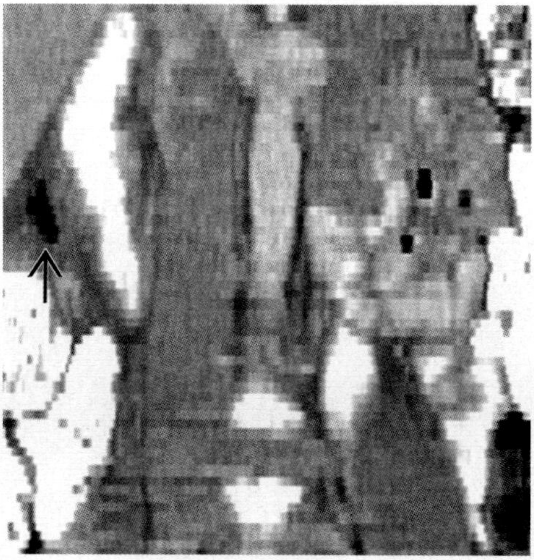

冠状位重建 CT 显示十二指肠壁增厚和腹膜后游离气体（箭头）。与常见的情况一样，未见口服造影剂外溢。但口服造影剂有利于观察肠壁增厚。

CT 表现

- 十二指肠异常
  - 十二指肠壁增厚
  - 壁增强
- 十二指肠旁异常
  - 腹膜后游离液体
  - 腹膜后游离气体
  - 口服造影剂外溢
  - 脂肪带

推荐的影像学检查方法

- 为提高 CT 诊断的敏感性，应使用口服和静脉造影剂
- 十二指肠损伤的 CT 技术包括口服和静脉注射造影剂，参数一般为：5mm 层厚，5mm 间距，2.5ml/s 注射造影剂 135～180ml，注药后延迟 75s 从膈顶开始扫描

鉴别诊断
- 无相关内容

病理
- 无相关内容

临床要点
临床表现
- 十二指肠损伤无特异急性症状
- 有时可见上腹部瘀斑和触痛
- 由于血肿造成的十二指肠梗阻可引起呕吐

治疗
- 十二指肠壁血肿可行保守治疗；尽管已有十二指肠破裂非手术治疗的成功病例，但穿孔常需手术治疗

参考文献

1. Desai KM et al: Blunt duodenal injuries in children. J Trauma. 54:645-6, 2003
2. Hughes TM et al: Intra-abdominal gastrointestinal tract injuries following blunt trauma: The experience of an Australian trauma centre. Injury. 33:617-26, 2002
3. Soeta N et al: Successful healing of a blunt duodenal rupture by nonoperative management. J Trauma. 52:979-81, 2002

胰腺损伤

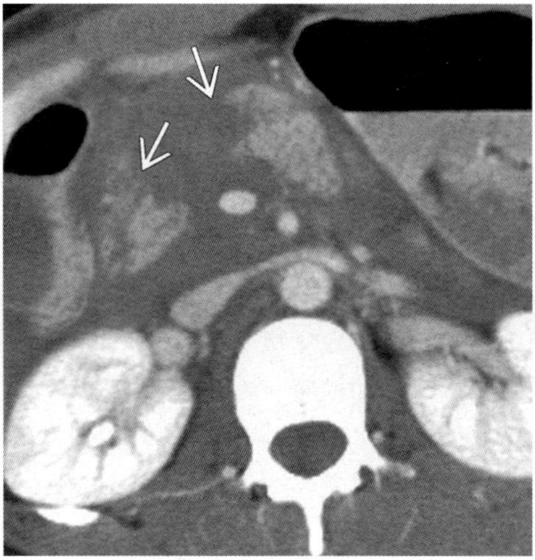

胰腺横断表现为胰头和胰体分离（箭头）。血液填充胰头和胰体之间的间隙。肾前间隙内也可见血液（胰腺和十二指肠位于腹膜后间隙）。

要点

- 定义：创伤后胰腺实质撕裂或水肿
- 其他要点
  - 钝性损伤后1%～3%的患者会出现胰腺损伤
  - 70%的成年人和15%～30%的儿童有伴随损伤
    - 肝脏和十二指肠是最常见的伴随损伤器官
  - 常常因为征象被漏诊或是多发创伤患者未发现而延误诊断
    - 如果诊断延误死亡率很高
    - 胰腺和肠管损伤CT的敏感性低于其他腹部脏器损伤
  - 损伤分类
    - 挫伤
    - 撕裂
    - 断裂
  - 损伤机制是胰腺受到前腹壁和脊柱的挤压

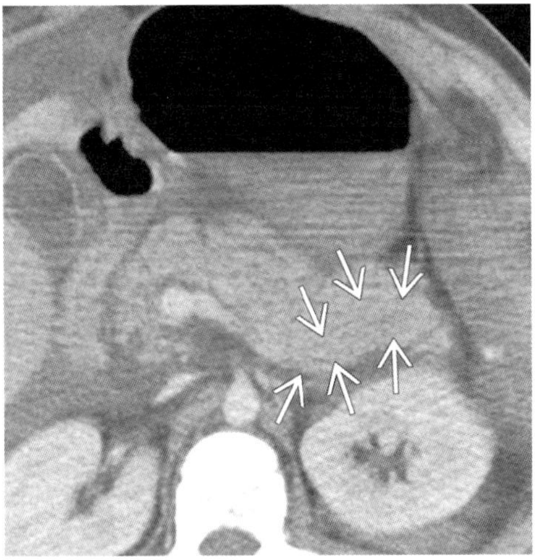

胰腺挫伤表现为胰腺前方局部区域分隔消失（箭头）。分隔可以不出现，特别是在青年人，如果出现则均一分布。

影像学表现

一般特征

- 解剖：胰腺位于肾前间隙

CT 表现

- 挫伤或水肿表现为
  - 胰腺内局灶性低密度区
  - 胰腺分隔局灶性消失
- 撕裂表现为胰腺部分的不连续
- 横断表现为胰腺全长的撕裂
- 胰管损伤不是 CT 诊断，但如果有胰腺撕裂延及导管或胰腺横断就应怀疑胰管损伤
- 损伤的继发表现包括
  - 肾前间隙内的血液
    - 寻找胰腺和脾静脉之间的血液，它经常位于胰腺下表面
    - 血液可围绕肠系膜上动脉和肠系膜下静脉/门静脉
  - 肾前间隙可见脂肪带

- ○ 左侧肾前筋膜增厚

推荐的影像学检查方法

- 胰腺损伤采用增强扫描，5mm 层厚，5mm 间距，2.5ml/s 注射造影剂 135～180ml，注药后延迟 75s 从膈顶开始扫描
- 如果损伤不确定，只发现继发损伤，薄层 CT 重新扫描或用薄层 CT 重建
- 导管损伤占胰腺损伤的 15%，CT 不能诊断，但 ERCP 或 MR 可以显示

鉴别诊断

- 无相关内容

病理

分期或分级标准

- 美国创伤外科学会（AAST）分级
  - ○ 1 型：微小挫伤，表面撕裂，导管完整
  - ○ 2 型：较大挫伤，较大撕裂，导管完整
  - ○ 3 型：导管损伤，远端横断
  - ○ 4 型：近端横断，壶腹损伤
  - ○ 5 型：胰头中断
- Lucas 分级
  - ○ 1 型：挫伤
  - ○ 2 型：脊柱前方横断
  - ○ 3 型：胰头撕裂
  - ○ 4 型：胰头和十二指肠损伤

临床要点

临床表现

- 初期淀粉酶正常或异常
  - ○ 淀粉酶正常不能排除胰腺损伤
  - ○ 淀粉酶异常不一定提示胰腺损伤
- 损伤后 1～2 天，胰腺损伤患者淀粉酶可提高 80%～90%

自然病程

- 伤后数周或数年可发生
  - 复发性胰腺炎
  - 胰腺脓肿
  - 出血
  - 假性囊肿
  - 与邻近结构产生瘘
  - 导管狭窄

治疗

- 胰腺导管损伤需要外科急诊手术治疗

参考文献

1. Ilahi O et al: Efficacy of computed tomography in the diagnosis of pancreatic injury in adult blunt trauma patients: A single-institutional study. Am Surg. 68:704-7, 2002
2. Patch SV et al: Imaging of pancreatic trauma. Br J Radiol 71:985-90, 1998
3. Lucas CE: Diagnosis and treatment of pancreatic and duodenal injury. Surg Clin North Am. 57:49-65, 1977

肾实质创伤

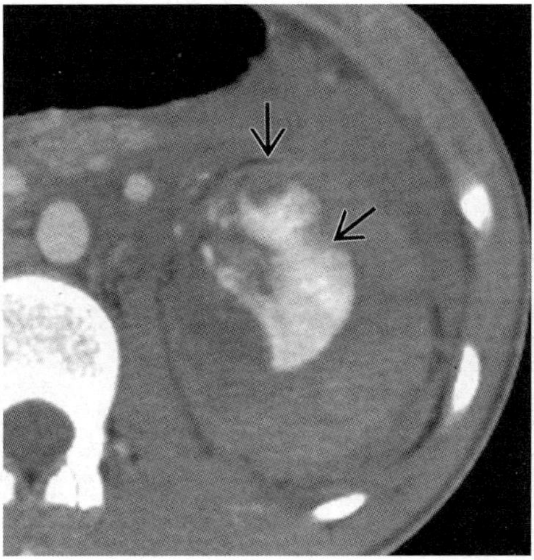

轴位 CT 显示肾旁间隙内大量出血。肾实质内可见楔形低灌注区（箭头），楔形区域提示动脉分支损伤及相应梗死区。

要点

- 肾损伤是最常见的腹膜后损伤
    - 大约 10％的钝性损伤都累及肾
- 肾实质损伤的类型
    - 挫伤
    - 被膜下血肿
    - 撕裂
    - 肾破裂
    - 肾碎裂
    - 实质内血管损伤
    - 实质内集合系统损伤
- 最初损伤后数小时或数天可能出现含尿囊肿

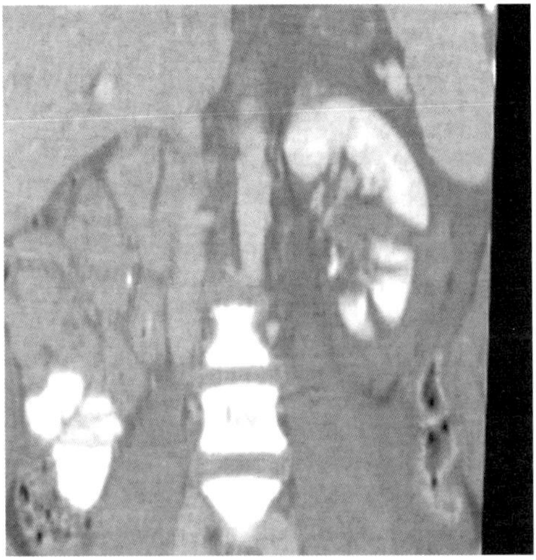

与上图为同一病人，冠状位重建显示肾实质内多发断裂，是典型的肾粉碎。血液填充于肾碎片之间。

影像学表现

一般特征

- 最佳影像学线索：肾 X 线检查异常，肾实质旁出血
- 解剖
  - 肾周间隙和肾旁间隙相连
  - 肾周间隙向前下方延续至腰大肌，围绕输尿管

CT 表现

- 挫伤：肾实质动脉期呈条纹状
- 被膜下血肿：肾周血液聚积，压迫肾实质使局部肾轮廓变形
- 撕裂：肾实质线形低灌注区，部分穿过肾实质
- 破裂：撕裂穿过整个肾实质，将肾分裂成至少 2 部分
- 肾碎裂：多发肾破裂
- 实质内血管损伤：创伤血管阻塞，造成一部分肾低灌注
- 实质内集合系统损伤：肾盂、圆锥或小骨盆撕裂，尿液溢出到肾周间隙

推荐的影像学检查方法

- 肾脏损伤 CT 扫描一般采用 5mm 层厚，5mm 间距，2.5ml/s

注射造影剂 135～180ml，注药后延迟 75s 从膈顶开始扫描
- 扫描需要延迟到髂嵴或更远的盆腔，使远端输尿管显影
- 延迟扫描或重复扫描可以显示血肿扩大或含造影剂的尿液溢出

鉴别诊断
- 无相关内容

病理
肾创伤的分期或分级标准
- Ⅰ级
  - 无撕裂
  - 挫伤
  - 无进展的包膜下血肿
- Ⅱ级
  - 撕裂长度＜1cm
  - 无进展的血肿
- Ⅲ级
  - 撕裂长度＞1cm
  - 无尿液外溢
- Ⅳ级
  - 肾破裂累及集合系统
  - 血管性出血
- Ⅴ级
  - 肾碎裂
  - 肾门撕裂并肾脏失去血供

临床要点
临床表现
- 肉眼血尿
- 镜下血尿
- 低血压

自然病程
- 腹膜后压力将有可能填塞损伤，因此，即使严重的创伤也可

以采用保守治疗

治疗

- 如果有尿液外溢就需要放置支架使集合系统减压，放置导尿管使膀胱减压
- 持续出血需要栓塞治疗
  - 栓塞可以控制 90%的出血
- 不能控制的出血需要肾切除

预后

- 非手术治疗的并发症包括
  - 持续出血
  - 假性动脉瘤
  - 动静脉瘘
  - 高血压，可能是一过性的
  - 肾衰竭
  - 含尿囊肿，可能导致感染
  - 脓肿

参考文献

1. Harris AC et al: CT findings in blunt renal trauma. Radiographics. 21:S201-14, 2001
2. Santucci RA et al: Grade IV renal injuries: Evaluation, treatment, and outcome. World J Surg. 25:1565-72, 2001
3. Mirvis SE et al: Trauma. Advances in Uroradiology. Radiol Clin North Am. 34:1225-57, 1996

肾蒂损伤

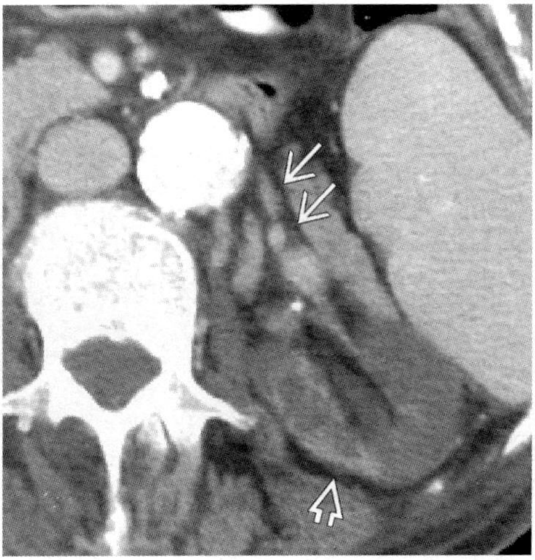

肾实质灌注不良。只有内下方轻度灌注（空心箭头），来自包膜动脉供血。在肾动脉于主动脉的起始部（箭头）可见造影剂影像。

要点

- 定义：肾血管蒂损伤包括肾动脉或静脉的撕裂，肾动脉或肾静脉的栓塞
  - 肾蒂还包括肾盂-输尿管汇合部
- 典型影像学表现
  - 动脉血栓——肾脏灌注减少
  - 静脉血栓——肾显影延迟
- 其他要点
  - 肾蒂损伤多由高能量损伤引起，因此合并脊柱或腹腔内损伤非常常见
  - 血管蒂损伤占肾损伤的<5%
    - 创伤可能是由于钝伤或穿刺伤
    - 在钝性外伤，创伤可能源于作用于肾蒂的伸展力或剪切力

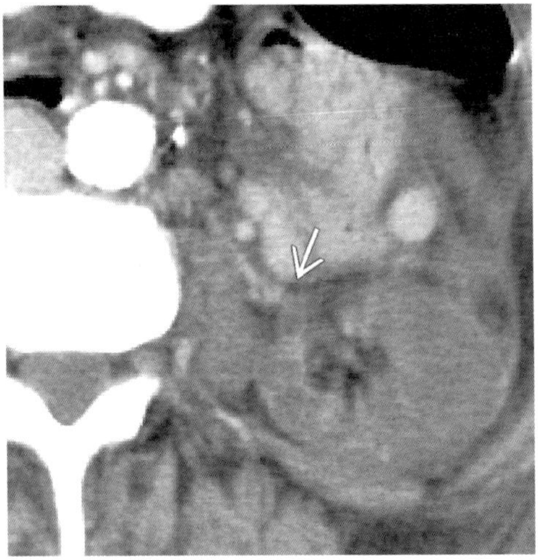

肾动脉内可见造影剂梗阻（箭头）。可能由于内膜撕裂和栓塞造成。肾周围有轻度增强，来自被膜血管供血。

影像学表现

一般特征

- 最佳影像学线索
  - 动脉损伤：肾脏不增强
  - 静脉损伤：患侧肾不对称性高密度延迟
- 解剖：肾、主动脉和下腔静脉位于肾周间隙

CT 表现

- NECT：血管栓塞与未增强的血液相比显示高密度
- CECT
  - 撕裂
    - 较大的腹膜后（肾周间隙）血肿；肾、主动脉和下腔静脉周围可见活动性出血
  - 动脉栓塞
    - 血栓远端肾动脉骤然中断
    - 肾脏显影或分泌活动缺失
    - 源于被膜动脉，肾脏周围增强
    - 肾脏大小正常

- 静脉血栓（少见）
  - 肾脏显影早期密度减低
  - 肾脏显影延迟
  - 增强显示分泌功能减低或消失
  - 肾静脉和肾脏增大
  - 静脉内充盈缺损，栓子
  - 肾脏周围延迟强化

推荐的影像学检查方法

- 肾蒂损伤应立即进行重复扫描以便发现含尿囊肿或进展性血肿

鉴别诊断

- 无相关内容

病理

- 无相关内容

临床要点

治疗

- 活动性出血和进展性血肿增加了外科手术的必要性

预后

- 动脉或静脉栓塞可能会造成肾梗死
- 肾脏缺血会引起迟发系统性高血压（Page kidney）
- 其他并发症
  - 脓肿
  - 含尿囊肿
  - 动静脉瘘

参考文献

1. Kawashima A et al: Imaging evaluation of posttraumatic renal injuries. Abdom Imaging. 27:199-213, 2002
2. Sclafani SJ et al: CT diagnosis of renal pedicle injury. Urol Radiol. 7:63-8, 1985
3. Steinberg DL et al: The computerized tomography appearance of renal pedicle injury. J Urol. 132:1163-4, 1984

创伤性含尿囊肿

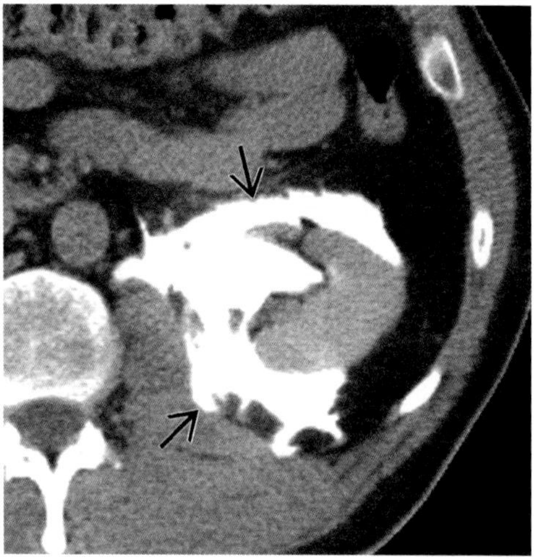

创伤性含尿囊肿，增强 CT 显示含对比剂的尿液外溢到肾周间隙，对比剂环绕部分肾脏，使肾盂模糊。平扫 CT 显示肾周的液体。

要点

- 定义：尿液从撕裂的肾脏集合系统或是输尿管外溢
- 其他要点
  - 由肾内集合系统、肾盂或输尿管的创伤引起
  - 最常见的输尿管损伤部位是输尿管-肾盂连接处撕裂，最常见于儿童或青少年
  - 在最初的 CT 扫描时，因为肾周间隙的液体而怀疑创伤性含尿囊肿，这些液体可以沿腰大肌前方延伸
    - 诊断多因输尿管造影剂外溢或是肾脏排泌造影剂而确立
  - 机制
    - 肾或输尿管压迫腰大肌
    - 附近肾盂的减速伤
  - 可能出现血尿
    - 30％的输尿管损伤可以出现血尿

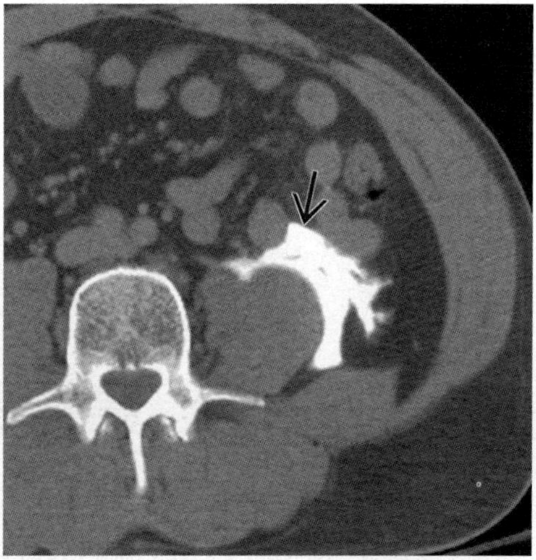

与上图同一患者，排泄的造影剂在输尿管旁沿肾旁间隙向前下分离腰大肌，向下围绕输尿管。

影像学表现

一般特征

- 最佳影像学线索：延迟扫描肾周间隙内的高密度造影剂
- 解剖
  - 肾周间隙围绕肾脏、主动脉和下腔静脉，包绕输尿管在腰大肌前方向下延伸
- CT 表现
  - CT 扫描动脉期肾周间隙内见低密度液体（10HU）；如果和血液混合，会表现为较高密度
  - 动脉期的高密度造影剂外溢提示出血是动脉源性
  - 延迟扫描肾分泌期造影剂外溢可以来自输尿管、肾盂或肾收集系统
  - 如果有可疑征象，可以延迟 10～15 分钟
  - 如果未发生血管损伤，肾显影和排泌都在预期的时间出现，且双侧对称
  - 肾盂-输尿管连接处或输尿管横断时，远端输尿管可能不充盈对比剂

推荐的影像学检查方法

- 腹部和盆腔 CT 扫描需口腹并静脉内注射对比剂，采用 5mm 层厚，5mm 间距，2.5ml/s 注射造影剂 135～180ml，注药后延迟 75s 从膈顶开始扫描直至坐骨粗隆
- 肾脏分泌期之后延迟扫描，肾周间隙内的液体会立即显影

鉴别诊断

非创伤性含尿囊肿

- 肾盏穹窿的肾内集合系统破裂造成的输尿管梗阻会出现含尿囊肿
  - 这种梗阻可由血凝块、结石、肿瘤、儿童先天性梗阻、腹膜后纤维化或医源性原因引起

病理

- 无相关内容

临床要点

临床表现

- 肾脏集合系统和输尿管损伤会引起血尿；这对于含尿囊肿的诊断既不敏感也不特异
- 明显触痛
- 有时可出现腰椎横突骨折

治疗

- 如果输尿管没有撕裂，从膀胱至肾盂的支架可以为集合系统减压，有利于输尿管撕裂伤的恢复
- 肾盂-输尿管连接处的撕裂或输尿管横断应进行外科治疗

预后

- 通常会愈合，不留后遗症
- 含尿囊肿感染会引起脓肿
- 迟发腹膜后纤维化会引起输尿管梗阻

参考文献

1. Novelline RA et al: Helical CT of abdominal trauma. Radiol Clin North Am. 37:591- 612, 1999
2. Toporoff B et al: Ureteral laceration caused by a fall from a height: Case report and review of the literature. J Trauma. 34:164-4, 1993
3. Titton RL et al: Urine leaks and urinomas: Diagnosis and imaging-guided intervention. Radiographics. 23(5):1133-47, 2003

肾上腺损伤

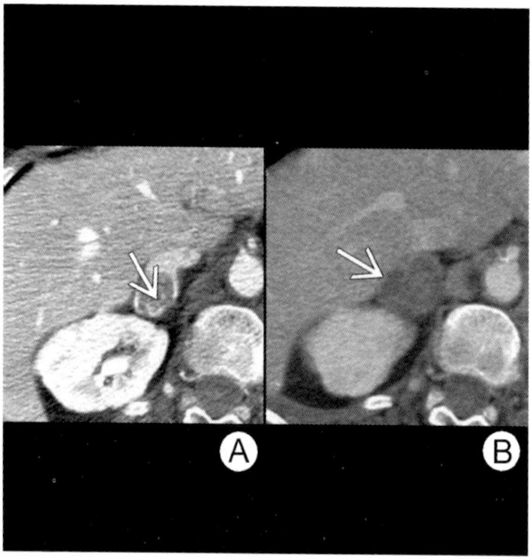

(A) 创伤后立即 CT 扫描，显示肾上腺内活动性出血（箭头），并逐渐扩大。(B) 2 周后出血形成的肿块仍可见，但表现比最初的片子大。

要点

- 定义：肾上腺损伤表现为肾上腺大小和形状异常
- 其他要点
  - 肾上腺损伤见于 2%的钝性损伤患者
  - 90%合并其他损伤
  - 损伤多是单侧的，右侧比左侧更常见

影像学表现

一般特征

- 解剖：肾上腺同肾、主动脉和下腔静脉一起位于肾周间隙

CT 表现

- 肾上腺异常
  - 可见圆形或卵圆形肿块（80%）
  - 弥漫性出血时肾上腺轮廓模糊（10%）

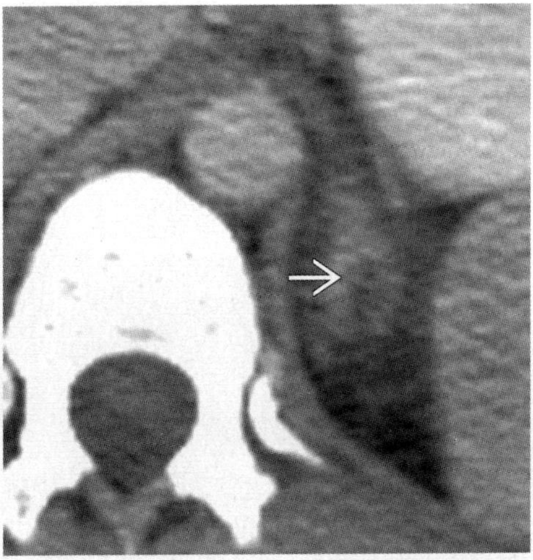

CT显示左侧肾上腺模糊，邻近有轻度的脂肪带。出院诊断包括肾上腺创伤（箭头）。

    - 腺体可表现为不规则增大或模糊
- 肾上腺邻近的异常
    - 出血
    - 脂肪带
    - 邻近筋膜增厚
    - 膈脚增宽

推荐的影像学检查方法

- 肾上腺损伤一般采用静脉内对比剂，采用5mm层厚，5mm间距，2.5ml/s注射造影剂135～180ml，注药后延迟75s从膈顶开始扫描
- 如果CT仅表现为圆形的出血，则需要以后进行CT或MR检查以除外肾上腺肿瘤
    - 出血在6个月左右吸收
    - 12个月左右肾上腺萎缩

鉴别诊断

肾上腺肿瘤

病理

- 无相关内容

临床要点

自然病程

- 肾上腺血肿会变小并且密度减低

预后

- 双侧肾上腺损伤会引起急性肾上腺危象
  - 低钾
  - 低钠
  - 低血压
  - 酸中毒

参考文献

1. Oto A et al: Delayed posttraumatic adrenal hematoma. Eur Radiol. 10:903-5, 2000
2. Novelline RA et al: Extraperitoneal abdominal injuries. Radiol Clin North Am. 37:591-612, 1999
3. Burks DW et al: Acute adrenal injury after blunt abdominal trauma: CT findings. AJR Am J Roentgenol. 158:503-7, 1992

下腔静脉损伤

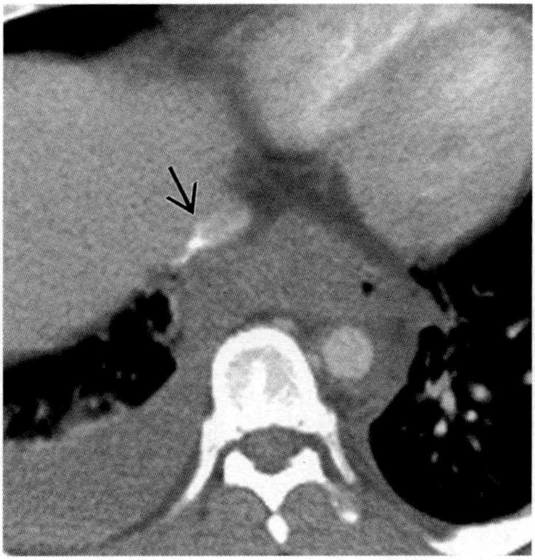

手术发现肝上区下腔静脉损伤。下腔静脉（箭头）轮廓不规则，周围围绕血液。纵隔内出血并右侧血胸。

要点

- 定义：下腔静脉的撕裂或破裂
- 典型影像学表现：腔静脉周围血肿或腔静脉轮廓不规则
    - 由于腔静脉压力较低或是周围血肿的填塞效应，可能不会出现造影剂外溢
- 其他要点
    - 随下腔静脉损伤的位置不同外科手术逐渐困难
        - 肝后下腔静脉损伤的死亡率和合并损伤超过50%
    - 下腔静脉损伤占腹部大血管损伤的30%～40%
        - 多源于穿通伤

影像学表现

一般特征

- 解剖

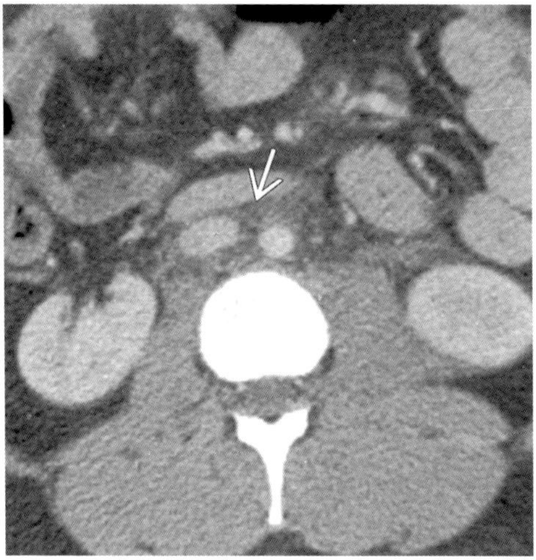

同一患者肝下区血液围绕下腔静脉和主动脉。因为没有发现肾周间隙的其他损伤，所以这些血液可能是从肝上区延及肝下区的。

- 下腔静脉的位置
  - 肾下部
  - 肾上和肝后部
  - 肝后和肝上部

CT 表现

- 下腔静脉轮廓不规则
- 下腔静脉边界不清
- 管腔变窄
- 突然中断
- 对比剂外溢
- 下腔静脉出血
- 下腔静脉局限性血肿（假性动脉瘤）——少见
- 延伸至肝门或腔静脉的肝撕裂
- 下腔静脉内脂肪——少见
- 下腔静脉血栓——少见——伤后数天或数年发现

推荐的影像学检查方法

- CT 检查技术包括口服和静脉注射造影剂，参数一般为：4mm ×2.5mm，15mm/s 床速，5mm 层厚，5mm 间距，2.5ml/s 注射造影剂 135～180ml，注药后延迟 75s 从膈顶开始扫描

鉴别诊断

低血压

- 很长节段的下腔静脉变平是低血容量的表现
  - 损伤的下腔静脉可表现为受累节段的淤滞

下腔静脉旁血肿

- 其他来源的出血可从肾旁间隙或肝后区包绕下腔静脉

病理

- 无相关内容

临床要点

临床表现

- 重大损伤病史
- 可能出现低血压和心动过速
- 下腔静脉损伤没有特异的症状或体征

治疗

- 患者情况稳定或发现可疑下腔静脉损伤的征象提示需要外科手术探察

预后

- 与伴随损伤有关
- 与下腔静脉损伤的位置有关
  - 肝后或肝上区损伤预后差

参考文献

1. Hewett JJ et al: The spectrum of abdominal venous CT findings in blunt trauma. AJR Am J Roentgenol. 176:955-8, 2001
2. Hewett JJ et al: Contained hematoma (pseudoaneurysm) of the inferior vena cava associated with blunt abdominal trauma. AJR Am J Roentgenol. 172:1144, 1999
3. Kimoto T et al: Inferior vena cava thrombosis after traumatic liver injury. HPB Surg. 11:111-6, 1998

腹主动脉损伤

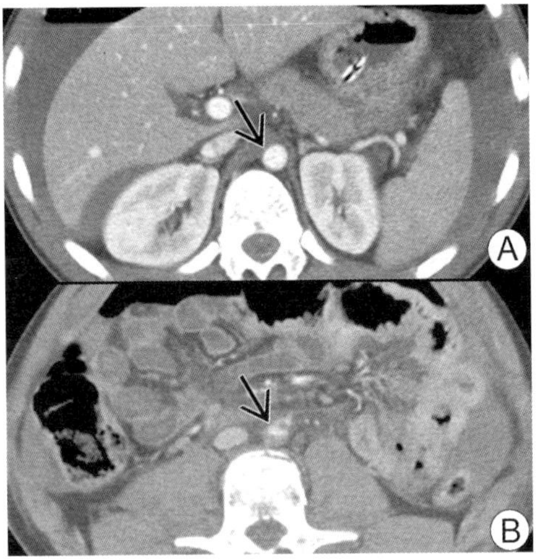

(A) 轴位 CT 扫描显示损伤层面上方的主动脉（箭头）。(B) 轴位 CT 显示损伤部位下方的主动脉轮廓不规则并管腔狭窄（箭头）。

要点

- 腹主动脉损伤很少见
- 70%的患者有伴随的损伤，特别是脊柱骨折和肠管损伤，表现为“安全带综合征”
- 损伤的部位最常见为肾动脉下方
- 腹主动脉损伤的类型
    - 栓子或栓塞，腔内血肿，急性假性动脉瘤或晚期真性动脉瘤，动脉破裂或破碎，局限性内膜损伤都可能造成局限性腹主动脉夹层或栓塞

影像学表现

一般特征

- 最佳影像学线索：CT 显示腹主动脉管腔狭窄
- 其他一般特征

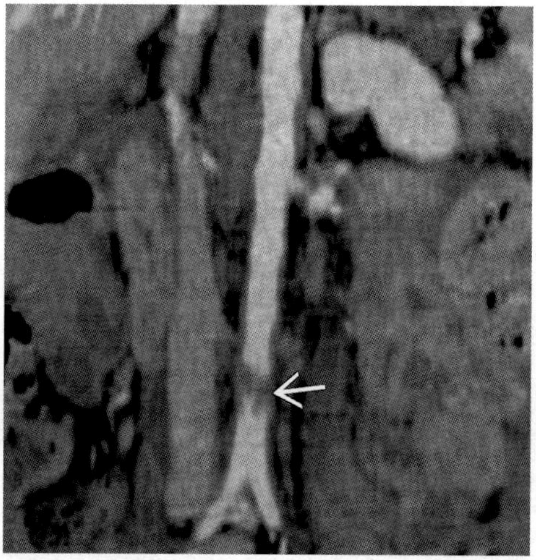

曲面断层 CT 重建显示腹主动脉撕裂的部位和血栓造成管腔狭窄的部位（箭头）。重建显示损伤的范围。患者进行支架治疗，恢复良好。

- 在机动车碰撞中由于安全带向脊柱挤压主动脉，造成肠系膜下动脉附近的主动脉创伤

CT 表现

- 栓塞为部分或完全性
  - 腹主动脉管腔狭窄
- 如果病人存活会出现腹主动脉旁血肿
- 创伤腹部 CT 管腔内的对比剂使黏膜内血肿发现较为困难

推荐的影像学检查方法

- CT 检查技术包括口服和静脉注射造影剂，参数一般为：5mm 层厚，5mm 间距，2.5ml/s 注射造影剂 135～180ml，注药后延迟 75s 从膈顶开始扫描
- 扫描需包括腹部和盆腔，软组织窗矢状位、冠状位以及曲面重建可以很好地显示损伤的性质和范围

鉴别诊断

- 无相关内容

病理
- 无相关内容

临床要点
临床表现
- 如果动脉血流完全阻塞，患者会出现股动脉搏动减低或消失
- 如果广泛出血，主动脉损伤可以造成低血压
- 腹主动脉断裂有时会造成 CT 检查前患者死亡

治疗
- 如果没有断裂则可进行支架植入
- 如果有腔外出血的证据则急诊外科手术治疗

预后
- 依据损伤的严重程度
  - 血栓经治疗可完全恢复
  - 腹主动脉断裂可能造成死亡

参考文献

1. Inaba K et al: Blunt abdominal aortic trauma in association with thoracolumbar spine fractures. Injury. 32:201-7, 2001
2. Marty-Ane CH et al: Intravascular stenting of traumatic abdominal aortic dissection. J Vasc Surg. 23:156-61, 1996
3. Lock JS et al: Blunt trauma to the abdominal aorta. J Trauma. 27:674-7, 1987

创伤性腰部破裂

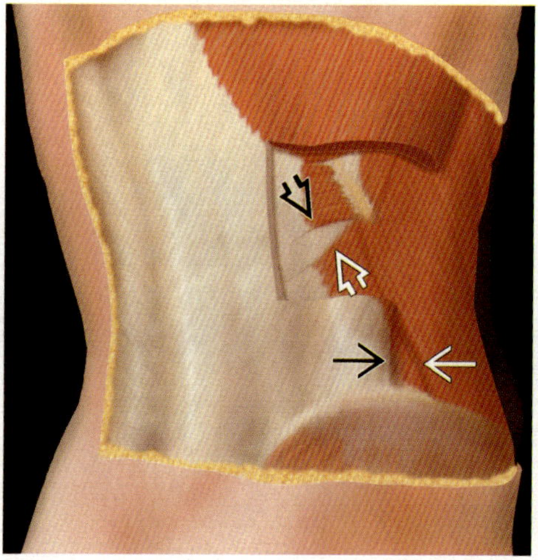

该图显示了下部（箭头）和上部（空心箭头）腰三角的边界。

要点

- 定义：脂肪和（或）肠管在上下腰三角处通过腹壁疝出
- 典型影像学表现：腹腔内脂肪或肠管通过侧后腹壁的缺损疝出
- 其他要点
  - 创伤性腰部疝少见，但比其他的创伤性腹壁疝（如腹股沟疝或 Spigelian 疝）多见
  - 机制
    - 伴随腹腔内压力急剧升高的切应力作用
    - 除创伤之外，原因可以是感染，以前此部位做过手术或自发性的
  - 使用安全带时身体旋转和屈曲，可能发生这种损伤
  - 表现可以出现在几天或几个月之后
  - 伴随损伤（超过 30%的患者合并腹壁疝），包括肠管和肠系膜、膈肌、实性脏器、膀胱和脊柱、盆腔的骨折

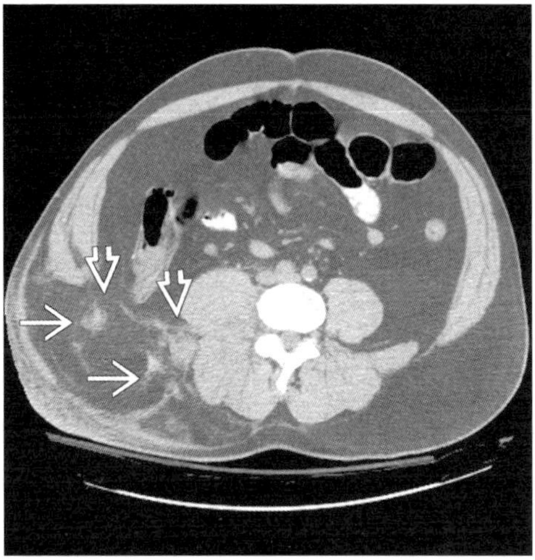

通过右侧腰三角的疝。腹横肌腱膜缺损（空心箭头）。腹腔内脂肪通过缺损区疝出，脂肪内可见条带状影。脂肪内可见出血的区域（箭头）。

影像学表现

一般特征

- 两个腰三角的解剖
- 上部腰三角
  - 上方为第 12 肋
  - 外侧为内斜肌
  - 内侧为腰方肌
- 下部腰三角
  - 下方为髂嵴
  - 前方为腹外斜肌
  - 后方为背阔肌

CT 表现

- 腹壁肌肉或筋膜后侧方缺损
  - 上部三角的表面缺损：背阔肌
  - 上部三角表面深部缺损：腹横肌腱膜
  - 下部三角表面缺损：表浅筋膜

  - 下部三角表面深部缺损：腹内斜肌
- 双侧肌肉不对称
- 疝内容物
  - 腹腔内脂肪
  - 小肠或结肠

推荐的影像学检查方法

- CT 检查技术包括口服和静脉注射造影剂，参数一般为：5mm 层厚，5mm 间距，15mm/s 床速，探测器构型 4mm×5mm
- 如果腰部疝临床较明确，疝缺损的确定可以不用增强扫描，增强扫描可以显示伴随损伤

鉴别诊断

- 无相关内容

病理

- 无相关内容

临床要点

临床表现

- 胁腹部瘀斑或血肿或突出
- 局限性胁腹部疼痛或向前腹壁或坐骨放射的牵涉痛
- "安全带征"，安全带压迫造成的前腹壁瘀斑

治疗

- 出现相关损伤和嵌顿或绞窄危险时需要开腹手术
- 有报道可以做内镜修复

预后

- 肠管疝入后，25%出现嵌顿，10%的患者出现绞窄
- 其他并发症包括肠管挫伤、肠系膜撕裂造成肠缺血、小肠或结肠梗阻引起的肠梗阻

参考文献

1. Guillem P et al: Lumbar hernia: Anatomical route assessed by computed tomography. Surg Radiol Anat. 24:53-6, 2002
2. Hickey MB et al: Computed tomography of traumatic abdominal wall hernia and associated deceleration injuries. Can Assoc radiol J. 53:153-9, 2002
3. Lee GH et al: CT imaging of abdominal hernias. AJR Am J Roentgenol. 161:1209-13, 1993

腹膜外膀胱损伤

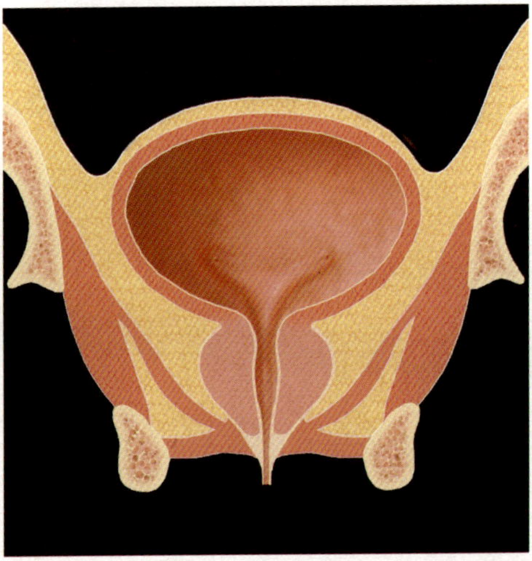

显示膀胱周围的脂肪。脂肪所在的间隙沿着腹壁向前延伸至脐水平，向外侧延伸至髂血管和骶前间隙，向下至腹股沟管。

要点

- 定义：发生腹膜外膀胱损伤时，膀胱壁可以是挫伤但保持完整，或者是膀胱壁破裂至腹膜外间隙，但与膀胱连续
- 其他要点
    - 腹膜外膀胱破裂是发生膀胱破裂的最常见部位，占膀胱破裂的≥80％
    - CT 诊断非常准确，敏感性和特异性接近 100％
    - 发生机制
        - 或者是钝伤引起膀胱内压力升高而破裂
        - 或者是骨折碎片或异物对膀胱的穿刺伤
    - 90％以上的患者可见其他器官或骨结构的并发骨折

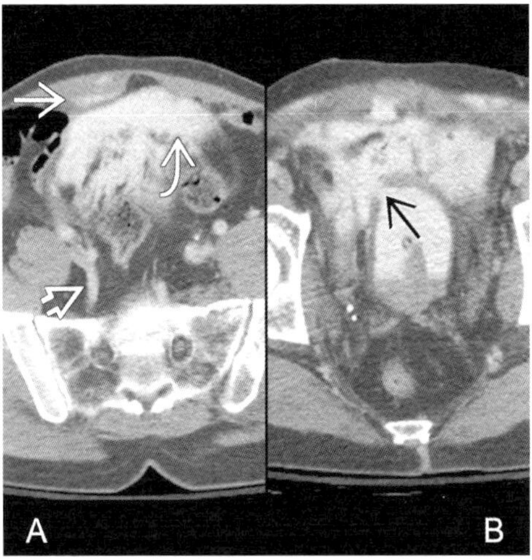

（A）膀胱内造影剂溢出至膀胱上方，进入膀胱前间隙内（箭头）、膀胱周围间隙（弯箭头）和盆腔侧壁（空心箭头）。（B）可见造影剂从膀胱破裂处溢出（箭头）。

影像学表现

一般特征

- 最佳影像学线索：在 CT 上可见腹膜外间隙内低密度液体影（约 10HU）或者膀胱对比剂渗透至腹膜外间隙，不包绕肠曲
- 其他一般特征：膀胱对比剂渗透至前腹壁（膀胱前间隙），或者沿着外侧腹壁或盆腔侧壁，易被误诊为腹腔内损伤
- 解剖：膀胱破裂延伸到的腹膜外间隙包括
  - 膀胱前间隙，骶前间隙，膀胱周围间隙，会阴股部

CT 表现

- 除非膀胱内有足够的压力，可以不出现膀胱对比剂的外渗
- 尿液表现为低密度液体（5～10HU），膀胱对比剂表现为腹膜外间隙内的高密度液体

推荐的影像学检查方法

- CT 膀胱造影是必须的，因为已知量的造影剂可以产生足够的压力引起对比剂外渗；外伤时 CT 上膀胱表现完整并不能排除

膀胱破裂

- 血尿、骨盆骨折、腹膜内或腹膜外出现低密度液体是行 CT 膀胱造影的指征
- CT 膀胱造影技术
    - 打开导尿管，排空膀胱
    - 注入 400～500ml 4％的碘对比剂（40cm 水柱的压力）
    - 重复盆腔 CT 扫描

鉴别诊断

腹膜内膀胱破裂

- 腹膜内尿液或对比剂会位于腹膜内间隙内，通常表现为围绕肠曲的周围

腹膜内外联合膀胱破裂

- 占膀胱破裂患者的 5％～10％

病理

- 无相关内容

临床要点

临床表现

- 70％～100％的膀胱破裂患者会出现肉眼血尿

治疗

- 腹膜外膀胱破裂只用 Foley 导尿管行膀胱减压治疗
    - 腹膜内破裂如果保守治疗会引起电解质问题，需要外科手术

参考文献

1. Deck AJ et al: Current experience with computed tomography cystography and blunt trauma. World J Surg. 25:1592-6, 2001
2. Morey AF et al: Bladder rupture after blunt trauma: Guidelines for diagnostic imaging. J Trauma. 51:683-6, 2001
3. Morgan DE et al: CT cystography: Radiographic and clinical predictors of bladder rupture. AJR am J Roentgenol. 174:89-95, 2000

腹膜内膀胱损伤

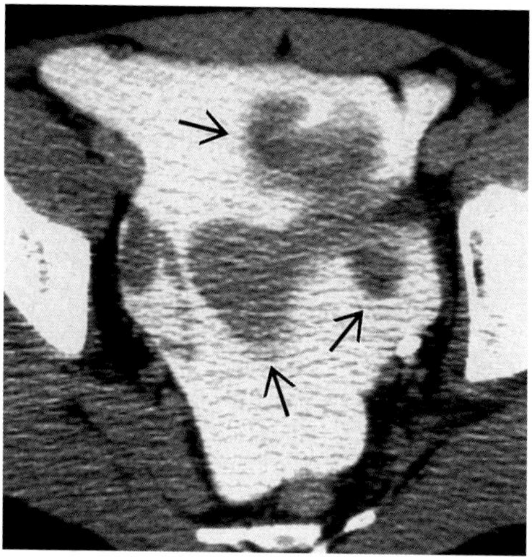

围绕肠曲的腹膜内游离对比剂（箭头）预示腹膜内膀胱破裂。

要点

- 定义：发生腹膜内膀胱损伤时，膀胱壁被撕裂，尿液破入腹膜内间隙
- 其他要点
    - 出现于10％～20％的膀胱破裂患者
    - 研究表明，特别是腹膜内膀胱破裂可出现假阴性诊断，要排除腹膜内膀胱破裂必须行CT膀胱造影
    - 发生机制
        - 或者是钝伤引起膀胱内压力升高而破裂
        - 或者是骨折碎片或异物对膀胱的穿刺伤
    - 90％以上的患者可见其他器官或骨结构的并发骨折

影像学表现

一般特征

- 最佳影像学线索：CT上见低密度（约10HU）液体或围绕肠

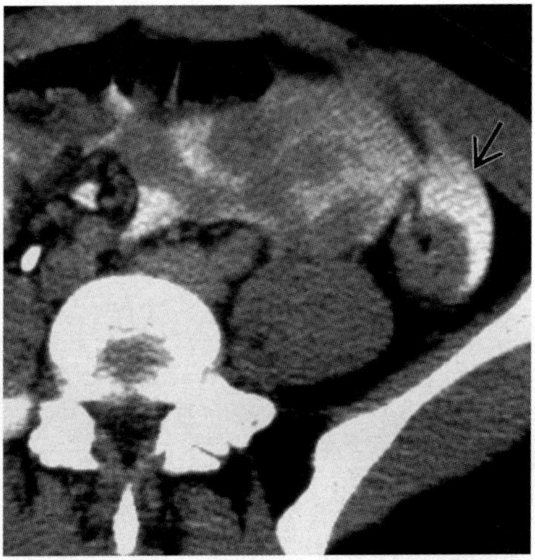

同一患者腹膜内膀胱破裂可见造影剂位于结肠旁沟内（箭头）。

曲的膀胱对比剂

- 解剖：膀胱破裂延伸到的腹膜内间隙包括
  - 脾周间隙和肝周间隙
  - 小网膜囊
  - 结肠旁沟
  - 盆腔

CT 表现

- 除非膀胱内有足够的压力，可以不出现膀胱对比剂的外渗
- 尿液表现为低密度液体（5～10HU），膀胱对比剂表现为腹膜内间隙内的高密度液体

推荐的影像学检查方法

- CT 膀胱造影是必须的，因为已知量的造影剂可以产生足够的压力引起对比剂外渗；外伤时 CT 上膀胱表现完整并不能排除膀胱破裂
- 血尿、骨盆骨折、腹膜内或腹膜外出现低密度液体是行 CT 膀胱造影的指征
  - 少数膀胱破裂患者无血尿

- CT 膀胱造影技术
    - 打开导尿管，排空膀胱
    - 注入 400～500ml 4%的碘对比剂（40cm 水柱的压力）
    - 重复盆腔 CT 扫描

鉴别诊断

腹膜外膀胱破裂

- 腹膜外尿液或对比剂会位于腹膜外间隙内
    - 膀胱前间隙沿着前腹壁扩展至脐水平，对比剂可向外侧扩展至腹膜前脂肪附近，这可被误认为腹膜内渗透

腹膜内腹膜外联合膀胱破裂

- 占膀胱破裂患者的 5%～10%

病理

- 无相关内容

临床要点

临床表现

- 70%～100%的膀胱破裂患者会出现肉眼血尿

治疗

- 腹膜内破裂如果保守治疗会引起电解质问题，需要外科手术
    - 腹膜外膀胱破裂可以只用 Foley 导尿管行膀胱减压治疗

参考文献

1. Hsieh C et al: Diagnosis and management of bladder injury by trauma surgeons. Am J Surg. 184:143-7, 2002
2. Vaccaro JP et al: CT cystography in the evaluation off major bladder trauma. Radiographics. 20:1373-81, 2000
3. Peng MY et al: CT cystography versus conventional cystography in evaluation of bladder injury. AJR Am J Roentgenol. 173:1269-72, 1999

泌尿道损伤

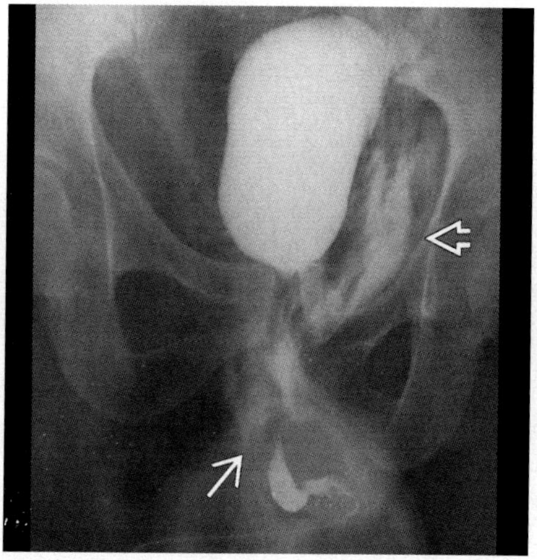

逆行性尿路造影示造影剂外渗至膀胱周围间隙（空心箭头）和会阴（箭头），透视示早期外渗位于前后尿道交汇部（尿生殖膈）附近。

要点

- 定义：尿道的挫伤、撕裂或横贯伤
- 典型影像学表现：逆行性尿路造影（RUG）期间对比剂外渗
- 其他要点
  - 损伤的来源有：坠落、体育运动、袭击、摩托车碰撞、穿刺伤以及外伤性导管插入（术）
  - 尿道球部损伤最常见于耻骨的挤压伤，如骑跨伤
  - 尿道膜部损伤见于严重的盆腔骨折，尤其是耻骨联合的增宽
    - 后尿道损伤见于约1％～5％的盆腔骨折患者
  - 同时发生其他部位的损伤见于约50％的患者
  - 尿道损伤女性少见
  - 尿道导管插入（术）可以使尿道撕裂转变成尿道裂开

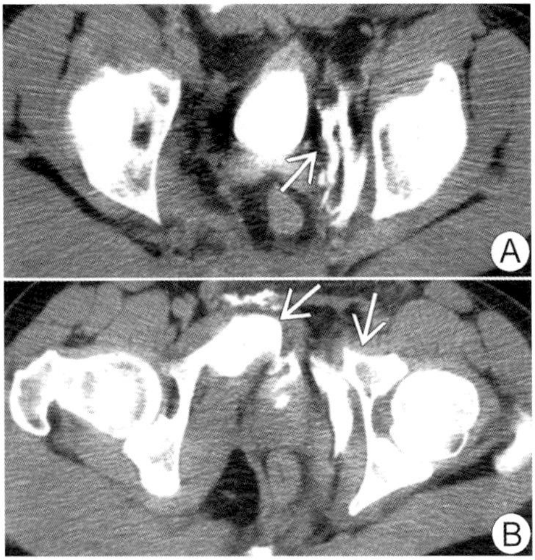

（A）RUG 后腹部和盆腔轴位 CT 显示直肠周围间隙见造影剂（箭头）。（B）轴位 CT 显示耻骨联合分离（箭头）。

影像学表现

一般特征

- 最佳影像学线索（无尿道内造影剂）：会阴部血肿或尿道周围积液
- 解剖：男性：从膀胱至阴茎口
  - 后尿道
    - 尿道前列腺部：从膀胱至前列腺
    - 尿道膜部：从前列腺至尿生殖膈（UGD），包含尿道括约肌
  - 前尿道
    - 尿道球部：从尿生殖膈至尿道海绵体近端和坐骨海绵体-球海绵体肌
    - 尿道阴茎部：从阴茎垂直部至阴茎头的舟状窝
  - 女性：从膀胱至尿道口部，长约 2.5～5cm（1～2 英寸）

CT 表现

- 邻近损伤部位的血肿

- 如果膀胱基部受累或者曾行过逆行性尿路造影，可见对比剂外渗
- 并发损伤如盆腔骨折和耻骨联合增宽等

MR 表现

- MR 可显示尿道中断、血肿、损伤的长度以及前列腺顶部的移位

逆行性尿路造影表现

- Ⅰ型损伤：尿道前列腺部光滑变窄或由于血肿压迫相对狭窄处变尖
- Ⅱ型损伤：尿道前列腺部、膜部交汇处的撕裂或横贯伤，对比剂渗入尿生殖膈以上的膀胱周围间隙
- Ⅲ型损伤：累及尿生殖膈部前、后尿道的撕裂或横贯伤，对比剂渗入真盆腔和会阴，也可能进入阴囊
- Ⅳ型损伤：尿道近端和膀胱颈部的损伤，对比剂渗入膀胱周围间隙
- Ⅴ型损伤：前尿道损伤，对比剂渗入会阴和阴囊

推荐的影像学检查方法

- 逆行性尿路造影：往舟状窝内置入一小的导管，手动防止外流，透视下注入 30ml 以上的 4%含碘造影剂
    - 当见到渗出部位或逆流的阻塞点时应停止注射造影剂
- 评估合并的损伤需要 CT 检查，但 CT 对尿道损伤不敏感

鉴别诊断

- 无相关内容

病理

分期或分级标准

- Ⅰ型：由于耻骨前列腺韧带中断，前列腺向头侧移位，没有尿道的撕裂或破裂
    - 血肿导致尿道前列腺部的狭窄
- Ⅱ型：尿道前列腺部与膜部交汇处的后尿道破裂，对比剂渗至真盆腔

- Ⅲ型：在尿生殖膈部（尿道膜部）的前后尿道联合损伤，对比剂渗入真盆腔和会阴，也可能进入阴囊
- Ⅳ型：尿道近端损伤及膀胱颈部的损伤
- Ⅴ型：前尿道损伤，对比剂渗入会阴部，也可能进入阴囊

临床要点

临床表现

- 尿道外口出血
- 不能排尿
- 疼痛
- 肉眼或镜下血尿
- 会阴部血肿、瘀斑
- 骨盆不稳
- 前列腺高位
- 外伤性导管插入（术）

治疗

- 穿通性外伤：外科探查
- 钝伤
  - 尿道撕裂的治疗可以通过经尿路导管放支架，也可能需要手术、内镜修复或透视引导下再排列
  - 横贯伤需要行尿路成形术，该手术需要延迟几天甚至几周进行，但需要紧急耻骨上膀胱切开来做尿液引流
  - 术后要保留尿道插管，作为愈合期的支架

预后

- 可能会出现尿道狭窄，尤其是最初的损伤没被意识到时更容易发生
  - 由于尿流下降或排空症状而认识到
  - 尤其是因为延误诊断引起的球部损伤

参考文献

1. Ryu J et al: MR imaging of the male and female urethra. Radiographics. 21:1169-85, 2001
2. Boullier JA et al: Early primary endoscopic realignment of posterior urethral injuries. J Urol 151:439A, 1994
3. Munter DW et al: Blunt scrotal trauma: emergency department evaluation and management. Am J Emerg Med. 7:227-34, 1989

阴囊外伤

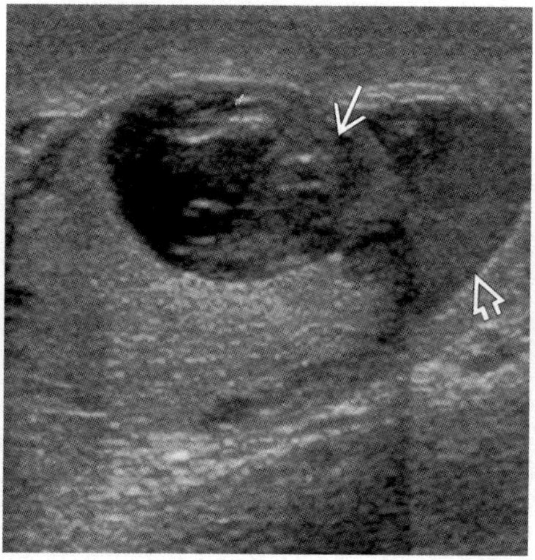

该患者发生了自行车事故，导致阴囊损伤。在睾丸内血肿的边缘可见白膜的中断（白箭头）。还可见一阴囊血肿（空心箭头）。

要点

- 典型影像学表现：睾丸呈几乎均匀一致的镜影或卵圆形轮廓以及异常的积液
- 其他要点
- 阴囊损伤的类型：阴囊软组织、睾丸和附睾损伤
  - 睾丸损伤：白膜破裂、扭转、移位、血肿、挫伤、阴囊积血
    - 几天或几周后的迟发性阴囊积水或积脓
    - 右侧比左侧更常发生损伤
  - 阴囊软组织损伤：撕裂、血肿
  - 附睾损伤：破裂、撕裂、血肿
    - 迟发性外伤后附睾炎
- 在超出50%的患者，外伤性阴囊积水或阴囊积血预示睾丸破裂
- 在所有的睾丸扭转患者中，外伤引起的占1%～5%
- 可并发尿道、骨性盆腔的损伤

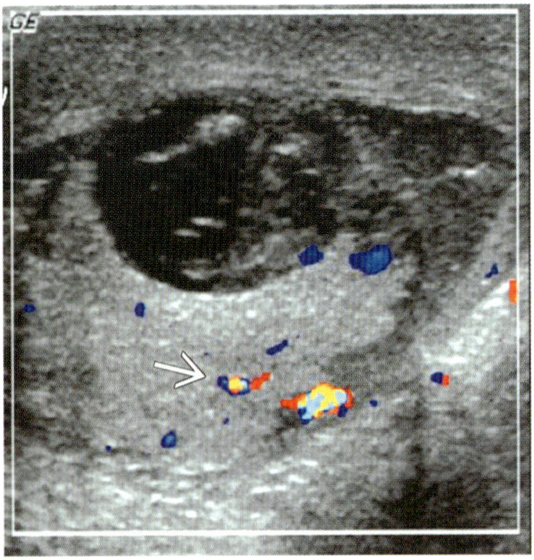

两天后超声随访，睾丸内血流正常，箭头示多普勒血流信号。

影像学表现

一般特征

- 解剖
  - 阴囊被中隔分成两半
  - 白膜：包绕睾丸的纤维囊
    - 睾丸纵隔由膜的卷褶形成，在超声上有不同的回声
  - 鞘膜有两层
    - 内脏层与白膜相连
    - 外侧壁层正常时由少量的液体与脏层分开
  - 附睾邻近纵隔，包括头部、体部和尾部
    - 头部大小 10～12cm，回声比睾丸略低

CT 表现

- 阴囊内积液
- 阴囊内或邻近血肿
- 并发的盆腔或尿道损伤

超声表现

- 睾丸破裂

    - 睾丸外形不规则（破裂的唯一特征）
    - 睾丸结构不均质
    - 骨折线仅见于约 17％的患者
    - 在超声上可能会漏诊破裂，血肿是唯一的发现
- 阴囊积血
    - 出现于 1/3 的睾丸破裂患者
    - 看起来与阴囊积水类似，但是回声低
    - 阴囊积水是鞘膜壁层和脏层内无回声的过多液体聚积
- 睾丸血肿
    - 睾丸内圆形或卵圆形的不均一回声区
- 睾丸扭转
    - 彩色多普勒示血流不对称或消失
    - 灰阶超声可见睾丸增大、回声下降（如同睾丸炎）或表现为正常
- 睾丸异位
    - 位置异常
    - 其他的睾丸创伤
- 外伤后附睾炎
    - 附睾肿胀，回声下降
    - 多普勒上充血是常见表现

推荐的影像学检查方法

- 超声用来评估阴囊的组成
- 逆行性尿路造影用来评估并发的尿道损伤

鉴别诊断

肿瘤或炎症

- 超声上损伤表现并非是特异性的，必须与外伤一起考虑
- 60％的肿瘤患者有阴囊积水

病理

- 无相关内容

临床要点

临床表现

- 睾丸破裂
  - 触痛、肿胀、瘀斑
- 睾丸扭转
  - 触痛、高位、可能呈水平排列、肿胀

治疗

- 外伤后对睾丸行手术治疗的指征
  - 阴囊积血（可能是破裂的唯一表现）
  - 血肿扩展
  - 睾丸破裂
  - 可疑的临床表现
- 睾丸异位和破裂的手术修复
- 睾丸扭转的手术治疗——睾丸固定术
- 睾丸或阴囊挫伤时的冰袋疗法

预后

- 未经治疗的睾丸损伤可引起感染、脓肿或萎缩
  - 诊断延迟会导致45%的睾丸切除率
- 睾丸扭转发生6小时后，挽救睾丸的预后差
  - 在4～10小时期间挽救率进行性恶化
  - 在睾丸破裂发生72小时内，介入的成功率大约是90%，72小时后只有45%

参考文献

1. Micallef M et al: Ultrasound features of blunt testicular injury. Injury. 32:23-6, 2001
2. Horstman WG: Scrotal imaging. Urol Clin North Am. 24:653-71, 1997
3. Munter DW et al: Blunt scrotal trauma: emergency department evaluation and management. Am J Emerg Med. 7:227-34, 1989

胸腰椎外伤

胸腰椎压缩骨折

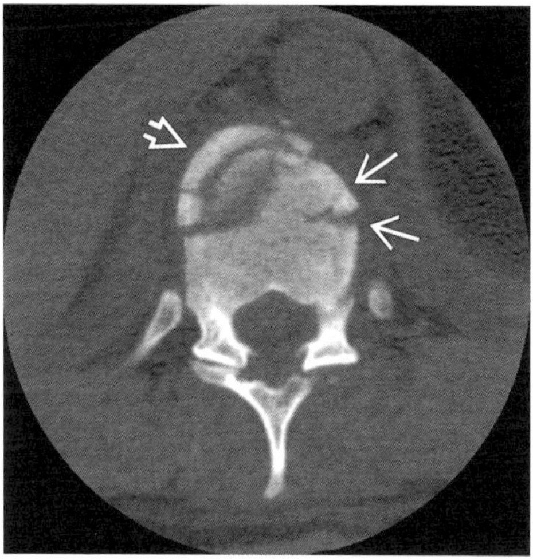

轴位 CT 平扫显示 T9 椎体腹侧粉碎性骨折。明确的骨折碎片表现为弧形晕环状碎片（空心箭头）。椎体外缘薄层软组织密度影环绕椎体，提示血肿和水肿（箭头）。

要点

- 同义词：楔形压缩骨折
- 定义：骨皮质粉碎性骨折后胸椎或腰椎高度下降
    - 最常见的骨折是终板前上缘骨折
        - 上外侧终板骨折也有可能，但不常见
    - 可累及整个椎体前后长度的 2/3（前柱）
    - 典型病变椎体总高度下降不超过 50%
- 典型影像学表现：侧位平片上椎体楔形变
- 其他要点
    - 和屈曲位时的轴向压力相关
        - 占胸腰椎骨折的 48%
    - 椎体后 1/3、小关节、神经弓无骨折
    - 造成明显的胸椎后突畸形

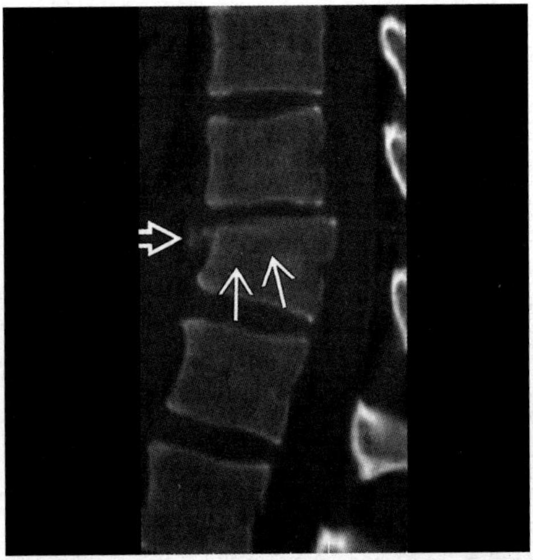

矢状位 CT 重建显示 T9 椎体不对称性高度降低，上方终板轻度压缩，碎片呈“鸟嘴状”（空心箭头），可见和压缩终板平行的隐匿的高密度线（箭头）。并可见轻度胸椎后凸畸形。

- 疼痛，但属稳定骨折

影像学表现

一般特征

- 最佳影像学线索：侧位投照胸椎呈楔形变
- 其他一般特征：侧位片椎体前后高度比例女性大于 80%，男性大于 85%视为正常
- 上方椎板向前压缩
  - 细小的硬化压缩线和压缩层面平行

CT 表现

- 轴位 CT
  - 碎骨片的“晕环征”环绕着骨折椎体的前缘
  - 椎弓根之间的后方皮质和神经弓完整
  - 终板受累，软组织血肿和水肿
- 矢状位 CT

- 椎体前方高度减低
- 有时会出现局部鸟嘴征
- 硬化的压缩骨折线和压缩的上方椎板相平行

MR 表现

- T1WI
  - 邻近压缩节段椎体骨髓呈不对称低信号
- T2WI
  - 髓腔内平行上方椎板节段出现高信号

推荐的影像学检查方法

- 侧位平片具有特征性表现
- 进一步进行 CT 检查区别单纯性骨折和爆裂骨折
- MR 可以观察髓腔水肿，确定是亚急性还是慢性，但水肿和出血吸收缓慢，容易造成结果混淆
  - DWI 用于鉴别是转移性还是骨质疏松性压缩骨折是有争议的
  - 先前的片子有助于鉴别是急性还是慢性的骨折
  - 核素骨扫描有助于发现多节段的压缩骨折

鉴别诊断

胸椎爆裂骨折

- 大体表现相似，但骨折延及椎体后方皮质，碎裂骨片突入椎管内

椎缘骨

- 椎体前上缘的继发骨化中心，表现为孤立的、边界清楚的楔形皮质骨

脊柱后突畸形（先天性驼背）

- 青年男性，前后椎体发育不对称
- 突出的脊柱多位于 T7～T9

病理

概述

- 一般病理特征
  - 由于浸润或破坏性病变（淋巴瘤、转移）使椎体骨完整性

消失，或骨质软化，使椎体更易发生压缩骨折

- 病因-发病机制
  - 髓核前方椎体腹侧压力升高，破坏了腹侧骨皮质的结构完整性，使之发生塌陷

临床要点

临床表现

- 过屈或过屈轴向负荷之后出现严重背痛
- 多发或慢性间歇性病变会引起明显后突畸形

治疗

- 单纯对症治疗
- 疼痛严重的骨质疏松患者考虑经皮植骨治疗

参考文献

1. Old JL, et al: Vertebral compression fractures in the elderly. Am Fam Physician 69(1):111-6, 2004
2. Jung HS, et al: Discrimination of metastatic from acute osteoporotic compression spinal fractures with MR imaging. Radiographics 23(1):179-87, 2003
3. Zhou XJ, et al: Characterization of benign and metastatic vertebral compression fractures with quantitative diffusion MR imaging. AJNR Am J Neuroradiol 23(1):165-70, 2002

胸腰椎爆裂骨折

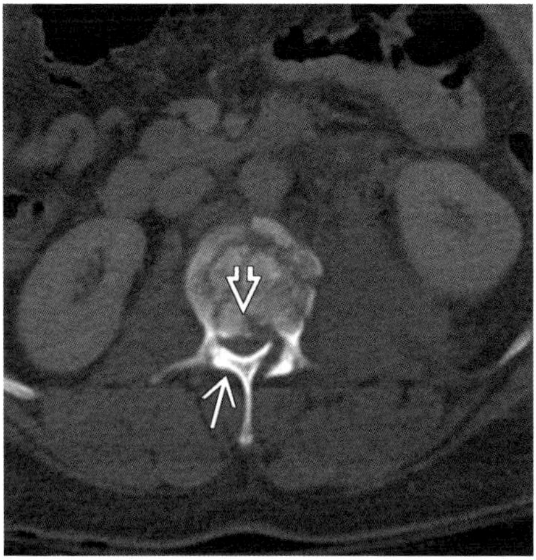

轴位 CT 显示 L2 椎体腹侧、侧方、背侧粉碎性骨折。双侧椎板处神经弓骨折。向背侧移位的椎体碎片（空心箭头）和向前方移位的神经弓碎片（箭头）。

要点

- 同义词：不稳定压缩骨折
- 定义：胸椎椎体粉碎性骨折，延及上下终板
  - 骨折延及椎体腹侧和背侧骨皮质
    - 椎体腹侧 1/2＝前柱（AC）
    - 椎体背侧 1/2 到椎弓根＝中柱（MC）
    - 可能累及后柱（神经弓），但对于诊断来说不是必须的
  - 要点：骨折累及中柱要和椎体前部稳定楔形压缩骨折相鉴别
- 典型影像学表现：椎体高度下降，椎弓根间距离和椎体前后长度增宽
- 不稳定骨折
  - 椎体骨皮质完整性下降使椎体承受力下降
  - 由于前、后纵韧带（ALL/PLL）靠近椎体，所以多伴有损伤

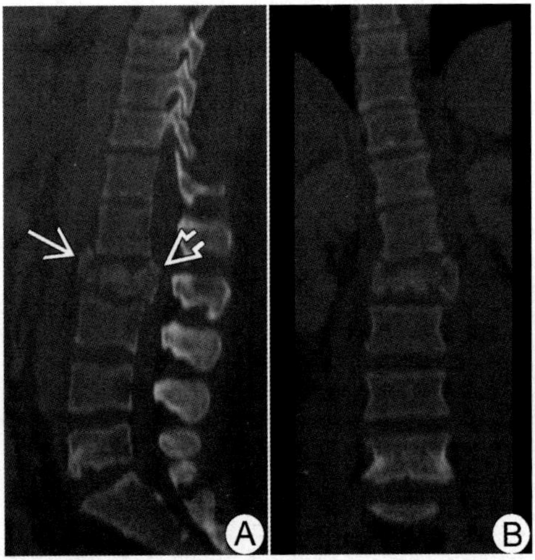

矢状位和冠状位 CT 重建显示通过上、下终板的完全性骨折（A，箭头）和突出的向背侧移位的碎片（A，空心箭头），椎体高度下降，向左侧成角。

- 使不稳定状态加重

- 碎片移位可能会冲击局部结构
  - 椎管、主动脉、下腔静脉

影像学表现

一般特征

- 最佳影像学线索：椎体高度下降，椎弓根间距离增宽
  - 侧位片可以显示突入椎管内的碎片

CT 表现

- 必须有轴位图像和矢状位重建，冠状位可以视情况不同有选择性
- 轴位：骨折碎片呈放射状位于椎体轴位
  - 碎片呈“晕环征”
  - 可能会和稳定椎体楔形压缩骨折相混淆
- 矢状位：椎体前后径增宽，高度消失
  - 脊柱前、后线偏移

- 骨折片可能落入椎管内
- 椎管会受到邻近血肿的影响
- 冠状位：骨折片侧方移位
  - 椎弓根间距离增宽

MR 表现

- 椎体损伤相关的 T1WI 征象
  - 解剖学征象类似 CT
  - 骨髓腔信号不均匀或信号降低
    - 髓腔水肿和出血
- T2WI 可以显示脊髓、椎体骨髓腔、椎旁、椎管硬膜外间隙的水肿和出血
  - 椎体骨髓间隙、椎旁软组织和椎管硬膜下间隙信号增强
- 梯度回波磁敏感加权像提高了椎体各间隙和脊髓内出血的敏感性

推荐的影像学检查方法

- 最初的检查应选择包括矢状位重建的 CT
- 用 MR 来评价椎管损伤
  - 如果有神经系统症状则 MR 是必须的

鉴别诊断

稳定性压缩骨折（前部楔形压缩骨折）

- 只有前柱的高度降低
- 不累及中柱
- 通常只有上终板的骨折

病理

概述

- 通常是正常椎体轴向负荷作用的结果
  - 力量从头部施加下来
  - 从高处坠落，足部着地
  - 坐位臀部着地
- 如果合并其他病变，可以出现自发骨折或受轻微外力就发生

骨折

- 膨胀性或浸润性转移
- 单纯的骨质疏松更易引起前方楔形骨折或中央部终板的压缩

临床要点

临床表现

- 60％发生于 T12～L2，90％发生在 T11～L4
  - 胸腰椎结合部由于是从有肋骨支撑的较小椎体移行到无肋骨支撑的较大椎体，易发生爆裂骨折
- 65％合并神经系统损伤
  - 脊髓损伤远端瘫痪、感觉缺失

治疗

- 目标是恢复椎体承重能力，缓解由于碎骨片或血肿造成的脊髓压缩
  - 外科固定或融合
  - 外科椎管减压
  - 部分轻型患者可以采用非手术治疗（卧床、支撑）

预后

- 如果出现脊髓损伤，则由脊髓损伤的程度而定
  - 脊髓横断——神经功能预后差
  - 脊髓挫伤——不同的神经功能预后

参考文献

1. Yue JJ, et al: The treatment of unstable thoracic spine fractures with transpedicular screw instrumentation: A 3-year consecutive series. Spine. 27(24):2782-7, 2002
2. Kim NH, et al: Neurologic injury and recovery in patients with burst fracture of the thoracolumbar spine. Spine. 1;24(3):290-3, 1999
3. Petersilge CA, et al: Thoracolumbar burst fractures: Evaluation with MR imaging. Radiology. 194(1):49-54, 1995

胸椎小关节脱位

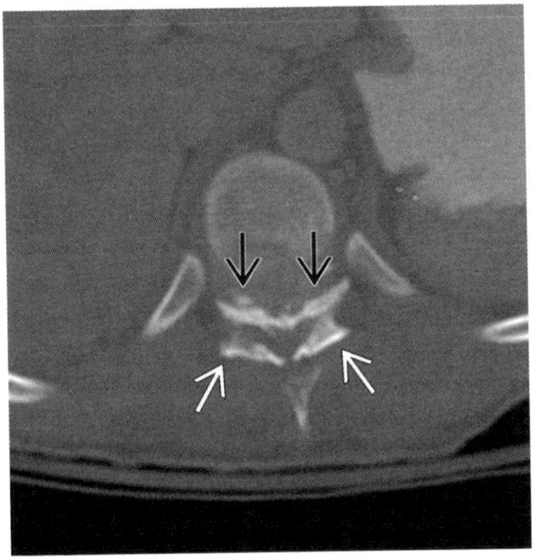

轴位平扫 CT 显示上方小关节（白色箭头）位于下方小关节（黑色箭头）的背侧。关节间隙增宽。可见小关节平滑的关节面朝外，背向关节，圆形的关节面朝里，表现为双侧“裸露关节面”。

要点

- 同义词：椎小关节跳跃，小关节绞锁，椎小关节顶置
- 定义：小关节结构失常以至于上下小关节的位置反向
- 典型影像学表现：上、下小关节位置反向，后方椎间隙不对称增宽，以及伴有下方小关节移位的椎体前移
    - 常合并棘突间距离和椎板间距离增宽，脊柱后突畸形，椎体旋转，以及伴有下方小关节移位的椎体前移
    - 其他要点
        - 在胸椎，不伴随椎体骨折的单纯单侧或双侧小关节脱位很少见
        - 如果是过屈旋转致伤则发生单侧小关节脱位
        - 无旋转的过屈伤可造成双侧小关节脱位
        - 移位过程中，较小的上关节面可能发生骨折

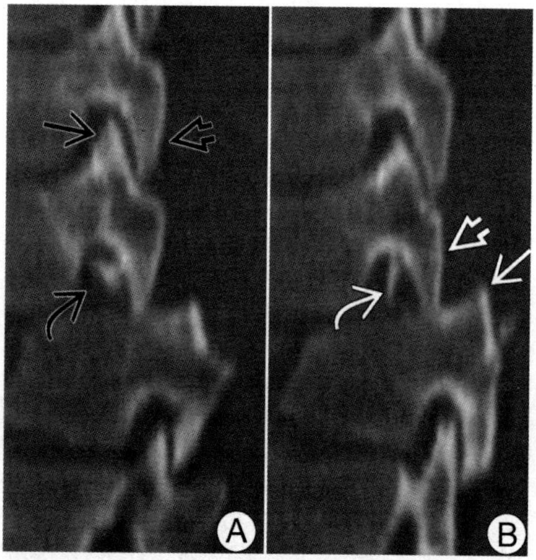

矢状位 CT 显示下一椎体上关节突（A，黑箭头）位于上一椎体下关节突（A，空心黑箭头）前下方的正常结构。脱位的小关节则表现出相反的关系，下一椎体上关节突（B，白箭头）位于上一椎体下关节突（B，空心白箭头）的后下方。椎间孔内见一碎骨片（弯曲黑箭头）。

- 骨折碎片可冲击脊神经

影像学表现

一般特征

- 最佳影像学线索：发现上、下小关节面反位
  - 其他一般特征：后方椎间隙不对称增宽，棘突间距离增宽，明显的脊柱后突畸形，椎体旋转，以及伴有下方椎小关节移位的椎体前移

CT 表现

- 轴位平扫 CT 显示小关节明显增宽
- 正常情况下，小关节平滑的关节面朝里，圆形的关节面朝外
- 关节绞锁显示关节反位，小关节平滑的关节面朝外，圆形的关节面朝里，形成“裸露关节面”

- 矢状位重建显示上方（头侧）椎体的下方关节面“跃过”低位椎体的上关节面
- 可以造成上一椎体的前移
- 冠状位和轴位 CT 可以显示单侧小关节绞锁时上方椎体的轻度旋转

MR 表现

- T1WI 可以显示以上的解剖结构变化
- 骨髓腔低信号
- T2WI 上绞锁的关节周围软组织内高信号影提示关节囊韧带、黄韧带或棘间韧带松弛
- T2WI 上梯度回波磁敏感成像对于椎管和脊髓的损伤有诊断意义

推荐的影像学检查方法

- CT 重建是诊断的关键
- MR 对于椎管、脊髓和韧带的病变有诊断意义

鉴别诊断

胸椎骨折脱位

- 骨折脱位比无骨折脱位更多见
- 来自分散力的轴向压力和惯性力矩引起椎体压缩骨折

病理

概述

- 关节脱位时韧带承受一定的张力
  - 关节囊韧带撕裂
  - 后纵韧带，黄韧带，棘间韧带和棘上韧带可能撕裂
- 病因-发病机制
  - 无轴向压力的过屈伤
  - 力的支点位于椎体的前方，造成后方作用力的分散
    - 作用力分散伴有后部韧带复合体（PLC）的损伤（PLC 包含关节囊韧带、黄韧带、棘间韧带和棘上韧带）

临床要点

临床表现

- 局部背痛并伸展运动受限（如果有关节绞锁且无骨折）
- 60%～70%的病例可能伴随神经系统后遗症（瘫痪，感觉消失）

治疗

- 牵引脱位的小关节使其复位
- 为稳定受损韧带可以施行手术融合

预后

- 如果不合并神经系统损伤预后良好

参考文献

1. Lucas MJ, et al: Unilateral thoracic facet dislocation. Clin Orthop. (335):162-5, 1997
2. Sharafuddin MJ, et al: Locked facets in the thoracic spine: report of three cases and a review. J Spinal Disord. 3(3):255-8, 1990
3. Levine AM, et al: Bilateral facet dislocations in the thoracolumbar spine. Spine. 13(6):630-40, 1988

屈曲型胸椎骨折分离（机会性）

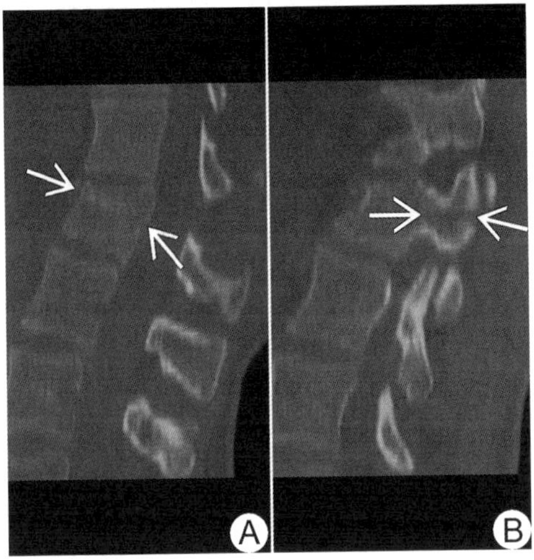

胸椎屈曲分离骨折Ⅰ型（机会骨折）。箭头显示通过椎弓根和小关节面的骨折线（B），此病例骨折线通过整个椎体（A）。注意椎体腹侧压缩表现。

要点

- 同义词：安全带骨折，过屈-分离骨折
- 定义：通过神经弓部分或完全累及整个椎体
  - 神经弓＝椎弓根，小关节，椎板和棘突
- 典型影像学表现：椎体“楔形”或“压缩”骨折，椎弓附件的分离或劈裂
- 一般发生在胸腰段连接处（T11～L2），在儿童会更低（L2～L4）
- 儿童比成年人更多发生
  - 重心较低
  - 在机动车碰撞中，系3点式或2点式安全带或未系安全带的儿童均可向前飞出，腹部被前座椅的后背撞击
    - 2点式安全带滑过髂上嵴，一窄线状的作用力施加于腹部
    - 结果引起过度屈曲，同时有剪力作用于腹部

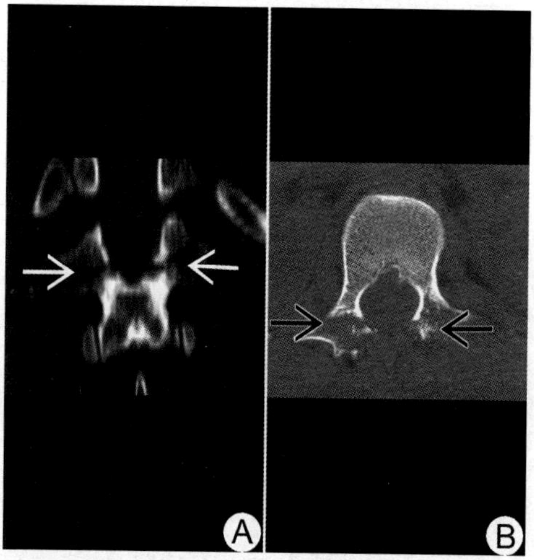

冠状位和轴位 CT 重建显示骨折线通过神经弓。(A) 显示椎弓根和横突连接处的骨折线（箭头之间），椎弓根分离。(B) 轴位显示相同的骨折线（箭头之间）。在轴位像中骨折线和扫描层面平行。

- 伴随腹部器官损伤发生率较高——儿童高达 50%

影像学表现

一般特征

- 最佳影像学线索：前方成角或压缩骨折表现
- 大多数病例脊柱顺列尚可
- 平片上神经弓等损伤可能不明显

平片表现

- 前后位：棘突缺失——“空”椎体
- 侧位：前方成角并且椎体高度下降
  - 神经弓的损伤可能没有骨折的征象

CT 表现

- 通过棘突的水平方向骨折
- 骨折线通过关节、横突和椎弓根
- 水平骨折延续到椎体

- 椎管内的硬膜外脂肪或者椎旁软组织变模糊提示软组织的牵拉伤

MR 表现

- T1WI 可见等信号或稍高信号的血肿
  - 由于骨折通过椎体但韧带完整，所以椎体顺列尚可
- 压脂 T2WI 显示黄韧带高信号
  - 棘上和棘间韧带、前纵和后纵韧带、关节囊韧带和纤维环显示等信号或稍高信号

推荐的影像学检查方法

- CT 矢状位和冠状位重建，如可能进行三维重建有助于诊断

鉴别诊断

单纯（前方楔形）压缩骨折

- 椎体前部骨折，但不累及神经弓

爆裂骨折

- 整个椎体骨折，但不累及神经弓

小关节绞锁

- 向前成角
- 小关节面易位或骨折，但椎板、椎弓根和横突、棘突未骨折

骨折-脱位

- 椎体骨折并小关节脱位，但神经弓完整

病理

概述

- 以脊椎前部为支点的外力屈曲（如安全带）把分散的力施加于脊椎和神经弓
  - 棘突在张力作用下下降，横向分离
  - 分散力转向发生横向分离的椎板
  - 外力持续至小关节和横突
  - 椎弓根分离，使分散力更接近支点
  - 支点本身（椎体）不同程度分离，从部分至完全

类型

- 机会骨折（Ⅰ型）通过棘突、椎板、小关节复合体、横突、

椎弓根和椎体的不同层面

- Smith 骨折（Ⅱ型），与Ⅰ型相同，但无棘突分离，而有棘间和棘上韧带的撕裂

临床要点

临床表现

- 所有的屈曲-分离骨折都被视为不稳定骨折
- 屈曲-分离骨折病例中约 20%出现神经系统症状

参考文献

1. Renne W et al: Flexion distraction fractures of the thoracolumbar spine. J Bone Joint Surg Am. 55:386, 1973
2. Rogers LF: The roentgenographic appearance of transverse or Chance fractures of the spine: The seat belt fracture. AJR. 111:844, 1971
3. Smith WS et al: Patterns and mechanisms of Lumbar injuries associated with lap seat belts. J Bone Joint Surg AM. 51:239, 1969

胸椎骨折脱位

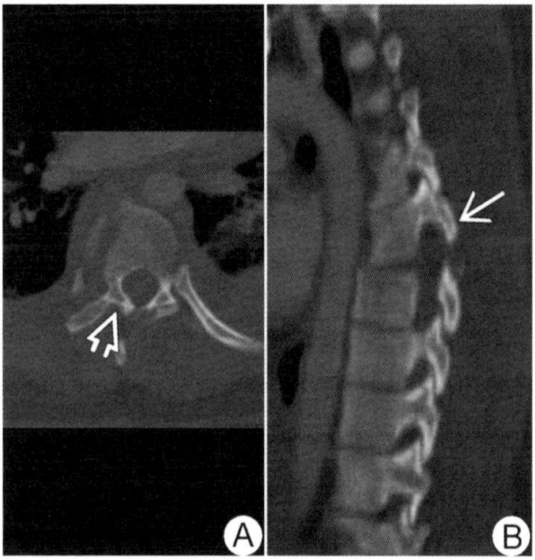

(A) 轴位 CT 显示小的、轻微的前部终板骨折，右侧小关节面裸露（箭头）。(B) CT 矢状位重建显示小关节裸露（箭头）且出现明显的脊柱后突畸形。冠状位重建可以帮助确定侧方移位。

要点

- 同义词：平移损伤
- 定义：旋转、轴向负荷和旋转力矩联合作用造成的椎体、支持韧带和关节连接结构完整性被破坏
- 典型影像学表现
  - 损伤节段上方椎体向前移位
  - 损伤节段下方椎体的上方终板会出现不同程度的压缩
  - 下位椎体的前上缘会出现三角形碎片
  - 后韧带复合体（棘间、棘上和关节囊韧带以及黄韧带，PLC）不同程度损伤，下位椎体的上方小关节脱位或折断
  - 小关节裸露或绞锁很常见
  - 侧方或后方移位很少见
- 其他要点

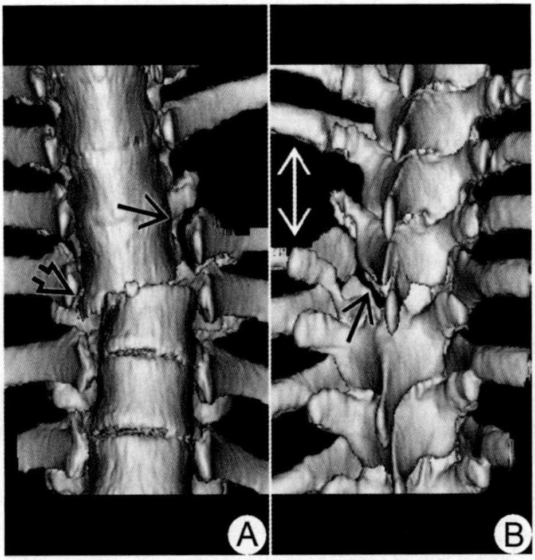

3D 重建显示胸椎右旋成角，且横突和椎弓根分离（A，箭头），并可见前方骨碎片（A，空心箭头）。后面观显示左侧小关节面裸露（B，箭头），肋间隙增宽（B，双箭头）。

- 脊柱的三柱以及所有的脊柱支持韧带均受累
  - 本质上为不稳定损伤

影像学表现

一般特征

- 最佳影像学线索：损伤上部椎体顺列异常，合并椎体前移
- 椎管损害较明显；小关节正常关节结构消失
- 神经弓出现较明显骨折

CT 表现

- 轴位图像有类似椎体压缩骨折的表现（粉碎骨折，晕环征）
- 胸椎小关节正常的“三明治”样表现消失
- 可以见到一侧小关节，另一侧的小关节则在此层面下方（小关节裸露）或关节面反向（绞锁）
- 如果小关节折断，则小关节不显影
  - 可见游离碎片

- 矢状位重建显示损伤椎体上方脊柱顺列差，呈前突畸形
- 矢状位重建显示棘间和椎板间距离增宽
- 如果损伤累及棘上或棘间韧带、黄韧带或关节囊韧带则会出现软组织血肿

MR 表现

- T1WI 和 T2WI 上解剖结构显示如 CT 所示
- 骨折部位髓腔信号异常反映骨髓水肿，表现为长 T1、长 T2 信号
- 韧带损伤会出现水肿和血肿，特别是棘间韧带损伤，表现为长 T2WI 信号
  - 压脂像对于显示这种异常信号非常重要，因为韧带间的脂肪也表现为高信号，会掩盖异常信号
  - 偶尔，韧带完全撕裂会表现出韧带纤维游离的低信号，其周围的血肿和水肿呈高信号
- T2WI 梯度回波磁敏感成像和（或）弥散加权成像可以用来诊断脊髓损伤
  - T2WI 高信号反映脊髓水肿和出血
  - 在梯度回波序列上出血表现为低信号
  - 局限性弥散异常（DWI 高信号）提示脊髓损伤——DWI 表现有争议，尚在研究之中

推荐的影像学检查方法

- 平片的价值很有限，特别是在上部胸椎
  - 初诊时可以选择，但常需要其他细节
- 平扫 CT 并矢状位和冠状位重建是必须的
- MR 可用于诊断相关脊髓损伤和韧带损伤

鉴别诊断

屈曲-分离（机会性骨折或 Smith 骨折）损伤

- 神经弓水平劈裂
- 小关节无脱位或绞锁，但存在劈裂
- 无或轻微椎体压缩

小关节脱位（绞锁或小关节面裸露）

- 椎体损伤少见

- 小关节骨折可能会出现，但主要是小关节脱位或绞锁
- 后韧带复合体可能损伤，但前纵韧带和后纵韧带完整
- 保持所有结构完整的可能性更大

病理

- 无相关内容

临床要点

临床表现

- 屈曲、轴位负荷和旋转机制
- 严重的背痛、畸形
- 最常见于 T4～T5 或 T5～T6 水平
- 如果损伤位于 T5～T8 节段，大多数会出现神经系统症状
  - 最常见的是完全性运动和感觉缺失，但会像脊髓中央综合征一样不易被发现

治疗

- 外科去除骨折和椎管减压
- 椎弓根旋转并植骨融合以稳定脊柱

预后

- 大于 75％的患者会出现神经系统症状
  - 这其中 50％预后不良
- 如果最初没有出现神经系统症状，90％预后良好

参考文献

1. el-Khoury GY et al: Trauma to the upper thoracic spine: anatomy, biomechanics, and unique imaging features. AJR Am J Roentgenol. 160(1):95-102, 1993
2. Manaster BJ et al: CT patterns of facet fracture dislocations in the thoracolumbar region. AJR Am J Roentgenol. 148(2): 335-40, 1987
3. Denis F: The three-column spine and its significance in the classification of acute thoracolumbar spinal injuries. Spine 8:817, 1983

上肢损伤

锁骨骨折

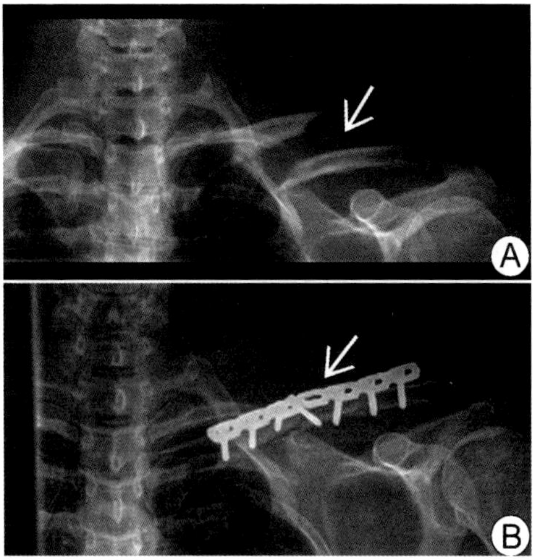

锁骨骨折。(A) 锁骨片显示典型的骨干中段骨折，骨折远端（箭头）向内下移位。(B) 同一病人，切开复位内固定后接近解剖对位（箭头）。

要点

- 同义词：锁骨中断
- 定义：锁骨断裂
- 典型影像学表现：透亮线通过锁骨
- 其他要点
  - 最常见的原因是坠落时肩关节着地所致
  - 是儿童最常见的骨折部位
  - 分娩时胎儿通过产道可能发生
  - 约 80%的病例累及锁骨内 1/3

影像学表现

一般特征

- 最佳影像学线索：锁骨内 1/3 的完全横断骨折
- 锁骨骨折远端向内下移位

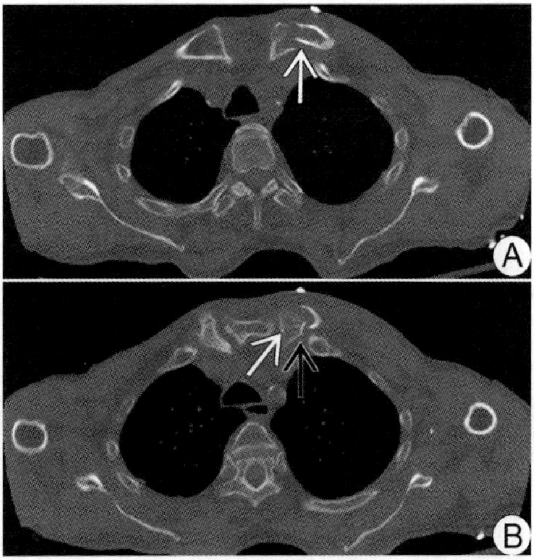

锁骨骨折。(A) 最初通过胸部的横轴位 CT 扫描显示锁骨近端粉碎性骨折 (箭头)。(B) 同一病人,较远端横轴位图像也显示粉碎性骨折 (黑箭头)。注意胸锁关节保持原状 (白箭头)。

- 其他一般特征:近端和远端两个关节使锁骨呈 S 形
- 解剖
  - 肌肉附着在几乎整个锁骨的上表面和下表面
    - 中间很短的一部分没有肌肉附着
  - 强大的韧带支撑着近端和远端

平片表现

- 锁骨前后位:骨皮质明显完全横断,骨折远端向内下移位
  - 儿童期常表现为青枝骨折或弓形骨折
- 锁骨负重位:评价远端韧带的完整性,最重要的是喙锁韧带

CT 表现

- 评价韧带间骨折的移位情况
- 评价可疑的锁骨内 1/3 骨折

MR 表现

- T1WI:骨折线呈线样低信号
  - T1WI 脂肪饱和序列:评价骨质异常

- T2WI：骨折线呈线样高信号
- 韧带损伤

推荐的影像学检查方法

- 首先用平片检查锁骨骨折
- 锁骨远段 1/3 关节内骨折是 CT 检查的适应证
- MR 用于评价软组织损伤

鉴别诊断

内侧锁骨骨骺

- 内侧骨骺可能类似于撕脱骨折
- 骨骺最终骨化融合，最迟可能到 25 岁
- 根据位置和边缘与锁骨骨折相鉴别

病理

- 无相关内容

临床要点

临床表现

- 锁骨相应部位的疼痛肿胀

治疗

- 中段锁骨骨折：悬带或“8”字绷带
- 近段 1/3 骨折：悬带
- 远段 1/3 骨折
  - 稳定：悬带
  - 不稳定：切开复位内固定

预后

- 多数锁骨骨折愈合无并发症
- 少见的并发症（1%～4%的患者）
  - 不愈合
  - 锁骨下动脉、静脉或臂丛损伤
  - 气胸
  - 外伤后溶骨

参考文献

1. Stanley D et al: The mechanism of clavicular fracture. A clinical and biomechanical analysis. J. Bone Joint Surg. 70:461, 1988
2. Heppenstall RB: Fractures and dislocations of the distal clavicle. Orthop. Clin. North Am. 6:477, 1975
3. Sankarankutty M et al: Fractures of the clavicle. Injury. 7:101, 1975

肩锁关节分离

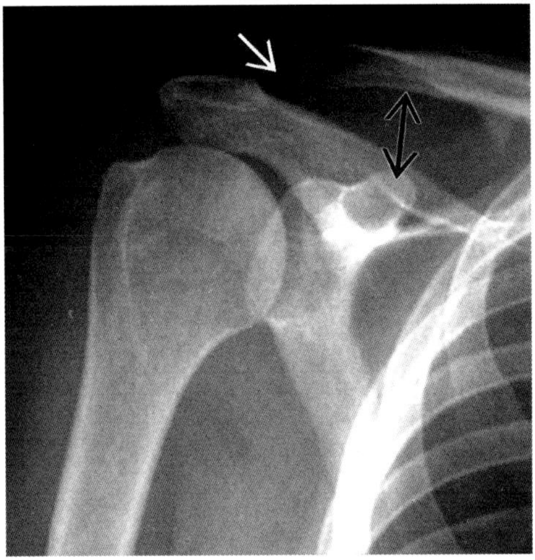

肩锁关节分离。右肩关节前后位片显示肩锁关节增宽（箭头），喙锁间距增大（双箭头），与Ⅲ型损伤一致。

要点

- 同义词：肩锁关节脱位，肩关节分离
- 定义：肩锁（A-C）韧带断裂，伴或者不伴有喙锁（C-C）韧带损伤
- 典型影像学表现：肩锁关节间隙增宽，伴或者不伴有喙锁间距增宽
- 相关的骨折
  - 喙突
  - 锁骨远端

影像学表现

一般特征

- 最佳影像学线索：肩锁关节间隙增宽
  - 在确立诊断之前应该与对侧肩关节比较

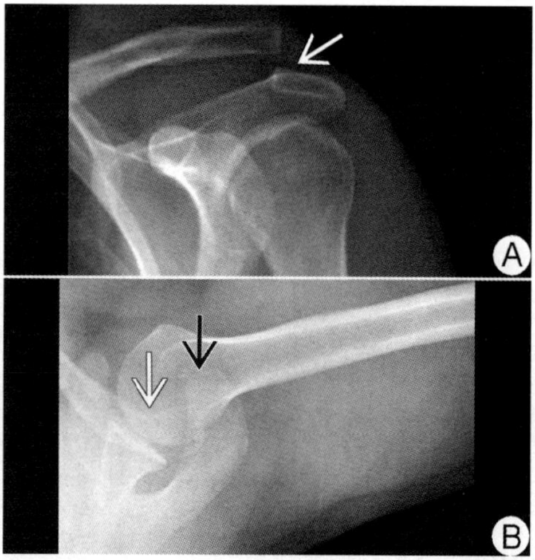

肩锁关节分离。（A）左肩关节前后位显示 A-C 关节（箭头）增宽，伴有 C-C 间距增大。（B）Ⅳ型损伤：同一病人左肩关节腋轴位显示锁骨远端向后脱位（白箭头）。肩峰在正常位置（黑箭头）。

- 分类
    - Ⅰ型：轻度，韧带扭伤，没有明确的 A-C 关节的分离
    - Ⅱ型：中度，肩锁韧带部分撕裂，A-C 关节轻度分离
    - Ⅲ型：重度，肩锁韧带以及喙锁韧带完全断裂，A-C 关节完全分离
    - Ⅳ型：Ⅲ型，继发锁骨远端向后脱位
- 解剖：支撑肩锁关节的结构包括
    - 薄的纤维囊
    - 分散的肩锁韧带（前、后、上、下）
    - 喙锁韧带

平片表现

- 肩关节前后位：患侧肩锁关节间隙距离超过健侧 2mm，伴或不伴有喙锁间距增宽
- 双肩关节承重前后位：评价其不稳定性

CT 表现

- 评价相关的骨折
- 评价损伤的程度

MR 表现

- T1WI：水肿呈低信号
- T2WI：水肿呈高信号
- 评价相关的肌肉和韧带的损伤

推荐的影像学检查方法

- 最佳的观察方法是改良的前后位，X 线束向头侧成角 10°～15°
- 锁骨远端后脱位（Ⅳ型分离）用腋轴位显示最佳
- 显示对侧肩关节便于对照，因为有较大的变异
- 其次要选择的平片是双手持重 4.5～6.8kg（10～15 磅）评价其不稳定性

鉴别诊断

肩锁关节假性脱位

- 锁骨远端边缘骨折分离，临床表现及影像学表现类似于肩锁关节脱位

锁骨全脱位

- 肩锁关节和胸锁关节同时发生脱位

肩峰骨

- 正常变异，类似于肩锁关节增宽

病理

概述

- 病因-发病机制
    - 向下撞击锁骨（与运动相关）
    - 牵拉上肢
    - 倾倒时手或肘着地，上肢处于 90° 屈曲位置

临床要点

临床表现

- 肩锁关节疼痛畸形，呈明显的“块状隆起”

- 肩关节活动受限
- 肿胀

治疗

- Ⅰ型：悬吊或绑扎
- Ⅱ型：同上，可进行关节整复，也可不进行关节整复
- Ⅲ型：内固定；固定螺钉通过锁骨向下钉入喙突
- Ⅳ型：切开复位内固定

预后

- Ⅰ型：良好
- Ⅱ型：90％康复，10％需要外科手术
- Ⅲ型：80％预后良好，20％需再次手术
- Ⅳ型：与Ⅲ型类似

参考文献

1. Clarke HD et al: Acromioclavicular joint injuries. Orthop. Clin. North Am. 31:177, 2000
2. Phillips AM et al: Acromioclavicular dislocation. Conservative or surgical therapy. Clin. Orthop. 353:10, 1998
3. Keats TE et al: The acromioclavicular joint: Normal variation and the diagnosis of dislocation. Skeletal Radiol. 17:159, 1988

肩关节前脱位

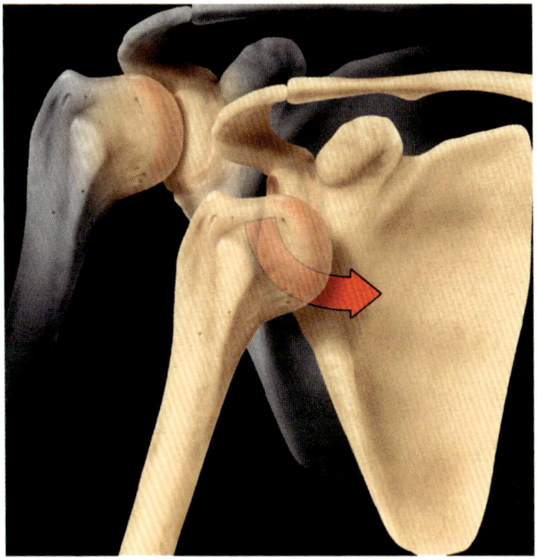

显示肩关节前脱位时肱骨头的位置。

要点

- 同义词：肱骨关节盂前脱位
- 定义：肱骨头从肩胛盂窝脱位，导致关节面连续性完全消失
- 前后位观察肱骨头位于肩胛盂的内下方，侧位观察位于前方
- 肩关节脱位中最常见的类型
- 可能与肱骨头压缩骨折（例如 Hill-Sachs 病变）和（或）肩胛盂唇压缩骨折（例如 Bankart 病变）相关

影像学表现

一般特征

- 最佳影像学线索：肱骨头与肩胛盂正常的关节结构消失
- 其他一般特点：典型表现为肱骨头位于肩胛盂内下方

CT 表现

- 本质上同平片所见
- CT 显示 Hill-Sachs 病变和 Bankart 病变更为优越

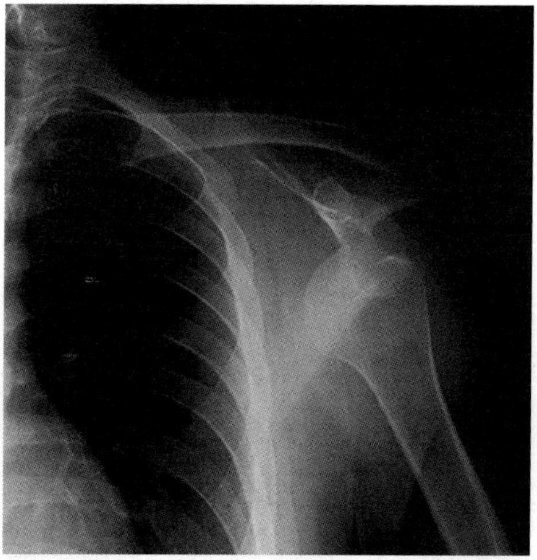

左肩关节前后位平片显示肱骨头前脱位的典型表现。肱骨头位于肩胛盂的内下方。侧位将证实肱骨头位于肩胛盂前方。

MR 表现

- T2WI：关节滑液（高信号）进入肩胛盂唇下提示合并Bankart病变，或者进入冈上肌腱提示肩袖撕裂

其他影像学表现

- 肩关节造影可以显示盂唇和肩袖撕裂

推荐的影像学检查方法

- 复位前后进行平片检查
- 投照 Stryker 切迹位检查 Hill-Sachs 病变
- 投照 Westpoint 腋轴位检查 Bankart 骨折
- 有些 Hill-Sachs 病变或者 Bankart 病变在平片上未显示，使用 CT 或 MR 可能显示，如果高度怀疑应该进行该项检查

鉴别诊断

肩关节前方半脱位

- 慢性病变
- 病人可能有复发性肩关节脱位的病史

- 部分肱骨头仍与肩胛盂形成关节

病理

概述

- 病因-发病机制
  - 着地时上肢外展、外旋，使肱骨头向前移位
- 流行病学
  - 人体各关节中肩关节脱位最常见
  - 肩关节脱位占所有关节脱位的 85%
  - 肩关节脱位中 95%是前脱位

大体病理及外科特征

- 关节镜检查可见肩胛盂唇撕裂，游离体和（或）肩袖撕裂

临床要点

临床表现

- 外伤史，上肢处于外展外旋位
- 病人持患侧上臂于外旋位靠近身体
- 触诊肩关节前部饱满
- Hill-Sachs 病变见于 60%原发脱位的患者
- 肩袖撕裂见于 50%的患者（<40 岁）以及 80%的患者（>60 岁）
- 偶尔由于牵引会发生神经受损（腋神经>后束>肌皮神经）

治疗

- 使用各种方法复位（例如：外旋，Stimson 技术）
- 悬吊
- 物理治疗和早期活动防止发生冰冻肩
- 治疗复发性肩关节不稳时，如有必要可行外科手术

预后

- 与相关的损伤有关
- Bankart 病变（肩胛盂唇前下缘盂肱韧带附着处撕裂）见于 90%的原发脱位患者，常需要外科修复以防止关节复发不稳
- 复发脱位更常见于幼年时受伤的患者，2 岁以下复发率为

80％～90％，40 岁以上复发率为 10％～15％

- 20％的患者发生关节内游离体，明显的软骨损伤，导致持续性疼痛，机械性的症状，或者在 10 年后发生骨关节病
- 神经损伤在几个月后可能自愈

参考文献

1. Wischer TK et al: Perthes lesion (a variant of the Bankart lesion): MR imaging and MR arthrographic findings with surgical correlation. AJR. 178(1):233-7, 2002
2. Tuckman GA et al: Axillary nerve injury after anterior glenohumeral dislocation: MR findings in three patients. AJR. 167(3):695-7, 1996
3. Richards RD et al: Hill-Sachs lesion and normal humeral groove: MR imaging features allowing their differentiation. Radiology. 190(3):665-8, 1994

肩关节后脱位

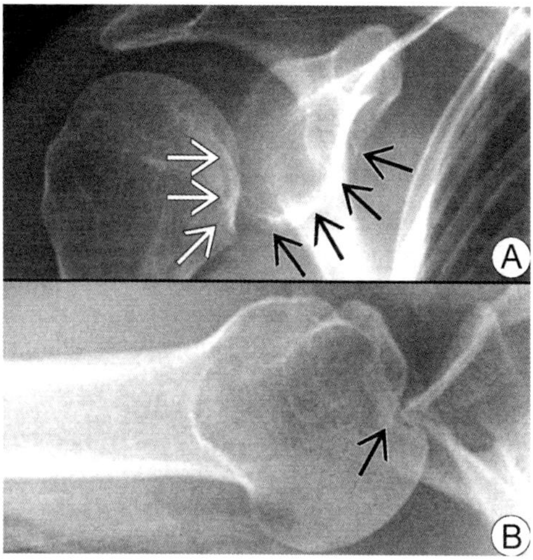

肩关节后脱位。（A）肩关节前后位显示关节间隙增宽和空关节盂征（黑箭头）；可见局部骨质缺损（白箭头）。（B）肩关节腋轴位显示肱骨头骨折向后脱位（箭头）。

要点

- 同义词：盂肱关节后脱位
- 定义：肱骨头向后上移位
- 典型影像学表现
  - 前后位肱骨头呈圆形，在腋轴位上显示位于关节盂窝后方
  - 肱骨头持续内旋
- 相关损伤
  - 关节盂唇后部撕脱（反 Bankhart 病变）
  - 肱骨头前内侧部分缺损（反 Hill-Sachs 病变）
  - 肱骨结节、肱骨干和（或）肱骨颈骨折
- 肩关节不稳：反复脱位

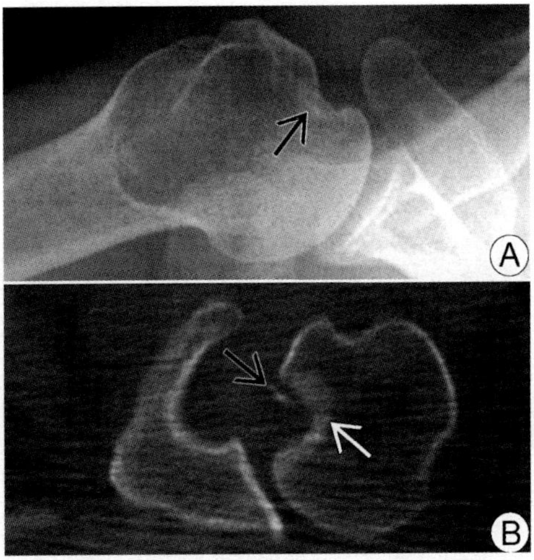

肩关节后脱位。(A)肩关节腋轴位平片，复位后显示反 Hill-Sachs 缺损（箭头）。(B)另一病人复位后肩关节轴位 CT 显示反 Hill-Sachs 病变（白箭头）并有游离碎骨片（黑箭头）。

影像学表现

一般特征

- 其他一般特征
  - 亮灯征：肱骨头呈圆形，像一个明亮的灯泡
  - 空关节盂征：肱骨头关节面与关节盂前唇间距增大
    - 也称为边缘征：正常范围：0～6mm
  - 骨质缺损：弧线形致密影，表明肱骨头前内方关节面压缩骨折
- 解剖：内旋作用力超过外旋作用力
  - 内旋肌（肩胛下肌、背阔肌、胸大肌）
  - 外旋肌（小圆肌和冈下肌）

平片表现

- 肩关节前后位
  - 肱骨头前内方骨质缺损
  - 上或后脱位

- 肩关节腋轴位
  - 肱骨头位于关节盂后方
  - 关节盂后缘骨折

CT 表现

- 反 Hill-Sachs 缺损
- 反骨性 Bankhart 病变
- 关节表面的关系，关节内游离体

MR 表现

- T1WI
  - 反 Hill-Sachs 缺损，周围有黑边
- T2WI
  - 韧带和肌肉损伤：受损的组织内有高信号
- MR 关节造影
  - 用于观察
    - 盂唇和韧带的病变
    - 肩袖撕裂和软骨损伤

推荐的影像学检查方法

- 常规平片检查：前后位和腋轴位
  - 在无法投照腋轴位时可行肩胛骨 Y 位投照
- MDCT
  - 轴位 2.5mm
    - 软组织和骨算法
  - 矢状位和冠状位重建
- MR
  - 常规肩关节 MR
  - MR 关节造影

鉴别诊断

肩关节前脱位

- 肱骨头位于关节盂前下方

冰冻肩

- 不明原因的肩关节活动受限

- 与突然的脱位相比病情进展缓慢

病理

概述

- 病因-发病机制
  - 前臂内收内旋并在轴位方向上受力（着地时前臂伸开或肩关节前部受撞击）
  - 电击或癫痫发作
- 流行病学
  - 后脱位：占所有肩关节脱位的2%～10%

临床要点

临床表现

- 疼痛，肿胀
- 前臂内旋内收（凝肩）
- 可明显触及向后突出
- 肩关节前方变扁平

自然病程

- 慢性，反复性肩关节后脱位
- 肩关节退行性病变

治疗

- 闭合复位
- 如果闭合复位不成功采用手术修复

预后

- 如果早期发现常预后良好
- 如果发现较晚，肩关节脱位治疗后仍然很容易反复损伤和脱位

参考文献

1. Perron AD et al: Posterior shoulder dislocation: Avoiding a missed diagnosis. Am J Emerg Med. 18:189-91, 2000
2. Elberger ST et al: Bilateral posterior shoulder dislocations. Am J Emerg Med. 13:331-2, 1995
3. Wolfgang GL et al: Roentgenographic recognition of fracture dislocation of shoulder. Orthop. Rev. 11:149, 1982

肱骨近端骨折

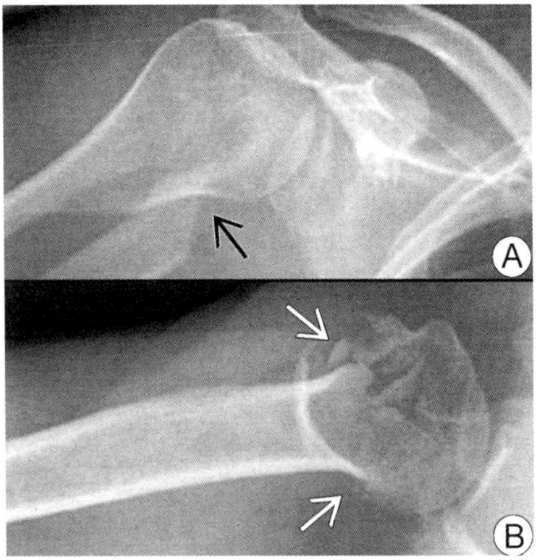

肱骨近端骨折。（A）肱骨前后位片显示螺旋形错位骨折通过肱骨外科颈（箭头）。（B）另一病人肱骨腋轴位平片显示肱骨头和大小结节粉碎性骨折（箭头）。

要点

- 同义词：臂断裂，肩断裂
- 定义：肱骨连续性中断
- 典型影像学表现
  - 线样透亮影通过肱骨近端
  - 肱骨骨折近端无错位
- Neer 分类：用于指导治疗和估计预后
  - Neer 分类系统包括 4 类
    - Ⅰ：大结节
    - Ⅱ：小结节
    - Ⅲ：肱骨头
    - Ⅳ：肱骨干
  - 同时，Neer 分类也估计移位的程度

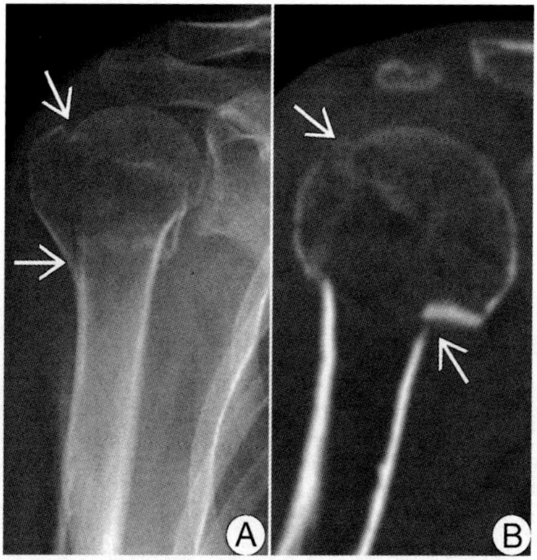

肱骨近端骨折。(A)肱骨前后位平片显示肱骨外科颈骨折无错位以及大结节骨折(箭头)。(B)同一患者CT扫描冠状位重建证实外科颈和大结节骨折无移位(箭头)。

    - 当骨折移位超过1cm或任何一个碎骨片与其他部分成角达45°，被认为有骨折移位
  - 一部分骨折是无错位的骨折
  - 两部分骨折累及上述任一部分，并包括一个移位的骨片
    - 最常见的移位：肱骨颈骨折，肱骨干向内向前移位
  - 三部分骨折包括外科颈错位骨折，以及大结节或者小结节骨折移位
  - 四部分骨折包括肱骨外科颈以及大小结节骨折移位

影像学表现

一般特征

- 最佳影像学线索：显示骨折透亮线
- 解剖
  - 肌肉：冈上肌和冈下肌牵拉大结节向上移位，肩胛下肌牵拉小结节向内侧移位，而胸大肌使肱骨干内收

平片表现

- 盂肱关节前后位
    - 外科颈骨折移位
    - 大结节骨折向上移位
    - 小结节骨折向内移位
- 肩胛骨侧位
    - 外科颈向前或者向后成角
    - 大结节骨片向后移位
- 腋轴侧位
    - 大小结节骨折碎裂
        - 小结节向前内侧移位
        - 大结节向后外侧移位
    - 能明确肱骨头脱位

CT 表现

- 显示大结节移位程度
- 肱骨头骨折凹陷的大小
- 肱骨头劈裂骨折累及关节的情况

MR 表现

- T1WI：骨折呈线样低信号区
- T2WI
    - 骨折呈线样高信号区
    - 韧带和肌肉损伤区可见呈高信号水肿

推荐的影像学检查方法

- 肱骨和肩关节前后位和腋轴位是必须的
- 当患者不能达到腋轴位的体位要求时可以使用 Velpeau 绷带
- 血管造影：怀疑血管有损伤时应用

鉴别诊断

肩关节脱位

- 肱骨头从关节盂脱位
- 可能与肱骨近端骨折有关
- 在肱骨近端骨折无脱位时，盂肱关节是完整的

病理

概述

- 病因-发病机制
    - 上臂或肩关节的直接外伤
    - 通过肘关节轴向传导外力
- 流行病学
    - 肱骨近端骨折占所有骨折的5％。

临床要点

临床表现

- 肱骨骨折部位疼痛，畸形，瘀斑，骨摩擦音，活动受限
- 与骨折相关的神经血管损伤
    - 腋神经是最常见的受损伤神经

治疗

- 移位很小或无移位：保守治疗
    - 悬带固定，早期功能锻炼
- 两部分骨折：复位，并使肱盂关节复位
- 三部分骨折：切开复位内固定
- 四部分骨折：进行半关节成形术

预后

- 一部分骨折：良好
- 两部分和三部分骨折：根据骨片移位的情况，同时与早晚期并发症相关
- 四部分骨折：90％以上引起肱骨头缺血性坏死

参考文献

1. Bernstein J et al: Evaluation of the Neer system of classification of proximal humeral fractures with computerized tomographic scans and plain radiographs. J Bone Joint Surg Am. 78:1371-1375, 1996
2. Lind T et al: The epidemiology of fractures of the proximal humerus. Arch. Orthop. Trauma Surg. 108:285, 1989
3. Neer CS et al: Displaced proximal humeral fractures. J. Bone Joint Surg. Am. 52:1077, 1970

肘关节脱位

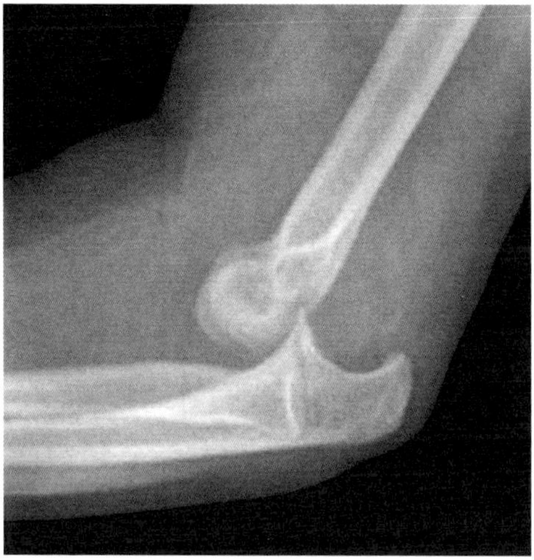

肘关节侧位片显示肘关节向后脱位。尺骨向后移位约一个骨干宽度。未见明确的相关骨折。

要点

- 定义：外伤性肘关节脱位
- 典型影像学表现
  - 尺、桡骨向后移位
- 其他要点
  - 向后脱位最常见（85%～90%）
    - 其他类型包括前、外、内侧脱位和半脱位
  - 60%以上会合并骨折，可发生于下列部位
    - 冠状突
    - 鹰嘴突
    - 内上髁
    - 桡骨头
    - 关节面
    - 桡骨远端和腕关节骨折
  - 神经血管损伤不常见

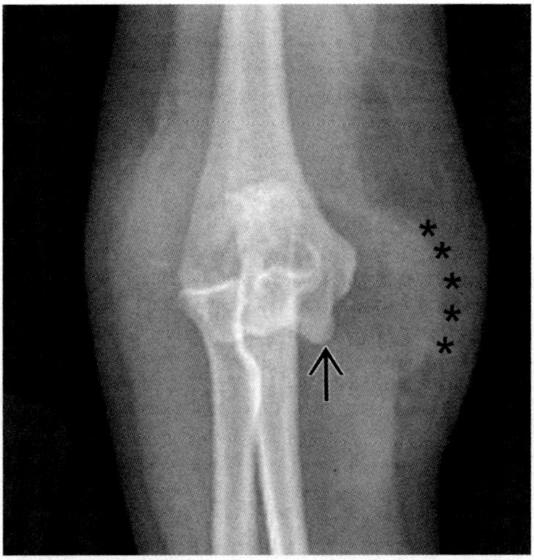

前后位平片也可以显示后脱位。注意相关的骨折（箭头）和大的关节血肿（星号）。

  - 成人桡骨小头和尺骨常同时脱位
    - 单独的桡骨头或尺骨脱位更常见于儿童

影像学表现

一般特征

- 肘关节脱位

平片表现（肘关节系列平片）

- 通常明显
- 相关的骨折可能难以发现
  - 复位后拍片，骨折变得更易于发现
  - 必须明确陷入的碎片
    - 在儿童常见的是内上髁骨化中心
    - 成人常来自于冠状突的骨折

CT 表现

- 复位后 CT 对于明确骨折和残存的碎骨片是有帮助的

MR 表现

- 有助于明确软组织损伤

- 韧带损伤
- 软骨缺损
  - 软组织损伤可能决定重建的类型和预后
- 有助于诊断细微的冠状突骨折

推荐的影像学检查方法

- 标准的肘关节 4 个位置平片
  - 复位后平片
- 需要 CT 和 MR 进一步明确损伤程度
- 怀疑血管有损伤时要进行血管造影

鉴别诊断

Nursemaid 肘

- 单独桡骨头脱位
  - 仅见于小儿患者
  - 没有尺骨脱位

Monteggia 骨折

- 桡骨小头脱位合并尺骨骨折

肘关节骨折无脱位

- 平片未显示脱位

病理

概述

- 病因-发病机制
  - 坠落时上臂伸展内收导致肘关节过伸
    - 鹰嘴撞击鹰嘴窝，使肘关节分离
    - 附属韧带常在肱骨止点处撕裂
  - 通过肘关节轴向传导外力
- 流行病学
  - 成人第三位常见的脱位
    - 肩关节和指间关节分别是第一和第二位常见的发生脱位的关节
    - 男性更常见

- 是儿童最常见的脱位
- 50%来自于运动相关的损伤

分期或分级标准

- Simpson
  - 桡骨和尺骨共同脱位
  - 尺骨单独脱位
  - 桡骨单独脱位

临床要点

临床表现

- 通常明显
  - 疼痛
  - 活动受限
  - 向后脱位时
    - 肘关节固定，鹰嘴明显突出
  - 向前脱位时
    - 肘关节充分伸展
  - 关节积血
  - 复位前后检查应评价血管损伤情况

自然病程

- 常导致慢性关节不稳
  - 最常见侧后方不稳
- 并发症包括
  - 上臂动脉损伤
  - 正中神经和尺神经损伤
  - 骨化性肌炎

治疗

- 对于无骨折的患者行非手术复位固定
- 手术治疗
  - 合并骨折的复杂脱位
  - 严重关节不稳伴有内侧副韧带和前臂屈肌断裂

预后

- 50%痊愈

- 1/3 患者活动受限
  - 通常小于 10°
- 仍有 15％的患者有更大程度的活动受限

参考文献

1. Hildebrand KA et al: Acute elbow dislocations: simple and complex. Orthop Clin North Am. 30:63-79, 1999
2. Villarin LA et al: Emergency department evaluation and treatment of elbow and forearm injuries. Emerg Med Clin North Am. 17:843-58, 1999
3. Cohen MS et al: Acute elbow dislocation: evaluation and management. J Am Acad Orthop Surg. 6:15-23, 1998

桡骨头骨折

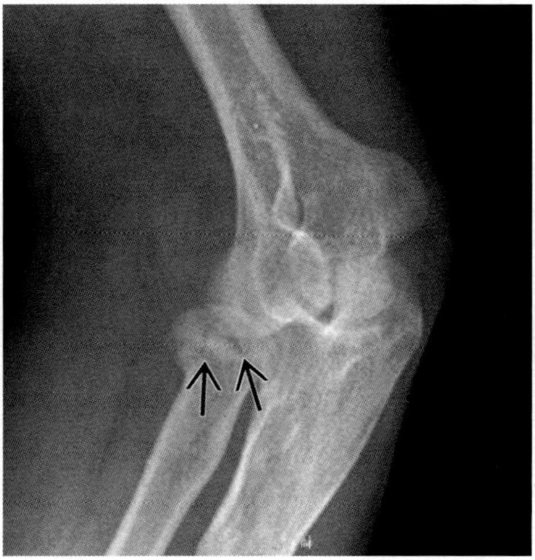

桡骨头骨折。斜位片显示桡骨头粉碎性骨折（箭头）。骨折延伸至关节面。

要点

- 同义词：肘关节骨折
- 典型影像学表现
  - 桡骨头骨折，轻微移位，伴有关节积血
    - 肘关节前和（或）后脂肪垫移位
- 其他要点
  - 可能与桡尺骨间膜损伤相关
  - 其他相关骨折
    - Colles 骨折
    - 舟骨骨折
    - 其他桡骨远端、尺骨和腕骨骨折
    - 桡侧肱骨小头骨折

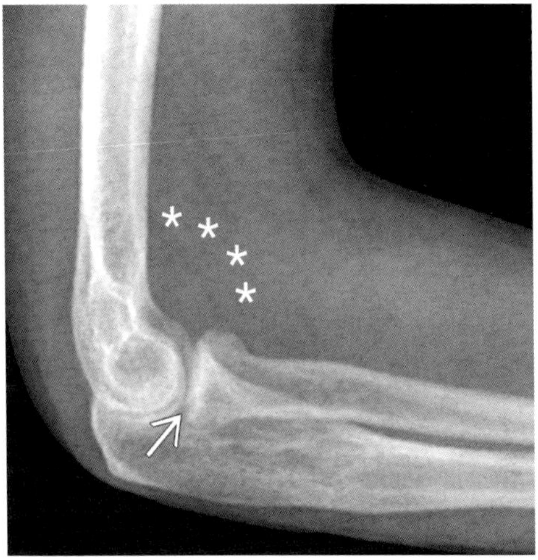

桡骨头骨折。肘关节侧位片显示前方脂肪垫移位，提示有大的血肿（星号）。关节内骨折表现为轻微的骨皮质不规则（箭头）。

影像学表现

一般特征

- 最佳影像学线索：侧位片肘关节脂肪垫的移位
- 骨折常沿桡骨外侧关节面分布
- 通常为垂直方向
- 可以看到桡骨头表面阶梯状改变或陡峭成角
- 旋后肌筋膜层面中断

CT 表现

- 对严重的粉碎性骨折和肘关节脱位的患者有帮助

MR 表现

- 诊断较困难时可以极大地提高诊断的敏感性
- T1WI
  - 骨折线呈低信号
- T2WI
  - 骨折线呈低信号
  - 骨髓水肿

  - 渗出呈高信号
  - 有助于除外相关的侧副韧带损伤
    - 可能导致关节不稳

推荐的影像学检查方法

- 平片
  - 前后位、侧位和斜位
  - 前后位和侧位片上骨折可能是不显示的
  - 桡骨头位
    - 中立位旋转前臂
    - 球管向头侧呈 45° 角
- CT
  - 用于粉碎性骨折或平片诊断不清时
- MR
  - 用于临床高度怀疑但是平片显示正常的病例
  - 评价相关的软组织损伤
- 当桡骨头骨折呈粉碎性时应对腕关节进行平片检查
  - Essex-Lopresti 骨折
    - 桡骨头粉碎性骨折合并桡尺半脱位

鉴别诊断

桡骨颈骨折

- 更常见于小儿
  - 桡骨颈骨折但桡骨头完整
  - 在影像学上骨折表现不同

肱骨远端骨折

- 在影像学上骨折表现不同

病理

概述

- 桡骨头前外侧缺乏软骨下骨导致大多数骨折发生在前外侧
- 病因-发病机制
  - 摔倒时手呈伸展位置

        - 外力沿桡骨长轴传导
        - 桡骨头在肱骨小头作用下压缩
- 流行病学
    - 成人肘关节最常见的损伤
        - 占成人肘关节损伤的50%
        - 占儿童肘关节损伤的15%
        - 在儿童髁上骨折更常见

分类

- 桡骨头骨折的Mason分类
    - 1型——移位小于2mm
    - 2型——轻度移位，并有凹陷、成角和压缩
    - 3型——整个桡骨头呈粉碎性

临床要点

临床表现

- 触诊桡骨头压痛
- 旋前或旋后时关节不稳
- 旋后时骨摩擦音

治疗

- 固定适用于无移位的骨折
- 对于桡骨头严重的粉碎性骨折，可能要行桡骨头切除

预后

- 无移位骨折或早期成功复位者不影响或轻度影响肘关节伸展
- 移位骨折或延迟治疗者
    - 关节活动长期受限
    - 创伤性关节炎
    - 骨化性肌炎

参考文献

1. Ring D et al: Mini-symposium: elbow problems, III: Elbow fractures in the adult. Current Orthopaedics. 11:242-48, 1997
2. Pitt MJ et al: Imaging of the elbow with an emphasis on trauma. Radiol Clin North Am. 28:293-305, 1990
3. Mason ML: Some observations on fractures of the head of the radius with a review of 100 cases. Br J Surg. 43:123-132, 1954

Monteggia 骨折

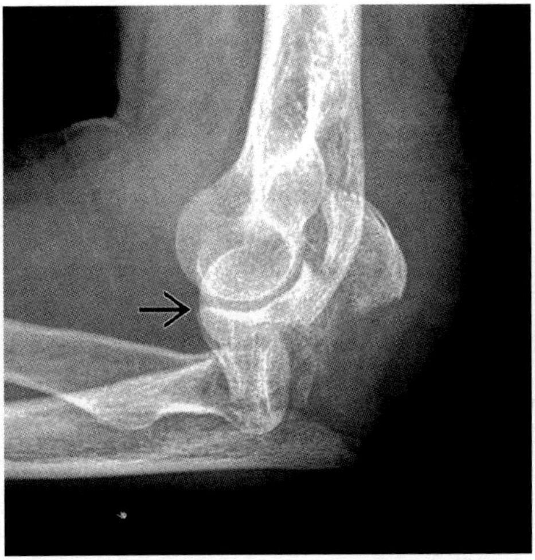

Monteggia 骨折。肘关节侧位片显示尺骨粉碎性骨折，通过鹰嘴。桡骨头向后脱位，与肱骨小头分离（箭头）。

要点

- 同义词：前臂骨折/脱位
- 定义：尺骨骨折伴有桡骨头脱位
- 典型影像学表现
  - 尺骨近端骨折，桡骨头前脱位

影像学表现

平片表现

- 骨折通过尺骨近端或中 1/3
- 桡骨头脱位
  - 脱位可能是轻微的
  - 可以前脱位或后脱位
  - 在任何投照位置桡骨长轴与肱骨小头应该在一条线上（桡骨-肱骨小头线）

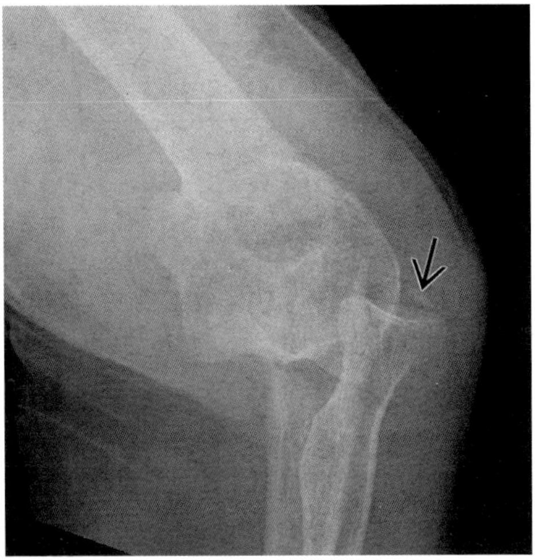

Monteggia 骨折。肘关节斜位片显示桡骨头后脱位。提示肱骨小头骨折片（箭头）。

- 桡骨头脱位的方向通常与尺骨骨折的方向是同一方向
- 尺骨骨折通常呈横形或轻度斜形，粉碎性不常见

CT 表现

- 复位后 CT 有助于确定骨折和内部的碎骨片

MR 表现

- 有助于确定软组织损伤
    - 韧带损伤
    - 软骨缺损

推荐的影像学检查方法

- 前臂前后位、侧位平片
- 肘关节四位置平片
    - 桡骨头脱位在前臂的前后位和侧位片上可不明显

鉴别诊断

Galeazzi 骨折

- 桡骨远端骨折合并远端桡尺关节脱位

Nightstick 骨折

- 仅有尺骨骨折，无桡骨头脱位

病理

概述

- 病因-发病机制
  - 最常见于摔倒时手臂伸展并被迫旋前
  - 对前臂的直接撞击也可能导致这种损伤
  - 当尺骨骨折时外力沿骨间膜传导，使桡骨近端移位
- 流行病学
  - 占所有前臂骨折的 1%～2%

分类

- Bado
  - Ⅰ型——尺骨近端或中 1/3 骨折伴桡骨头前脱位
  - Ⅱ型——尺骨近端或中 1/3 骨折伴桡骨头后脱位
  - Ⅲ型——尺骨干骺端骨折伴桡骨头外侧脱位
  - Ⅳ型——尺骨和桡骨近端或中 1/3 骨折伴桡骨头前脱位

临床要点

临床表现

- 肘关节疼痛，肿胀，畸形
- 肘关节骨摩擦音
- 肘关节屈曲和旋转受限

自然病程

- 并发症
  - 桡神经损伤
  - 骨折断端愈合不良或不愈合
  - 桡骨头复发性脱位
  - 桡骨与尺骨骨性融合

治疗

- 成人闭合性 Monteggia 骨折
  - 桡骨头脱位应该紧急复位，随后选择性地进行尺骨骨折内

固定

- 儿童闭合性 Monteggia 骨折
  - 复位固定
- 开放性骨折脱位
  - 对所有病人需要切开复位内固定

预后

- 如果及时诊断，充分复位和稳固地固定，通常预后良好

参考文献

1. Perron AD et al: Orthopedic pitfalls in the ED: Galeazzi and Monteggia fracture-dislocation. Am J Emerg Med. 19:225-8, 2001
2. Ring D et al: Monteggia fractures in children and adults. J Am Acad Orthop Surg. 6:215-24, 1998
3. Ring D et al: Monteggia fractures in adults. J Bone Joint Surg Am. 80:1733-44, 1998

Colles 骨折

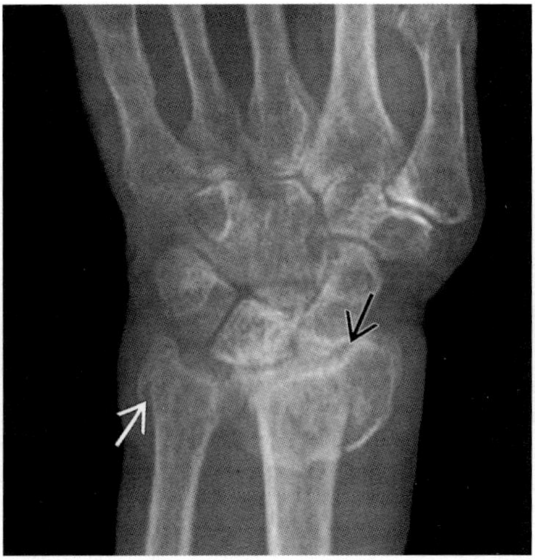

Colles 骨折。腕关节前后位片显示桡骨远端横形、粉碎性、嵌插骨折。注意累及桡腕关节（黑箭头）。合并尺骨茎突骨折（白箭头）。

要点

- 同义词：腕关节骨折，桡骨和尺骨远端骨折
- 定义：桡骨远端横形骨折，向背侧成角、移位和嵌插
- 典型影像学表现
  - 桡骨远端横形骨折
  - 距离关节面约 2.5cm
  - 向背侧成角
  - 向背侧移位
  - 向背侧嵌插
  - 可以合并尺骨茎突骨折
- 其他要点
  - 前臂最常见的骨折
  - 早于 X 线发现的最初描述
    - 最初的描述不包括 X 线所提供的精确的解剖细节

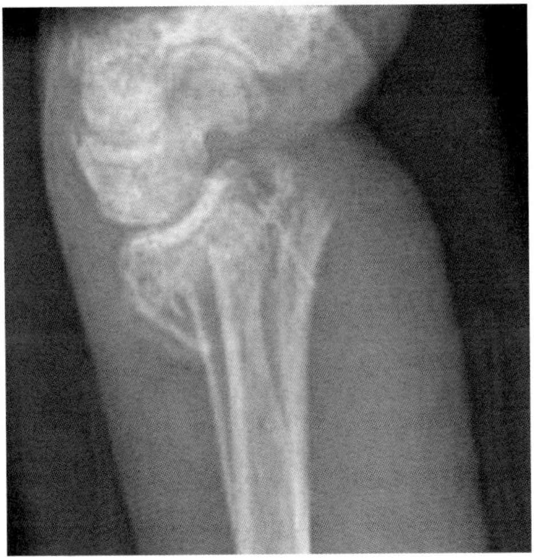

Colles 骨折。腕关节侧位片显示向背侧成角移位。嵌插的程度显示得非常清晰。

- 老年人常合并其他骨折
  - 桡骨头骨折
  - 9%的近端肱骨骨折并发桡骨远端骨折
  - 8%的髋关节骨折并发桡骨远端骨折

影像学表现

一般特征

- 桡骨远端横形骨折
- 常为粉碎性
- 70%累及桡腕关节和（或）桡尺关节
  - 35%二者同时受累
  - 桡骨关节面碎裂常见
    - 背侧碎裂最明显
- 嵌插
  - 桡骨背外侧嵌插的程度较大
- 60%合并尺骨茎突骨折
  - 合并尺骨颈或尺骨头骨折少见

CT 表现

- 显示是否累及关节面
- 有助于制定手术计划
- 评价平片不能明确诊断的病例

MR 表现

- 有助于评价相关的损伤
  - 急性腕管综合征中的正中神经损伤
  - 三角纤维软骨撕裂
    - 见于 40%～78%的桡骨远端骨折
  - 腕骨韧带损伤
    - 见于 50%的桡骨远端骨折

推荐的影像学检查方法

- 标准腕关节四位置平片
- 必须考虑其他的检查以明确是否有其他可能的损伤
  - 肱骨近端骨折
  - 髋关节骨折
  - 腕骨骨折/脱位
  - 软组织损伤

鉴别诊断

其他桡骨和尺骨远端骨折

- 反 Colles（Smith）骨折，Barton 骨折，司机骨折，Hutchinson 骨折
- 在影像学上表现不同

腕骨骨折

- 在影像学上表现不同

病理

概述

- 病因-发病机制
  - 摔倒时手伸展着地
  - 桡骨背侧关节面受挤压

        - 导致后缘骨皮质粉碎
    - 前部关节面受到压力
        - 导致前缘骨皮质向背侧成角移位
- 流行病学
    - 在老年人中最常见
        - 绝经期后的妇女更常见
        - 到 60 岁为止女性发病率较一般人群多 6 倍
    - 在年轻人是由于摩托车或者汽车碰撞
        - 撞击力量很大，会形成更加复杂的骨折
        - 常合并腕骨骨折脱位

分类

- 修订的 Frykman 分类
    - 桡骨远端关节外骨折
    - 桡骨远端关节外骨折合并尺骨茎突骨折
    - 桡腕关节关节内骨折
    - 桡腕关节关节内骨折合并尺骨茎突骨折
    - 桡腕关节和桡尺关节粉碎性关节内骨折
    - 桡腕关节和桡尺关节粉碎性关节内骨折合并尺骨茎突骨折

临床要点

临床表现

- 疼痛，肿胀，腕关节向后成角

自然病程

- 疼痛
- 不能活动，无力
- 一旦固定去除可产生畸形
- 偶尔发生急性腕管综合征
- 偶尔交感反射减弱

治疗

- 闭合复位固定，恢复桡骨长度
- 切开固定
    - 当外固定后仍然对线不良

- 关节错位大于 2mm
- 急性腕管综合征

预后

- 50%以上的病例预后不良

参考文献

1. Ritchie JV et al: Emergency department evaluation and treatment of wrist injuries. Emerg Med Clin North Am. 17:823-42, 1999
2. Eustace S et al: Emergency MR imaging of orthopedic trauma. Current and future directions. Radiol Clin North Am. 37:975-94, 1999
3. Spence LD et al: MRI of fractures of the distal radius: Comparison with conventional radiographs. Skeletal Radiol. 27:244-9, 1998

舟骨骨折

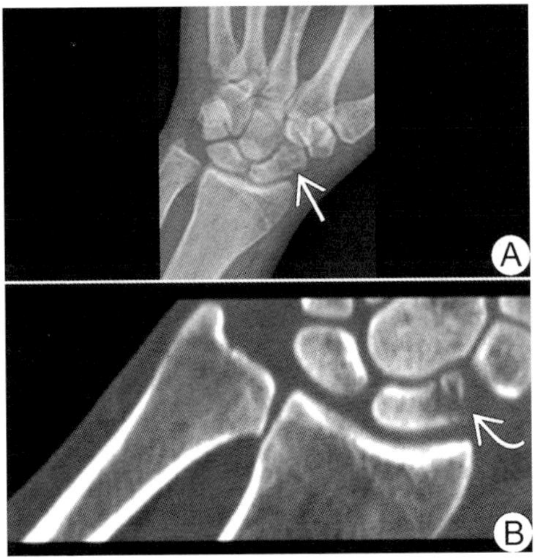

舟骨骨折。（A）腕关节前后位片显示骨折通过舟骨腰部（箭头）。通过桡腕关节层面舟骨冠状位 CT 重建证实舟骨腰部骨折（弯箭头）。

要点

- 同义词：腕舟骨骨折
- 定义：舟骨外伤
- 典型影像学表现
  - 骨折轻微移位，具有特征性
  - 横形或者轻度斜形透亮骨折线
- 其他要点
  - 最常见的腕骨骨折
  - 通常是由于摔倒时手掌伸展背屈着地引起
  - 最常见于年轻人
  - 可能导致骨折不愈合或者近段缺血坏死
    - 动脉血供从远端进入
    - 供应近段的血供由于骨折而中断

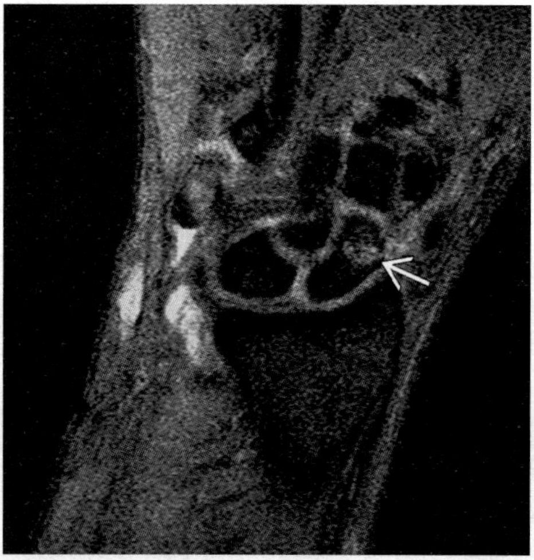

舟骨骨折。冠状位梯度回波图像显示舟骨骨髓水肿致信号增高（箭头）。

影像学表现

一般特征

- 根据腕关节前后位片诊断
  - 舟骨结节骨折可能仅在斜位片和侧位片上显示
  - 舟骨腰部骨折在斜位片上显示更好
  - 舟骨近端骨折在前后位片上可很清楚地显示
- 多数骨折与舟骨长轴垂直或者轻度倾斜

CT 表现

- 可以显示平片上隐匿的骨折
- 以舟骨长轴为参照，多排 CT 可以进行高分辨冠状位和矢状位重建

MR 表现

- T1WI 可以提供解剖信息
  - 骨折线本身呈低信号
  - 遍及舟骨的低信号代表骨髓水肿
- STIR 可进行快速检查且敏感性很高
  - 未出现高信号可排除骨折

- 当出现骨髓水肿时在 T1WI 可以证实骨折的存在

骨闪烁扫描法表现

- 可以支持舟骨骨折的诊断
  - 在 48h 到 1 周内扫描可以是阴性
- 重叠的软组织放射性核素摄取可能导致假阳性

推荐的影像学检查方法

- 平片检查包括 4 个位置
  - 前后位
  - 侧位
  - 45° 斜位
  - 尺侧偏斜前后位（舟骨位）
- MDCT
  - 1.25mm 轴位像
    - 软组织和骨算法
  - 相对于舟骨长轴行矢状位和冠状位重建
- MR
  - 显示外伤
    - 冠状位 T1
    - 冠状位 STIR

鉴别诊断

无骨折的软组织损伤

- 影像检查可除外骨折

假性骨折

- 骨内骨小梁边缘可能被误认为骨折
- 沿舟骨腰部桡骨边缘突出的结节可能被误认为骨折

病理

概述

- 病因-发病机制
  - 摔倒时手掌着地，伸展背屈
    - 近侧腕骨和远侧腕骨之间的夹角施加力量在狭窄的舟骨

腰部

- 流行病学
  - 最常见于15～40岁
    - 很少发生在儿童
    - 40岁后发病率明显下降
    - 60岁后几乎不发生

分期标准

- 修订的Herbert分期
  - 急性稳定期
  - 急性不稳定期
  - 延迟愈合期
  - 确定不愈合期

临床要点

临床表现

- 鼻烟窝疼痛
  - 较高的阴性预测值
  - 仅有50%～60%的阳性预测值

自然病程

- 5%～10%延迟愈合或不愈合
- 30%以上缺血坏死

治疗

- 对于稳定性的损伤石膏固定
- 对于不稳定损伤行螺钉固定和（或）骨移植

预后

- 要根据骨折的位置和诊断的时间
  - 越远端的骨折，诊断越早，预后越好

参考文献

1. Eustace, S et al: MR Imaging of acute orthopedic trauma to the extremities. Radiol. Clin. North Am. 35:615, 1997
2. Hunter, JC et al: MR imaging of clinically suspected scaphoid fractures. A.J.R. 168:1287, 1997
3. Hindman, BW et al: Occult fractures of the carpals and metacarpals: Demonstration by CT. A.J.R. 153:529, 1989

第一掌骨骨折

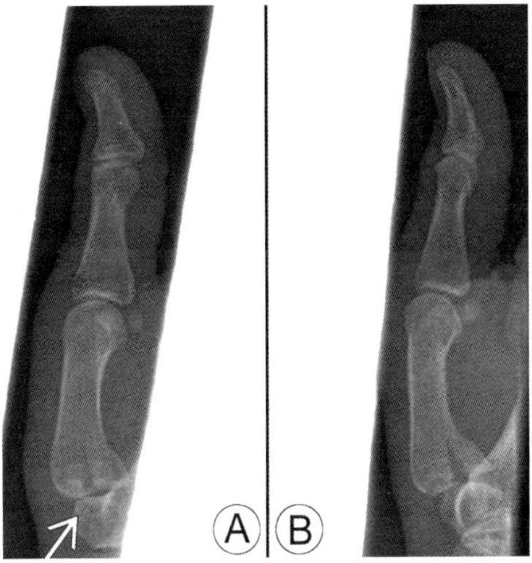

Bennett 骨折。(A) 拇指斜位片显示 Bennett 骨折。损伤位于第一掌骨基底部，沿拇指长轴方向（箭头）。(B) 侧位片显示 Bennett 骨折向背桡侧移位的特点。

要点

- 同义词：Bennett 骨折和 Rolando 骨折
- 定义：第一掌骨关节内骨折
  - Bennett——单发的关节内骨折，伴有背桡侧脱位
  - Rolando——大多角骨掌骨关节内骨折
- 典型影像学表现
  - 第一掌骨基底部透亮线
- 关于这两种骨折的其他要点
  - 必须与位于掌指关节远端的关节外骨折相鉴别
    - 通常为横形骨折
    - 位于近端干骺端-骨干连接处
    - 更适于保守治疗

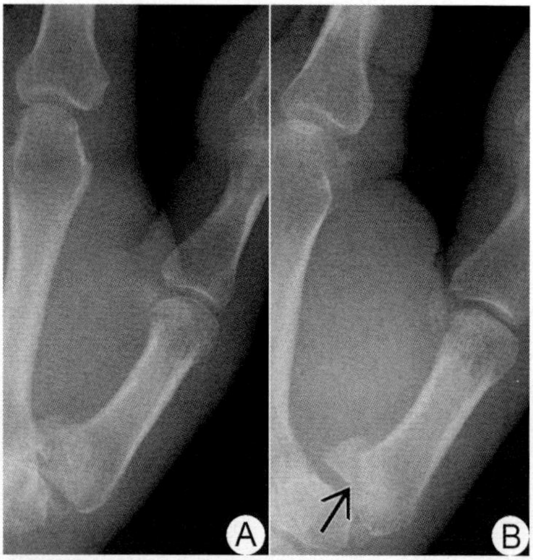

Rolando 骨折。（A）拇指前后位片显示第一掌骨基底部骨折。（B）显示延伸到关节内（箭头）。

影像学表现

一般特征

- Bennett 骨折
  - 关节内骨折/第一掌骨基底部脱位
    - 斜形骨折线伴有掌骨基底部尺侧的三角形骨片
  - 掌骨前方较小的骨折片与大多角骨对线良好
    - 由前斜韧带附着在大多角骨上
  - 拇长展肌的持续作用力导致向桡背侧移位
- Rolando 骨折
  - 呈 T 或 Y 形
  - 骨片位于掌侧和背侧
    - 附着于腕骨掌侧的韧带作用于掌侧断端
    - 拇长展肌肌腱附着于背侧断端

CT 表现

- 有助于确定粉碎性骨折和半脱位的程度

MR 表现

- 有助于评价相关的肌腱和韧带的损伤

推荐的影像学检查方法

- 手的标准前后位、侧位和斜位片
- 可能需要牵引以评价 Rolando 骨折粉碎的程度
- 如果需要 CT 有助于进一步明确损伤
- MR 用于评价软组织损伤

鉴别诊断

第一掌骨关节外骨折

- 位于第一掌骨近端，骨折线呈横形
- 通常闭合复位可愈合

第一掌骨粉碎性骨折

- 骨折块超过三块以上
- Pilon 型骨折关节面压缩变扁

第一腕掌关节脱位

- 几乎不单独发生，常合并相关的骨折

病理

概述

- 病因-发病机制
    - 外力通过轴向传导作用于轻度屈曲的第一掌骨所致
        - 常见于拳击伤
- 流行病学
    - Bennett 骨折
        - 最常见的第一掌骨骨折
    - Rolando 骨折
        - 少见的第一掌骨骨折

分类

- 第一掌骨关节内骨折
    - Bennett 骨折
    - Rolando 骨折
- 第一掌骨关节外骨折
    - 横形骨折

- 斜形骨折
- 骨骺骨折

临床要点

临床表现

- 拇指基底部肿胀疼痛
- 活动受限，腕掌关节不稳常见

自然病程

- 必须被发现并治疗以防止严重的骨关节炎、活动丧失和疼痛

治疗

- 闭合复位并“人”字形绷带固定对于一些病例可能是有效的
  - 小的撕脱骨折
  - 关节错位小于 1mm
  - 轻微的关节不稳
    - 必须拍摄各位置的平片以检测闭合复位的情况
- 常需要内固定
  - 半脱位
    - 拇长展肌的作用导致背侧和桡侧移位
  - 超过 1mm 的关节错位是手术的指征
  - 不稳定骨折

预后

- 与损伤的复杂性密切相关
  - 预后良好
    - 稳定骨折
    - 单纯骨折
    - 有限的韧带损伤
  - 预后不良
    - 粉碎性骨折（Rolando 骨折）
    - 关节面损伤
    - 韧带损伤
    - 不稳定骨折

参考文献

1. Soyer AD: Fractures of the base of the first metacarpal: Current treatment options. J Am Acad Orthop Surg. 6:403-12, 1999
2. Kahler DM: Fractures and dislocations of the base of the thumb. J South Orthop Assoc. 4:69-76, 1995
3. Bennet EH: Fractures of the metacarpal bones. Dublin Med Sci J. 73:72-75, 1882

指骨骨折

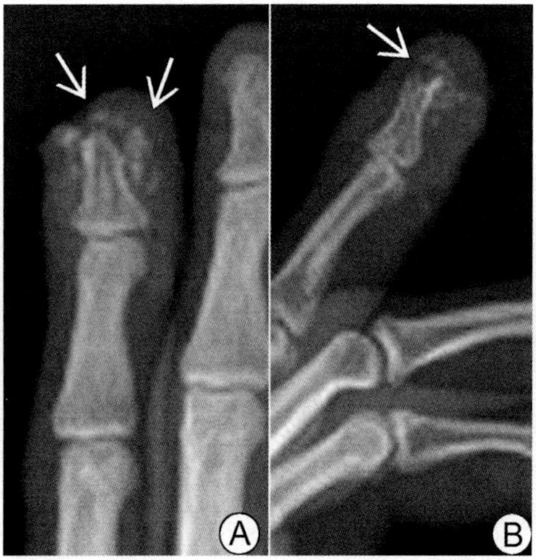

指骨骨折。第二指骨（A）斜位片和（B）侧位片显示远端指骨粉碎性骨折并有移位，周围软组织撕裂（箭头）。

要点

- 同义词：指骨断裂，指骨挤压伤，指骨压碎
- 定义：某一指骨骨皮质不连续
- 典型影像学表现：指骨骨折处透亮线通过
- 相关损伤
  - 软组织撕裂
  - 韧带损伤
- 分类
  - 近端指骨
    - 副韧带撕脱骨折（猎场看守人指）
    - 近端指骨基底部骨折伴有背侧成角
    - 近端指间关节向背侧骨折脱位
  - 中节指骨
    - 骨干斜形或横形骨折

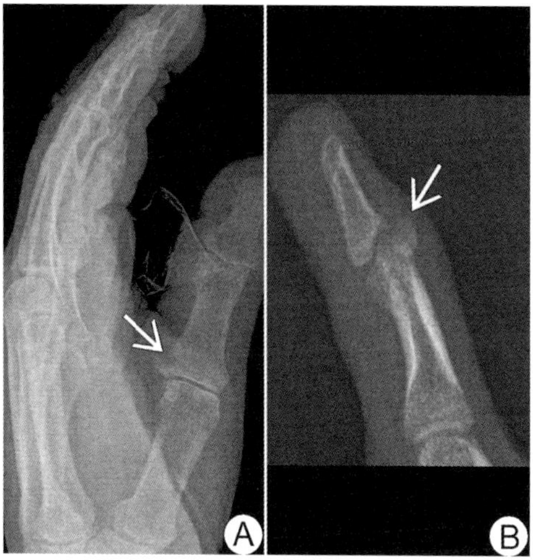

指骨骨折。(A) 第一指骨斜位片显示拇指近节指骨基底部撕脱骨折（猎场看守人拇指）。(B) 第二指骨侧位片显示远节指骨背侧部分撕脱骨折并有软组织肿胀（槌棒指）（箭头）。

- 近侧指间关节中节指骨基底部撕脱骨折（掌板骨折）
- 远节指骨
    - 粗隆骨折
    - 指间关节骨折脱位（槌棒指）

影像学表现

一般特征

- 最佳影像学线索：显示骨折透亮线通过骨质

平片表现

- 伤指前后位
    - 远节指骨粗隆粉碎性骨折
- 伤指侧位应无骨质重叠
    - 槌棒指和掌板损伤
- 伤指斜位
    - 副韧带引起的撕脱骨折

CT 表现

- 不是常规检查项目
- 确定关节内受累的程度

MR 表现

- 不是常规检查项目
- 评价韧带的损伤
    - T1WI：解剖位置
    - T2WI：损伤区域内呈高信号

推荐的影像学检查方法

- 通常平片就可诊断指骨骨折
- 如果常规位置未发现明确骨折，但是临床怀疑骨折时投照应力位
- CT 有助于术前计划和对骨折移位的评价
    - 1mm 层厚轴位图像
    - 矢状位和冠状位重建
    - 骨和软组织算法
- MR 在急性创伤检查中的应用
    - 不是常规检查
    - STIR 和 T1WI 序列

鉴别诊断

韧带损伤

- 可能与骨折有类似的临床表现
- 平片有助于显示潜在的骨折

病理

概述

- 病因-发病机制
    - 近端指间关节骨折
        - 轴位方向撞击手指
        - 过伸旋转损伤
    - 中节指骨：中节指骨基底部掌侧过伸致撕脱骨折（掌板骨

折）
    - 远节指骨
        - 粗隆：挤压伤
        - 远节指骨基底部撕脱：伸展的指骨末端受到撞击
- 流行病学
    - 最常见的指骨骨折位于远节指骨
    - 占所有骨折的10%以上

分期或分级标准

- 根据部位、骨折方向和移位程度
    - 稳定骨折
        - 粗隆骨折，骨皮质完整的无移位骨折
    - 不稳定骨折
        - 指骨间单侧髁或者双侧髁骨折
        - 近节指骨和中节指骨骨折伴骨干移位

临床要点

临床表现

- 肿胀，瘀斑，活动度下降，畸形

自然病程

- 活动受限
- 早期有骨关节炎改变
- 畸形

治疗

- 相关软组织损伤的治疗
- 无移位，稳定骨折
    - 闭合复位并夹板固定
    - 早期复原
- 移位骨折
    - 经皮牵引
- 复杂的指骨骨折
    - 微型螺丝钉和钢板

预后

- 如果早期发现并合理治疗，预后良好

- 近节指骨骨折可能会使伸肌和屈肌粘连，破坏活动机制，使手指活动丧失

参考文献

1. Lubahn JD et al: Fractures of the distal interphalangeal joint. Clin. Orthop. 327:12-20, 1996
2. Gonzalez MH et al: Intramedullary nailing of proximal phalangeal fractures. J Hand Surg. 20(5):808-12, 1995
3. Weiss AP et al: Distal unicondylar fractures of the proximal phalanx. J Hand Surg [Am]. 18(4):594, 1993

骨盆骨折

骶骨骨折

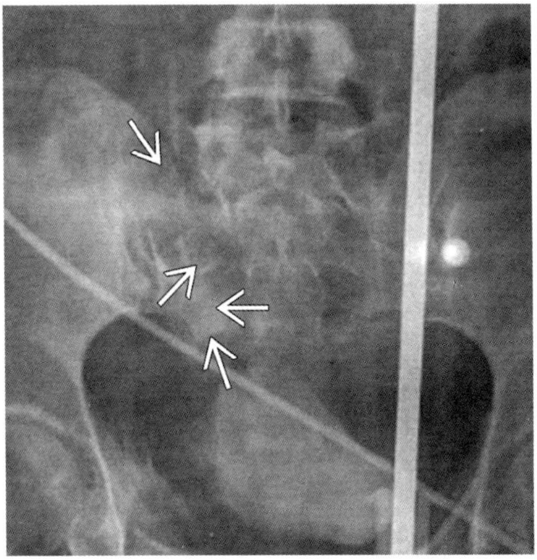

骶骨骨折。在急救平板上拍摄骨盆前后位片，显示弓形线断裂（箭头），提示有纵形骨折。注意：对侧弓形线是正常的。

要点

- 同义词：骶骨破裂
- 定义：骶骨的断裂
- 大多数骶骨骨折与骨盆或腰椎骨折是同时发生的
  - 不到5%的骶骨骨折仅累及骶骨
- 分类
  - 纵形：复合性骨盆骨折的一部分，占病例的90%
  - 横形：直接外力导致，8%以上的病例通过骶骨翼或骶骨弓
    - U形骨折：横形骨折的变异，外力轴向传导致骨折线通过双侧骶孔

影像学表现

一般特征

- 最佳影像学线索

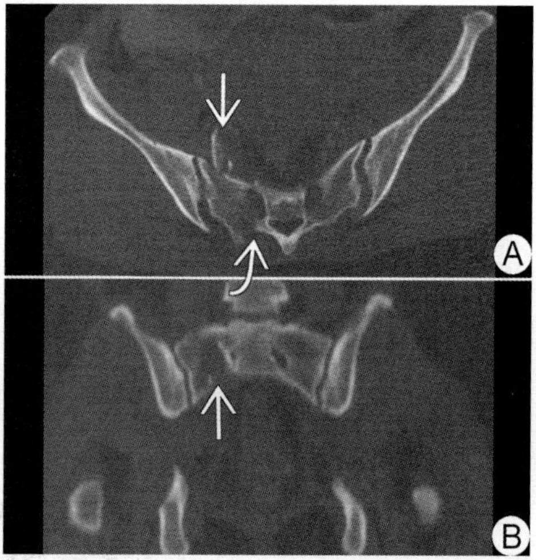

骶骨骨折。(A) 轴位骨盆 CT 扫描显示粉碎性骨折，骨折片向前移位（箭头）。注意骶孔断裂（弯箭头）。(B) 同一患者冠状位重建显示垂直骨折（箭头）。

  - 明确骨折透亮线
  - 骶骨弓状线断裂
- 其他一般特征
  - 出现骶前血肿提示急性骶骨骨折
  - 横形损伤骨折线可能与扫描平面平行而漏诊
  - 单发骨折通常为横形骨折
    - 高位横形（S1 或 S2）骨折由高能量损伤如坠落伤所致
    - 低位横形（S3 或 S4）骨折是由于直接撞击所致
- 解剖：骶骨体，骶骨翼，成对的骶孔

平片表现

- 骨盆前后位：骶孔上缘的弧形线不连续提示纵形骨折
- 骨盆侧位片：骨折片重叠移位
- 骨盆上口位：骶前孔骨折
- 骨盆下口位：骶骨体、骶骨翼包括所有的骶孔线骨折

CT 表现

- 冠状位：显示纵形骨折

- 矢状位：能显示高位横形骨折的重叠部分
- 轴位：显示斜形和纵形骨折

MR 表现

- T1WI：骨折线呈线样低信号
- T2WI：骨折线呈线样高信号，并周围高信号水肿

推荐的影像学检查方法

- 骨盆平片应该是首选的影像学方法
    - 依病人的情况而定
- CT
    - 能更详细地描述骨折方向
    - 观察骶孔累及的程度
    - 评价相关的损伤
- 对于平片显示不清的骨折而临床高度怀疑时可进行 MR 检查

病理

- 无相关内容

鉴别诊断

骶骨不完全骨折

- 见于各种原因引起的骨质疏松症，由于生理性的应力作用于脆弱的骨质而引起
- 局限在髂骨翼者具有特征性的表现（Honda 征），近关节旁，纵形

临床要点

临床表现

- 髂骨压痛，无明确特异性神经体征

治疗

- 与稳定性有关
    - 如果稳定可保守治疗
    - 不稳定者复位并固定

预后

- 多种多样，与神经损伤有关

参考文献

1. Carter TR et al: Pubic diastases with longitudinal fracture of the sacral body: Case report. J. Trauma. 30:627, 1990
2. Denis F et al: Sacral fractures: An important problem. Retrospective analysis of 236 cases. Clin. Orthop. 227:67, 1988
3. Jackson H et al: The sacral arcuate lines in upper sacral fractures. Radiology. 145:35, 1982

纵向剪切骨盆损伤

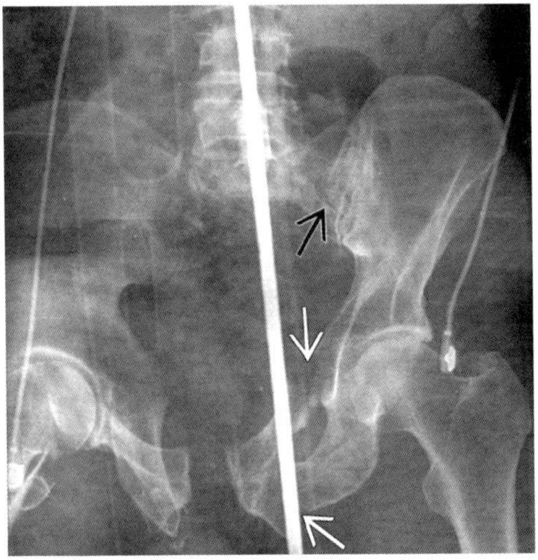

纵向剪切骨盆损伤。骨盆前后位平片。左侧耻骨上下支骨折（白箭头）。骶骨翼骨折（黑箭头）。耻骨联合增宽明显。左半骨盆纵向移位，使这种损伤明显区别于前部压缩骨折。

要点

- 同义词：Malgaigne 骨折
- 定义：外力经轴向传导至骨盆一侧引起的骨盆不稳定性骨折
- 典型影像学表现
  - 一侧骨盆纵向移位
- 其他要点
  - 通常是由于坠落或者机动车相撞引起
  - 常伴随其他损伤，因为引起此种损伤的外力常会导致其他损伤
    - 创伤性的脑损伤 51%
    - 长骨骨折 48%
    - 胸部损伤 20%
    - 男性尿道损伤 15%

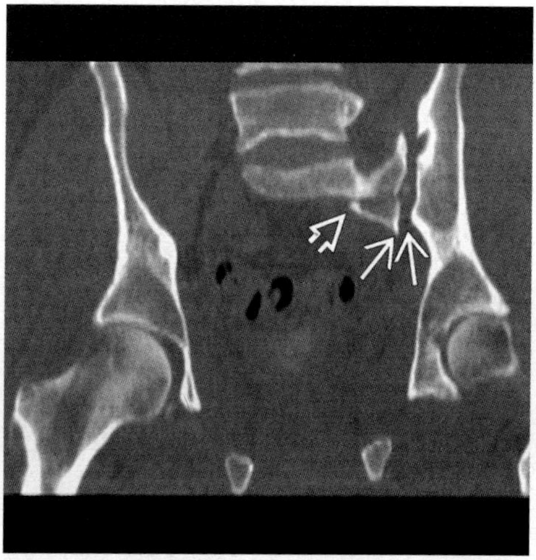

骨盆纵形剪切骨折。(A) 通过左侧骶髂关节层面 CT 扫描冠状位重建骶髂关节分离，左半骨盆纵向移位(箭头)，合并骶骨翼骨折(空心箭头)。

- 腹腔内脏器损伤 7%～10%

影像学表现

一般特征

- 前部骨盆
  - 耻骨上下支骨折
- 后部骨盆
  - 同侧骶骨翼纵形骨折
- 与前方压缩骨盆骨折不同的是一侧骨盆纵向移位

平片表现

- 前后位平片只是作为外伤检查中一系列平片中的一部分，还需要其他体位来进一步检查
- 骨盆上口位
  - 可显示前后移位，内旋/外旋和骶骨骨折
- 骨盆下口位
  - 显示纵向移位

  - 可评价骶孔情况

CT 表现

- CT 可以更好地显示和明确骨盆环骨折复杂的空间位置关系
- 同时可评价相关的腹腔和盆腔损伤
  - 盆腔出血
  - 膀胱损伤
  - 实性器官损伤

MR 表现

- 在评价骨盆环骨折时不作为常规检查方法

血管造影表现

- 栓塞可能用于治疗威胁生命的骨盆出血

推荐的影像学检查方法

- 骨盆平片
- 薄层 CT，使用矢状位、冠状位和 3D 重建
- 骨盆环骨折或病人出现血尿时可进行 CT 膀胱造影
- 男性尿道出血可行逆行尿路造影检查

鉴别诊断

髋臼骨折

- 影像学表现不同，可加以区别

骨盆不全骨折

- 老年患者
- 引起损伤的外力较小

其他骨盆环骨折

- 影像学表现不同，可加以区别

病理

概述

- 病因-发病机制
  - 受伤机制是外力的分量从股骨传导到同侧骨盆而引起损伤
- 流行病学
  - 占骨盆环骨折的 6%～16%

骨盆环骨折的分类

- 纵向剪切骨盆骨折
- 侧方压缩骨盆骨折
- 前方压缩骨盆骨折

临床要点

临床表现

- 骨盆疼痛
- 骨盆不稳
- 由于一侧骨盆纵向升高导致同侧下肢缩短

自然病程

- 骨盆环骨折总的死亡率约6%
  - 骨盆出血39%
  - 外伤性脑损伤31%
  - 多脏器衰竭30%
- 急性并发症
  - 骨盆出血发生在75%以上的患者
  - 膀胱损伤
    - 骨盆骨折而引起腹膜外破裂
  - 由于破坏骨盆环的剪切力引起的尿道损伤
  - 神经损伤
    - 骶丛
    - 骶神经根
    - 坐骨神经
- 早期和晚期并发症
  - 血栓栓塞性疾病；疼痛；骨折愈合不良；骨关节炎

治疗

- 外固定装置立即固定以减少出血
- 对无法控制的出血进行栓塞
- 切开复位内固定

预后

- 与治疗后残留的畸形有关

- 很少或没有残留畸形
  - 占12%～18%
- 残留畸形
  - 发病率为70%以上

参考文献

1. Hunter JC et al: Pelvic and acetabular trauma. Radiol Clin North Am. 35: 559-90, 1997
2. McCort JJ et al: Bladder injury and pelvic fractures. Emerg Radiol. 1:47-51, 1994
3. Burgess AR et al: Pelvic ring disruptions: Effective classification system and treatment protocols. J Trauma. 30:848-56, 1990

骨盆侧方压缩骨折

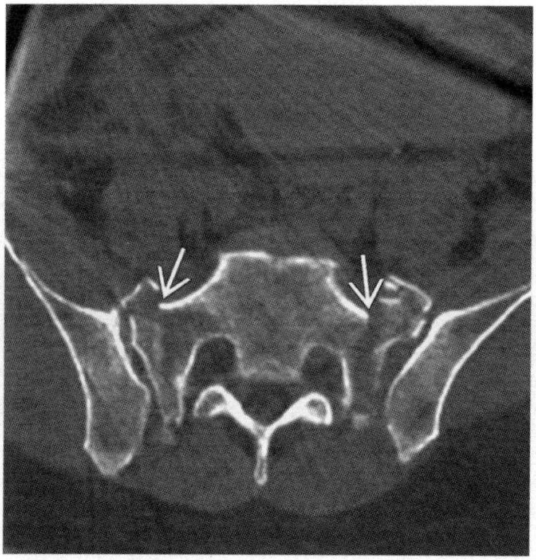

侧方压缩骨折。骶髂关节轴位 CT 扫描显示双侧骶骨翼粉碎性骨折（箭头）。

要点

- 同义词：侧方骨盆环骨折
- 定义：高能量的外力作用于骨盆侧方，引起骨盆骨折
- 典型影像学表现
  - 双侧耻骨上下支骨折，伴有骶骨翼骨折
- 其他要点
  - 最常见的骨盆环骨折
  - 相关的血管损伤较其他类型的骨盆环骨折少见
  - 由于造成这种骨折的外力很大，常伴随其他损伤
    - 创伤性的脑损伤 51%
    - 长骨骨折 48%
    - 胸部损伤 20%
    - 男性尿道损伤 15%
    - 腹腔内脏器损伤 7%～10%

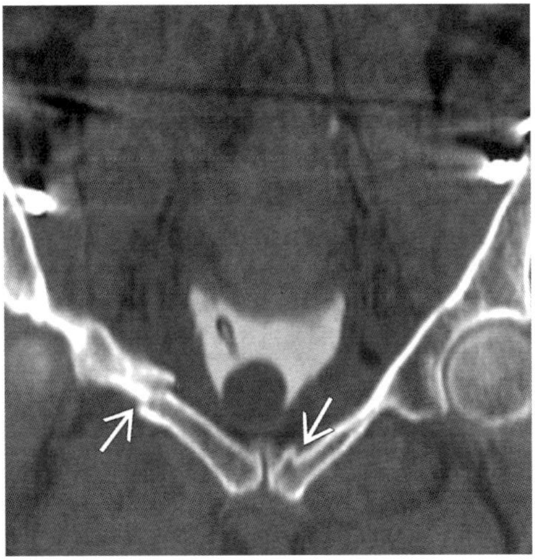

侧方压缩骨折。通过耻骨联合层面冠状位重建显示双侧耻骨上支骨折（箭头）。双侧骨折断端重叠较有特征性。CT 检查前在急诊室进行了外固定，CT 扫描可见伪影。

影像学表现

一般特征

- 骶骨骨折变形
  - 骶骨垂直骨折
- 耻骨上下支骨折，常为横形
- 耻骨骨折断端重叠
- 也可出现髂骨翼骨折
- 损伤侧骨盆内旋

平片发现

- 平片有时显示骨折较轻微
  - 骶骨岬和神经孔轻微的骨皮质断裂
- 前后位平片只是作为外伤系列检查的一部分，需要进一步检查
- 骨盆上口位
  - 显示前后移位，内/外旋和骶骨骨折
- 骨盆下口位

  - 显示垂直移位
  - 评价骶孔情况

CT 表现

- CT 能够更加清晰地显示骨盆环骨折，并明确其复杂的空间位置关系
- 同时评价相关的腹腔和盆腔损伤
  - 骨盆出血；膀胱损伤；实性器官损伤

MR 表现

- 在评价骨盆环骨折时不作为常规检查

血管造影表现

- 当骨盆出血威胁生命时可行栓塞治疗

推荐的影像学检查方法

- 骨盆平片
- 薄层 CT 矢状位，冠状位和 3D 重建
- 骨盆环骨折或者出现肉眼血尿的患者行膀胱 CT 造影检查
- 男性尿道口出血时可行逆行尿路造影

鉴别诊断

髋臼骨折

- 影像学表现不同，可加以区别

骨盆不完全骨折

- 老年病人；损伤外力较小

其他骨盆环骨折

- 影像学表现不同，可加以区别

病理

概述

- 病因-发病机制
  - 机动车侧面相撞以及行人从一侧被机动车撞伤
- 流行病学
  - 占骨盆环骨折的 57%～71%

骨盆环骨折分类

- 纵向剪切骨盆骨折

- 骨盆侧方压缩骨折
- 骨盆前方压缩骨折

临床要点

临床表现

- 骨盆疼痛；骨盆不稳；一侧骨盆内旋

自然病程

- 骨盆环骨折总体发病率约为 6%
  - 盆腔出血 39%
  - 创伤性脑损伤 31%
  - 多器官衰竭 30%
- 急性并发症
  - 盆腔出血发生于 75%以上的患者
  - 膀胱损伤
    - 骨盆骨折致膀胱腹膜外部分破裂
    - 与骨盆环骨折相关的腹膜内部分破裂，不常见
  - 骨盆环断裂的剪切力致尿路损伤
  - 神经损伤
    - 骶丛；骶神经根；坐骨神经
- 早期和晚期并发症
  - 血栓栓塞性病变；疼痛；骨折愈合不良；骨关节炎

治疗

- 使用外固定装置立即固定以减少出血
- 对无法控制的出血行栓塞治疗
- 切开复位内固定

预后

- 与治疗后残留的畸形相关

参考文献

1. Young JW: Pelvic injuries. Semin Musculoskelet Radiol. 2:83-104, 1998
2. Resnik CS et al: Diagnosis of pelvic fractures in patients with acute pelvic trauma: efficacy of plain radiographs. AJR Am J Roentgenol. 158:109-12, 1992
3. Tile M: Pelvic ring fractures: should they be fixed? J Bone Joint Surg Br. 70 :1-12, 1988

前部压缩骨折

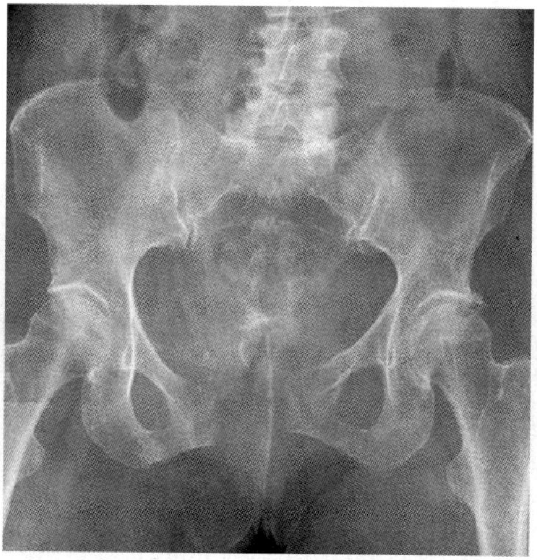

前部压缩骨折。骨盆前后位平片显示明显的耻骨联合分离。

要点

- 同义词：骨盆环前部骨折
- 定义：从前方或者后方来的外力作用于上部骨盆致骨盆骨性结构断裂
- 典型影像学表现
    - 耻骨联合分离
    - 耻骨支或坐骨支纵向骨折
- 其他要点
- 由于其损伤机制常伴随其他损伤
    - 创伤性的脑损伤 51%
    - 长骨骨折 48%
    - 胸部损伤 20%
    - 男性尿道损伤 15%
    - 腹腔内脏器损伤 7%～10%

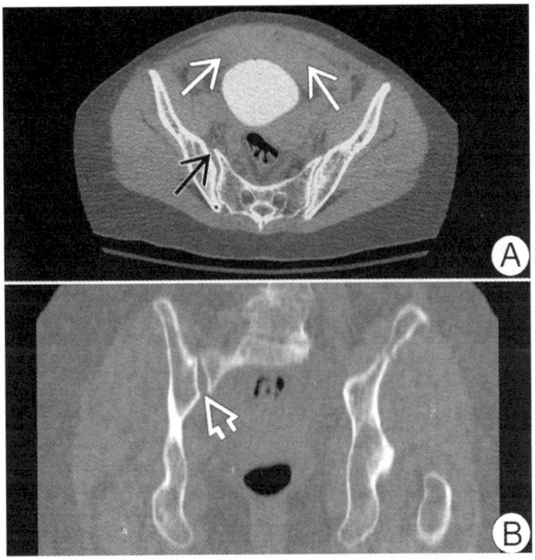

前方压缩骨折。（A）骨盆轴位 CT 显示右侧骶髂关节增宽（黑箭头），以及继发于耻骨支骨折引起的膀胱前间隙出血（白箭头）。膀胱无破裂。（B）冠状位重建显示右侧骶髂关节增宽（空心箭头）。

影像学表现

一般特征

- 耻骨分离（>1cm）伴或者不伴有骶髂关节分离
- 一侧骨盆向单侧或者两侧外旋
- 耻骨支纵向骨折
- 一侧或者双侧骶髂关节分离

平片发现

- 前后位平片只是作为外伤系列检查的一部分，需要进一步检查
- 骨盆上口位
    - 显示前后移位，内/外旋和骶骨骨折
- 骨盆下口位
    - 显示垂直移位
    - 评价骶孔情况

CT 表现

- CT 能够更加清晰地显示骨盆环骨折，并明确其复杂的空间位

置关系
- 同时评价相关的腹腔和盆腔损伤
  - 骨盆出血；膀胱损伤；实性器官损伤

MR 表现
- 在评价骨盆环骨折时不作为常规检查

血管造影表现
- 当骨盆出血威胁生命时可行栓塞治疗

推荐的影像学检查方法
- 骨盆平片
- 薄层 CT 矢状位，冠状位和 3D 重建
- 骨盆环骨折或者出现肉眼血尿的患者行膀胱 CT 造影检查
- 男性尿道口出血时可行逆行尿路造影

鉴别诊断

髋臼骨折
- 影像学表现不同，可加以区别

骨盆不完全骨折
- 老年病人
- 损伤外力较小

其他骨盆环骨折
- 影像学表现不同，可加以区别

病理

概述
- 病因-发病机制
  - 撞击前部或者后部骨盆引起
    - 最常见于与前方减速的机动车相撞时
    - 摩托车事故
    - 汽车与行人相撞
- 流行病学
  - 占骨盆环骨折的 13%～16%

骨盆环骨折分类
- 垂直剪切骨盆骨折

- 骨盆侧方压缩骨折
- 骨盆前方压缩骨折

临床要点

临床表现

- 骨盆疼痛
- 骨盆不稳

自然病程

- 骨盆环骨折总体发病率约为6%
  - 盆腔出血39%
  - 创伤性脑损伤31%
  - 多器官衰竭30%
- 急性并发症
  - 盆腔出血发生于75%以上的患者
  - 膀胱损伤
    - 骨盆骨折致膀胱腹膜外破裂
    - 与骨盆环骨折相关的腹膜内破裂，不常见
  - 骨盆环断裂的剪切力致尿路损伤
  - 神经损伤
    - 骶丛
    - 骶神经根
    - 坐骨神经
- 早期和晚期并发症
  - 血栓栓塞性病变
  - 疼痛
  - 骨折愈合不良
  - 骨关节炎
  - 阳痿

治疗

- 使用外固定装置立即固定以减少出血
- 对无法控制的出血行栓塞治疗
- 切开复位内固定

- 翻书样骨折，耻骨联合分离超过 2.5cm 以上
- 如果伴随发生泌尿生殖器损伤时应该行外科手术

预后

- 与治疗后残留的畸形相关

参考文献

1. Hunter JC et al: Pelvic and acetabular trauma. Radiol Clin North Am. 35:559-90, 1997
2. Tile M: Pelvic ring fractures: should they be fixed? J Bone Joint Surg Br. 70 :1-12, 1988
3. Young JW et al: Pelvic fractures: Value of plain radiography in early assessment and management. Radiology. 160:445-51, 1986

髋 臼 骨 折

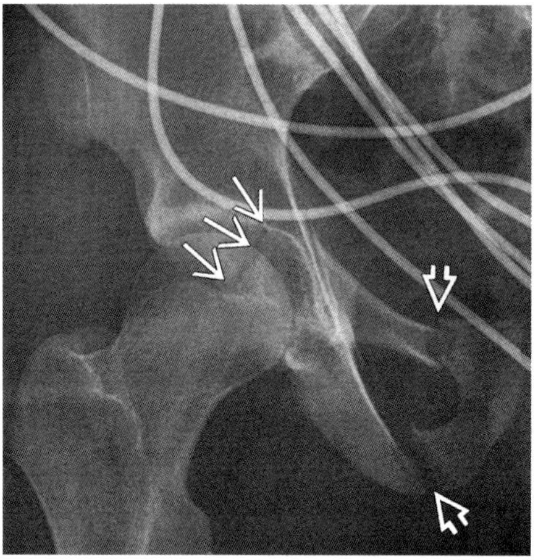

髋臼骨折。右侧髋关节平片显示骨折（箭头）延伸通过髋臼后壁。另外注意耻骨上下支骨折（空心箭头）。

要点

- 定义：髋臼骨折
- 典型影像学表现：髋臼标志线不连续
- 其他要点：常合并髋关节后脱位
- 分类
    - 后壁骨折：占髋臼骨折的 1/3
    - 横形骨折：骨折线从前指向后
        - T 型：横形骨折并有纵向骨折
    - 柱状骨折：骨折线位于冠状面并通过髋臼根部
        - 前柱
        - 后柱
        - 前柱及后柱共同受累：占所有髋臼骨折的 25％以上

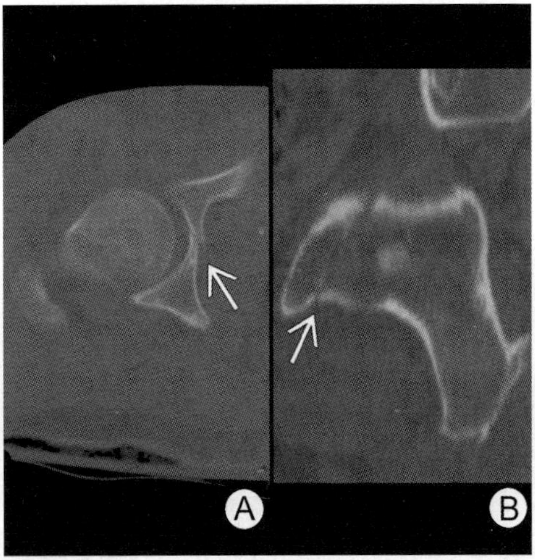

髋臼骨折。(A) 右侧髋关节轴位 CT 图像显示内侧壁骨折轻微移位（箭头）。(B) 另一患者矢状位重建 CT 图像显示髋臼顶粉碎性骨折（箭头）。

影像学表现

一般特征

- 辨认下列连线
  - 髂耻线
  - 髂骨坐骨线
  - 髋臼顶
  - 泪滴征
  - 髋臼前唇
  - 髋臼后唇
  - 髂骨翼
  - 闭孔
- 解剖
  - 骨盆呈倒 Y 字形：髂骨是垂直支，前后柱分别对应 Y 字两分叉，髋臼位于他们的交汇处
  - 前柱：髂骨翼的前部，骨盆上缘，耻骨上支，髋臼前壁，以及泪滴结构

  - 后柱：髂骨后部，后部关节面和髋臼后壁，坐骨和四边板结构的大部分

平片发现

- 骨盆前后位：可能显示髂耻线和髂骨坐骨线不连续
- 骨盆闭孔斜位
  - 髋臼前柱及后缘骨折
  - 闭孔不连续，在其最大径的位置时可见
- 骨盆髂骨斜位
  - 可见坐骨大小切迹
  - 任何累及髋臼后柱的骨折
  - 前缘轮廓
  - 髂骨翼呈现其最大径线

CT 表现

- NECT
  - 四边平面的骨折
  - 关节内游离骨片的位置和方向
  - 骨折线的方向

MR 表现

- T1WI：骨折表现为线样低信号
- STIR：线样高信号
- 评价韧带和肌肉损伤

推荐的影像学检查方法

- 前后位和 Judet 位平片
  - 首选的评价方法
  - 确定骨折的存在
- CT 重建
  - 进一步详细地评价并进行术前计划
- 3D CT
  - 很好地显示髋臼骨折的整体形态
- MR 对于显示不清的骨折有价值，也可以评价软组织损伤

鉴别诊断

髋臼上缘骨

- 正常变异：二次骨化中心
- 最常见于髋臼后唇上部，可单侧也可双侧
- 通常在 16 岁左右出现，可终生存在

病理

概述

- 病因-发病机制
  - 由作用于股骨的外力传导至髋臼引起
  - 在年轻人中，由于高能量损伤，主要是机动车相撞
  - 大多数患者为老年人，可能受相对较小的创伤就可引起髋臼骨折

临床要点

临床表现

- 疼痛，活动受限，肿胀和瘀斑

自然病程

- 如果未诊断或者未治疗：坐骨神经麻痹，异位骨形成，感染，血栓性静脉炎，股骨头缺血坏死，创伤后关节炎

治疗

- 非手术治疗
  - 无移位的髋臼骨折
  - 横形骨折
  - 轻微移位的双柱骨折
- 紧急手术
  - 髋臼骨折并有髋关节前或后脱位，且闭合方法不能复位

预后

- 如果治疗方案细致，考虑周全，预后较好，长期并发症较小

参考文献

1. Blumberg ML: Computed tomography and acetabular trauma. Comput. Tomog. 4:47, 1980
2. Lansinger O: Fractures of the acetabulum. A clinical, radiological and experimental study. Acta Orthop. Scand. 165:1, 1977
3. Judet R et al: Fractures of the acetabulum: Classification and surgical approaches for open reduction. J.Bone Joint Surg. 46:1615, 1964

下肢损伤

髋关节脱位

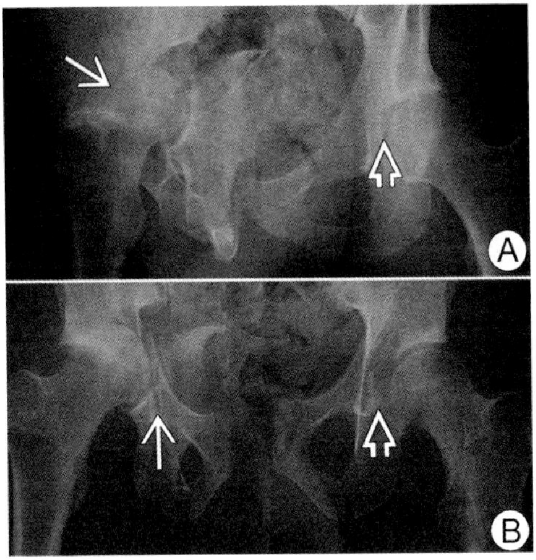

髋关节脱位。（A）骨盆斜位片显示股骨头向后脱位（箭头）。注意对侧正常（空心箭头）。（B）同一患者骨盆前后位片显示髋关节后脱位并骨盆后缘骨折（箭头）。注意对侧正常（空心箭头）。

要点

- 定义：股骨头和髋臼之间的关节结构破坏
- 典型影像学表现：股骨头在非正常的解剖位置
- 分类
  - 髋关节后脱位
  - 髋关节前脱位
  - 髋臼中心骨折-脱位

影像学表现

一般特征

- 最佳影像学线索
  - 后脱位：股骨头向外上移位
  - 前脱位：股骨头移位进入闭孔，耻骨或髂骨区

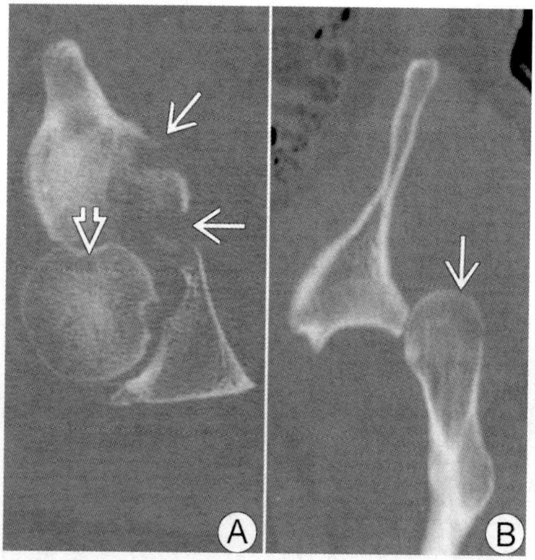

髋关节脱位。(A) 骨盆轴位 CT 图像显示右侧股骨头的位置靠后。注意髋臼骨折（箭头）和股骨头骨折（空心箭头）。(B) CT 矢状面重建证实了右侧髋关节后脱位（箭头）。

 - 中心脱位：股骨头突入骨盆腔
- 解剖
  - 股骨通过五条韧带固定在髋臼内
  - 血液供应
    - 近端股骨干和股骨颈：股动脉
    - 股骨头：来自闭孔动脉，血供较少

平片表现

- 骨盆前后位
  - 区分脱位类型
  - 显示髋臼后缘骨折
- 髋关节侧位和斜位
  - 显示股骨头、颈和髋臼的骨折

CT 表现

- NECT
  - 显示髋关节骨折脱位的类型和程度

- 评价关节内骨折片
- CECT：CT 血管造影评价血管损伤

MR 表现

- T1WI：低信号提示关节渗液
- T2WI：关节积液、韧带和肌肉损伤呈高信号

推荐的影像学检查方法

- 复位前后平片作为首选的检查方法
  - 包括双侧髋关节的骨盆前后位片
  - 患侧髋关节的前后位和侧位片
- MDCT：详细地评价骨折脱位和术前制定治疗计划
  - 1.25mm 轴位图像
    - 软组织和骨算法
  - 矢状位和冠状位重建
- 髋关节 MR 作为首选的检查是不切实际的，但是在显示以下情况时却是最佳的影像学方法
  - 平片显示不清的骨折
  - 与股骨头缺血坏死相关的病变
  - 股骨颈无移位的应力骨折
    - T1WI 轴位和冠状位，FSE T2 F/S 冠状位和轴位

鉴别诊断

股骨骨折合并髋臼骨折

- 股骨头位于正常位置
- 可能会合并脱位

病理

概述

- 病因-发病机制：高速、高冲击力的运动
  - 髋关节后脱位
    - 屈膝，大腿内收，撞到汽车等的仪表板上
    - 坠落时足着地
  - 髋关节前脱位

        - 大腿外展，后排乘客受到一个外翻的作用力
        - 直接撞击髋关节后部
    - 髋臼中心骨折脱位
        - 外力作用于股骨大转子
- 流行病学
    - 约占所有脱位的5%
        - 后脱位占髋关节脱位90%以上
    - Down综合征患者易患髋关节脱位

临床要点

临床表现

- 髋部、大腿、膝关节、小腿严重疼痛，甚至后背疼痛
- 不能行走，或者大腿不能围绕着髋关节活动
- 髋关节后脱位：坐骨神经麻痹/麻木
- 髋关节前脱位
    - 股神经分布区麻痹/麻木
    - 股动脉损伤可能引起疼痛，皮肤苍白，感觉异常

自然病程

- 股骨头缺血坏死，深静脉血栓发生率高，早期骨关节炎

治疗

- 初诊6h内闭合复位
    - 随后牵引并且无承重性制动
- 对于以下病例切开复位内固定
    - 无法手法复位的脱位
    - 复位后关节不稳持续存在
    - 股骨头或股骨干骨折
    - 闭合复位后发生神经血管功能障碍

预后

- 总体来讲，90%以上的患者预后都较好或很好

参考文献

1. Erb RE et al: Traumatic anterior dislocation of the hip: Spectrum of plain film and CT findings. A.J.R. 165:1215, 1995
2. Jacob JR et al: Traumatic dislocation and fracture dislocation of the hip. Clin. Orthop. 214:249, 1987
3. Reigstad A: Traumatic dislocation of the hip. J. Trauma. 20:603, 1980

股骨颈骨折

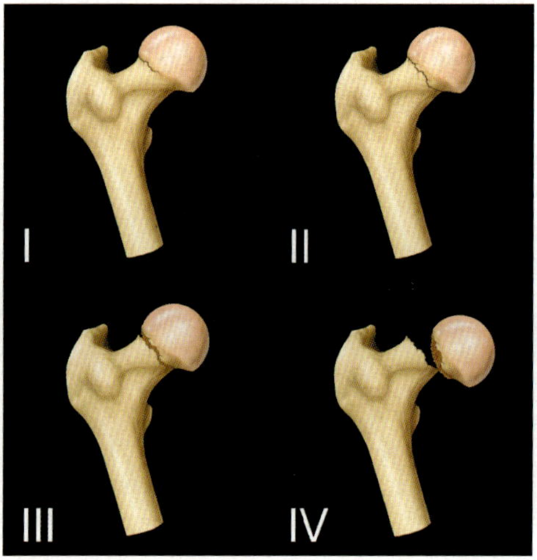

股骨头下骨折的 Garden 分型。（Ⅰ）不完全骨折，一侧骨皮质断裂。（Ⅱ）完全骨折。（Ⅲ）完全骨折，部分移位。其后下方必有骨折面相互重叠。（Ⅳ）完全骨折，完全移位，骨折面没有接触。

要点

- 同义词：经股骨颈骨折，头下骨折，颈中部骨折，颈基底骨折
- 定义：骨折线穿过股骨颈
- 典型影像学表现
  - 骨折线通过股骨颈
  - 骨折断端可能移位或无移位，骨折线可能在股骨颈中部，或者在股骨颈与股骨头连接处，或者在股骨颈到转子间嵴的任何位置
- 股骨颈骨折分类
  - 股骨颈中部或者经股骨颈型骨折
    - 少见
    - 骨折线在股骨头和股骨转子间嵴之间，将股骨颈从中间分开

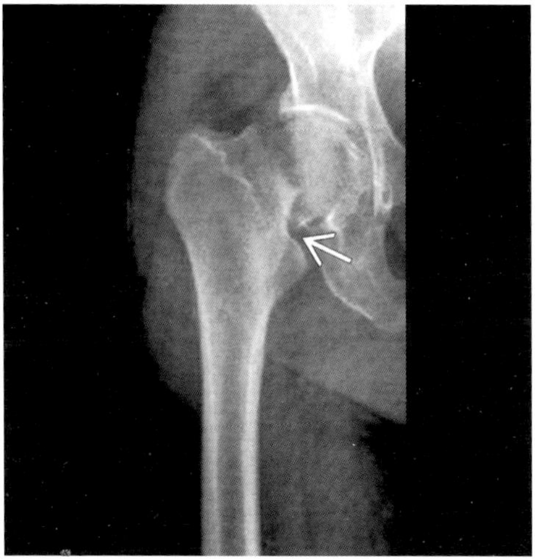

股骨颈头下骨折。骨折为完全性，并有移位（Garden Ⅳ型）。股骨头在与股骨颈移行处折断，在骨折近端股骨头内下侧形成“山峰”状边缘（箭头）。在这个位置发生无移位的骨折时可见骨皮质缺损。

- 股骨颈基底骨折
  - 不常见（不全骨折，应力性，病理性骨折）
  - 骨折线靠外侧，分隔股骨颈和转子间嵴
- 股骨头下骨折
  - 最常见
  - 通常为短的螺旋形骨折，紧邻骺板
  - 分隔股骨头和股骨颈
  - 可以是嵌插，移位，完全或不完全性骨折

影像学表现

一般特征

- 最佳影像学线索：在最常见的形式中，头下骨折表现为内侧骨皮质中断，形成“山峰”样
- 股骨头可能旋转至外翻的位置（前后位），形成“蘑菇帽”样表现

- 不同程度的后旋（纯侧位片）

CT 表现

- 冠状位和矢状位重建对于确定诊断是很关键的
- 轻微错位或者无错位的骨折在轴位图像上可能会被误认为是肥大性骨关节病或者完全未显示
- 冠状位重建可以明确骨折线、股骨头的旋转和碎骨片

MR 表现

- T1WI 可能显示髓腔内低信号骨折线
- T2WI 可见骨折处轴位髓腔水肿呈高信号
    - 脂肪抑制可以增加敏感性
        - 化学脂肪饱和 T2WI 或 STIR
- MR/MRA 可能显示血管损伤，但是对于预测发生缺血坏死的危险性帮助不大

其他影像学表现

- Tc-99m 骨扫描显示在活动修复区放射性浓聚：对于发现不明显的、无移位的骨折有帮助

推荐的影像学检查方法

- 平片是首选的检查方法：应该包括前后位和纯侧位或者腹股沟侧位片
- 应该进行 CT 矢状位和冠状位重建以便将骨折分型
- MR 对于显示细微的、轻微移位的不完全骨折有帮助

鉴别诊断

股骨颈中部骨折，股骨颈基底骨折

- 骨折线更靠近远侧端，距离股骨头更远
- Garden 分型不适用

病理

- 无相关内容

临床要点

临床表现

- 髋部疼痛、不能承重、腿内旋等

自然病程

- 愈合的主要决定因素是骺上动脉无损伤
- 股骨头移位越明显，动脉损伤可能性越大

治疗

- 对于无移位或者不完全骨折，只需不承重休息即可
- 移位骨折必须复位并用钉固定

预后

- 平均来讲，8％的无移位骨折和30％的移位骨折患者可能在骨折后1年内发生缺血性坏死
- Tc骨扫描对于确定血供和预测缺血坏死有一定帮助
- 骨折不愈合发生率约为25％
- 固定后，每年有5％～10％患者再次发生骨折：5年后，骨折愈合患者中35％可能再次发生骨折

参考文献

1. Cuckler JM et al: An algorithm for the management of femoral neck fractures. Orthopedics. 17(9):789-92, 1994
2. Schwappach JR et al: Subcapital fractures of the femoral neck: prevalence and cause of radiographic appearance simulating pathologic fracture. AJR Am J Roentgenol. 162(3):651-4, 1994
3. Garden RS; Reduction and fixation of subcapital fractures of the femur. Orthop Clin North Am.; 5(4):683-712, 1974

股骨粗隆间骨折

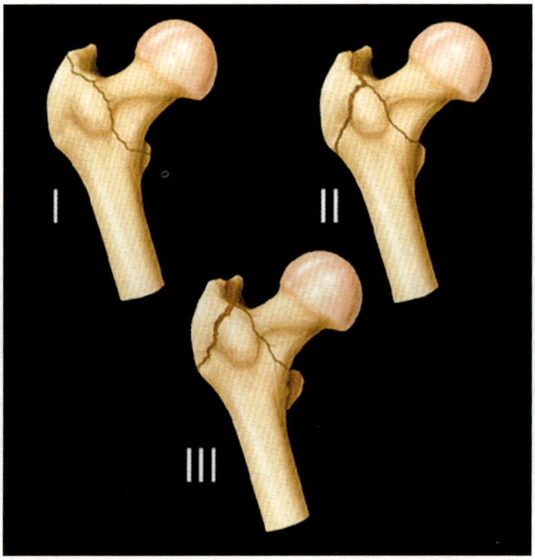

粗隆间骨折的三种形态：Ⅰ：两部分骨折，Ⅱ：三部分骨折，本图显示大转子骨折，但是可能有小转子骨折。Ⅲ：四部分骨折，股骨颈/头，大、小转子和股骨近端骨折。

要点

- 定义：髋关节骨折，骨折线从大转子穿过到达小转子，平行于粗隆间嵴
- 典型影像学表现：在前后位平片上骨折面从外上斜向内下，从大转子延伸到小转子
- 几乎没有不完全骨折
- 约 50％是稳定骨折
- 可能有多个骨块
    - 约 25％为两块骨折块
    - 约 60％有三块或更多骨折块
    - 约 15％呈粉碎性，延伸到转子间嵴以下区域
- 在很少的病例骨折线是相反的，从内上斜向外下通过转子间嵴
    - 典型的发生率很低，从小转子开始向外通过转子间嵴进入

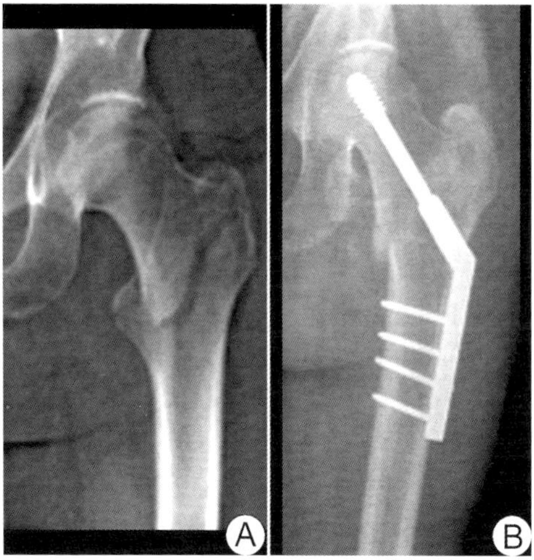

（A）显示转子间骨折为两部分，骨折线从大转子延伸到小转子。（B）显示骨折使用动力髁钉板固定后。注意螺钉穿过骨折线，末端在股骨头内。

转子间嵴以下区域
- 在前后位片上可以不明显

影像学表现

一般特征

- 骨折面方向是从外上斜向内下，从大转子延伸到小转子
- 骨折分离的程度是不同的
- 分类系统
    - 两部分骨折
        - 1：股骨头和股骨颈
        - 2：两转子和近端股骨
    - 三部分骨折
        - 1：股骨头和股骨颈
        - 2：转子：大转子或小转子
        - 3：近端股骨和残留的部分转子
    - 四部分骨折

    - 1：股骨头和股骨颈
    - 2：大转子
    - 3：小转子
    - 4：近端股骨
  - 稳定性
    - 可能是稳定骨折（50%）：两部分骨折；三部分骨折但小转子未受累
    - 其他类型

CT 表现

- 骨折线伴行于股骨粗隆间嵴
- 2D 轴位和冠状位重建有助于确定骨折线和分离骨块
- 3D 图像有助于确定加压钢板放置的位置

推荐的影像学检查方法

- 对于典型病例平片足以确定骨折和进行分类
- 如果需要，CT 可以明确复杂的骨折
- MR，T1WI，T2WI 或者 STIR 可能有助于明确上述方法显示不清的骨折线

鉴别诊断

转子下骨折

- 骨折线在转子间嵴以远

股骨颈基底部骨折

- 骨折线在转子间嵴上方通过股骨颈

病理

- 无相关内容

临床要点

临床表现

- 老年人占大多数
- 不能承重
- 患侧足内旋

治疗

- 如果牵引治疗（闭合），发病率和死亡率为5%～10%
  - 老年患者进行牵引易发生并发症
- 切开固定
  - Jewett 钉
    - 钉和加压钢板固定在股骨干外侧皮质
  - 动力髁钉板
    - 固定骨折块并允许适当承重
    - 螺钉穿过套管支撑，使骨折块相互固定

预后

- 不愈合和无菌坏死约1%
- 血供良好；这种骨折不会损伤血管

参考文献

1. Watson JT et al: Ipsilateral femoral neck and shaft fractures: Complications and their treatment. Clin Orthop. (399):78-86, 2002
2. Craig JG et al: Fractures of the greater trochanter: Intertrochanteric extension shown by MR imaging. Skeletal Radiol. 29(10):572-6, 2000
3. Yu JS: Hip and femur trauma. Semin Musculoskelet Radiol. 4(2):205-20, 2000

股骨干骨折

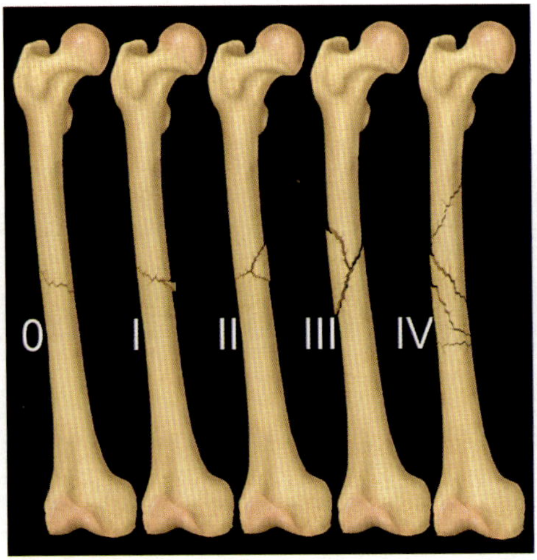

Winquist 和 Hansen 分型。见文中对分型的详细描述。骨折越呈粉碎性，近端和远端骨折块完整性越小。随着骨折的完整性降低，骨折的稳定性也下降。从 0 型（最稳定）到Ⅳ型（最不稳定），稳定性逐渐下降。

要点

- 定义：从小转子远端 5cm（转子下区以下）到股骨远端与髁上部分交界处近端所发生的骨折
- 典型影像学表现：最常发生于股骨干中 1/3
- 在儿童和成人，不完全骨折很少
  - "弓形骨折"
  - 弯曲，但是没有明确的骨折块
  - 比较对侧肢体
  - 骨扫描或者 MR 可能是有帮助的
  - 愈合时骨皮质非对称性增厚
- 引起股骨干中段骨折的外力
  - 机动车相撞

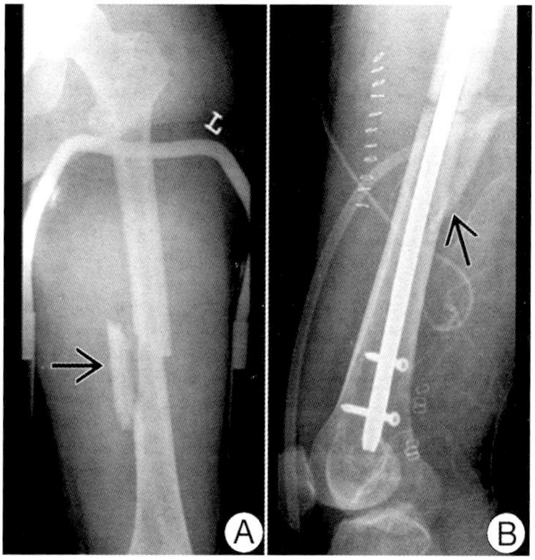

（A）Ⅲ型股骨干中段骨折。注意大的蝶翼状骨折片（A，B，箭头），骨折断端之间仍有小的接触（<50%）。（B）同一患者骨折放置髓内钉后侧位片。远端可见螺钉通过髓内钉和股骨远端干骺端。

- 火器伤
- 儿童受虐
- 老年人不常见，除非是疾病造成的不全骨折

- 骨折线多数呈横向或者斜行
  - 在边缘处呈轻微粉碎性
- 轻微的不完全骨折，一定通过完整部分的小的骨桥连接在一起
  - 放置髓内棒并发症发生率高
  - 股骨可能沿骨桥碎裂
- 由于使股骨干骨折的外力很大，相关损伤的发生率很高
  - 约25%发生头、胸和腹部脏器损伤
  - 约20%发生同侧下肢或者骨盆骨损伤

影像学表现

一般特征

- 可以使用 Winquist 和 Hansen 方法分型

  - 0型
    - 无粉碎
  - Ⅰ型
    - 单发游离蝶翼状骨片
    - 蝶翼状碎骨片微小
    - 不影响骨折的稳定性
  - Ⅱ型
    - 单发游离蝶翼状骨片
    - 较Ⅰ型大
    - 骨折近端和远端对位仍＞50％
  - Ⅲ型
    - 单发游离蝶翼状骨片
    - 较Ⅰ型或者Ⅱ型大
    - 骨折近端和远端对位＜50％
  - Ⅳ型
    - 多发粉碎性骨片
    - 碎骨片使骨折近端和远端分离
    - 骨折近端和远端没有直接接触
- 从0到Ⅳ型稳定性逐渐降低
- 骨折可以是开放性或者闭合性
  - 在开放性骨折时骨折片可能移位至体外

CT表现

- 并不需要CT来对股骨干骨折进行诊断和分类
- 多排CT动脉造影可用于明确动脉夹层和撕裂
  - 股骨干近端和中段骨折血管损伤不常见
  - 更易发生远端股骨干损伤时，在收肌管区域

MR表现

- 可用于明确软组织损伤
  - 肌肉血肿或者撕裂
  - 神经或者血管损伤
- 引起肌肉内肿块效应，在T1WI呈等信号或者稍高信号
- 血肿引起肿块效应，在T2WI上呈高信号，并使邻近低信号

  的肌肉移位
  - 肌肉组织的高信号提示损伤
- 在开放的严重成角骨折时 MRA 可以帮助寻找动脉夹层和假性动脉瘤

推荐的影像学检查方法

- 前后位和侧位片足以明确股骨骨折并对其进行分型
  - 如果对于不全骨折有疑问，斜位片可能有助于证实骨的连续性
- CTA 或者 MRA 用于评价血管的损伤
- 对于评价软组织损伤 MR 优于 CT

鉴别诊断

- 无相关内容

病理

- 无相关内容

临床要点

临床表现

- 外伤后大腿畸形，变色，疼痛和肿胀

治疗

- 闭合复位-牵引
  - 通过股骨远端或胫骨近端放置钢针
- 切开复位
  - 儿童——牵引并髋部人字形绷带固定
    - 适用于骨折端约 1cm 重叠
    - 保证愈合期间充分生长
    - 避免下肢长短不等
  - 成人——髓内棒/钉
    - 插入髓腔内，并通过骨折线
    - 可能在近端和远端位置“加锁”
    - 螺钉横行穿过骨内，并通过髓内钉

- 防止在固定时发生缩短和旋转

参考文献

1. Winquist RA et al: Closed intramedullary nailing of femoral fractures. A report of five hundred and twenty cases - 1984. J Bone Joint Surg Am. 83-A(12):1912, 2001
2. Bouchard et al: Outcome of femoral shaft fractures in the elderly. Clin Orthop. (332):105-9, 1996
3. Winquist RA et al: Comminuted fractures of the femoral shaft treated by intramedullary nailing. Orthop Clin North Am. 11:633-48, 1980

髌骨骨折

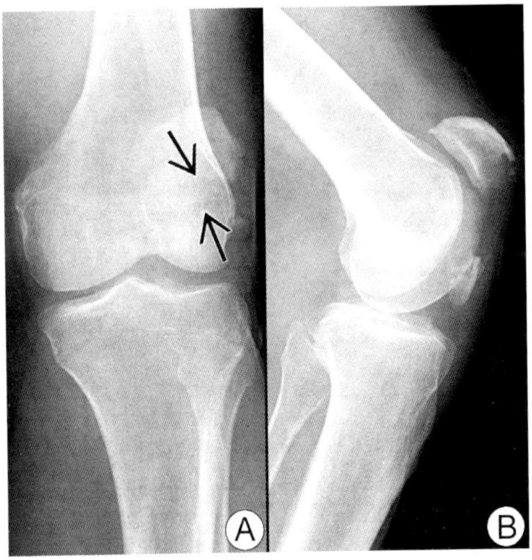

髌骨骨折。(A)膝关节前后位片显示横形骨折通过髌骨远端 1/3(箭头)。(B)膝关节侧位片显示髌骨粉碎性骨折，骨折片分散。

要点

- 同义词：膝盖骨骨折
- 定义：外伤性髌骨断裂
- 典型影像学表现
  - 横形透亮线通过髌骨中部或远端 1/3

影像学表现

一般特征

- 60%为横形
  - 通常无移位
- 25%为粉碎性
  - 移位较常见
- 15%为纵形
  - 通常无移位，并且在标准前后位和侧位片上难以观察到

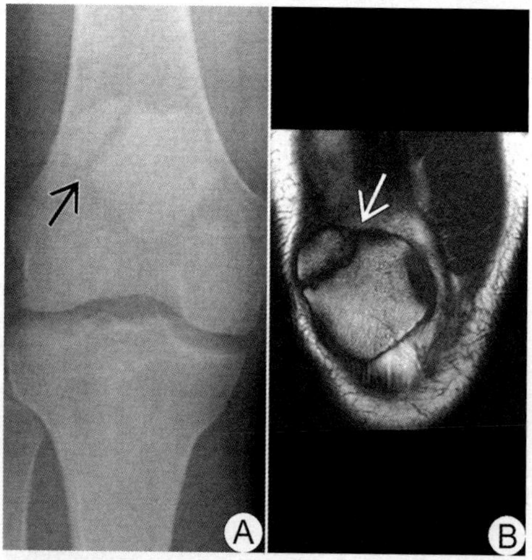

二分髌骨。（A）前后位平片显示二分髌骨。缺损延伸至髌骨外上部分（箭头），具有特征性。注意髌骨硬化边缘。（B）另一患者冠状位 FSE T1MR 图像也显示二分髌骨（箭头）。

平片表现

- 由于股骨重叠，骨折在前后位上可以显示不清
- 侧位片可以更清楚地显示骨折
  - 更加能够评价骨折分离和粉碎

CT 表现

- 主要用于平片显示不清的骨折
  - 冠状位和矢状位重建有助于确定骨折块的位置

MR 表现

- 也有助于显示平片观察不清的骨折
- 有助于评价软组织损伤
  - 软骨缺损
  - 支持带
  - 四头肌和髌腱损伤
  - 游离体
- 有助于鉴别髌骨骨折和其他各种可能引起混淆的疾病

推荐的影像学检查方法

- 标准前后位和侧位片可以充分地显示横形骨折和粉碎性骨折
- 髌骨（日出位，日落位）有助于显示纵形骨折
- 对侧膝关节平片可以证实二分髌骨
  - 二分髌骨通常是单侧的
- 核医学
  - 骨扫描
    - 作为一种补充的检查手段，对于评价应力性骨折和二分髌骨有一定帮助

鉴别诊断

二分髌骨

- 与髌骨骨折鉴别是很重要的
- 髌骨继发骨化中心分离
- 有硬化边缘
  - 光滑平行
  - 发生在髌骨外上边缘
- 男：女＝9：1
- 发生率为2%

髌骨脱位

- 在影像学上未发现骨折
- 前后位片显示髌骨侧方移位
- MR显示髌骨脱位特征性的损伤方式
  - 髌骨内侧面挫伤和软骨缺损
  - 股骨外侧髁挫伤
  - 内侧支持带损伤

髌腱或股四头肌腱断裂

- 在影像学上无骨折表现
- 髌腱断裂，髌骨位置上移
- 股四头肌腱断裂髌骨向下移位
- 两条肌腱断裂在MR上易于显示

Sinding-Larsen-Johansson综合征

- 髌骨下极髌腱起始部骨软骨病

- 在髌腱起始部可见多发的骨块

病理

- 病因-发病机制
  - 来自于对髌骨的直接创伤
  - 也可发生于膝关节屈曲时股四头肌强有力的收缩
- 流行病学
  - 占成人和儿童所有骨骼损伤的1%

临床要点

临床表现

- 髌骨疼痛，并有直接或间接的损伤史
- 膝关节积液

自然病程

- 并发症
  - 不愈合
  - 外伤后骨关节炎
  - 缺血坏死
  - 股四头肌无力

治疗

- 横形骨折
  - 切开复位内固定
- 粉碎性骨折
  - 如果粉碎严重的话，可能需要整个髌骨切除
- 纵形骨折
  - 如果骨折轻微移位（2～3mm），仅需要固定

预后

- 如果膝关节过去受过损伤，外伤后骨关节炎更常见

参考文献

1. Carpenter JE et al: Biomechanical evaluation of current patella fracture fixation techniques. J Orthop Trauma. 15:351-6, 1997
2. Yu JS et al: MR imaging of injuries of the extensor mechanism of the knee. Radiographics. 14:541-51, 1994
3. Ray JM et al: Incidence, mechanism of injury, and treatment of fractures of the patella in children. J Trauma. 32:464-7, 1992

膝关节脱位

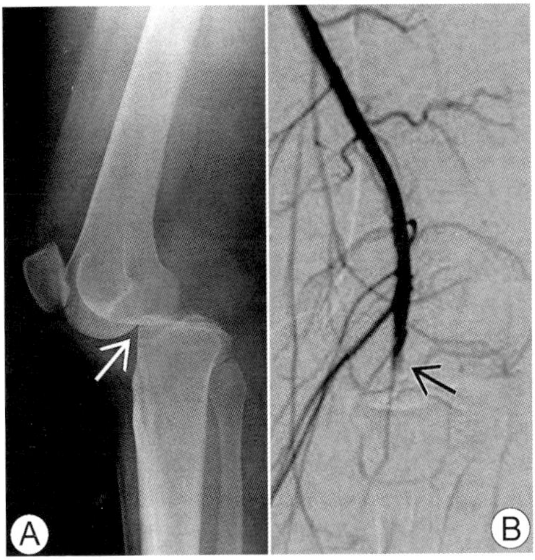

膝关节后脱位：胫骨相对于股骨远端向后移位。注意股骨撞击胫骨平台前部（A，箭头）。同一患者复位后血管造影显示尖端变细，创伤造成膝后动脉断裂，显示为造影剂在该处截断（B，箭头）。

要点

- 定义：稳定胫股关节的韧带完全断裂，胫骨相对于股骨移位
- 典型影像学表现：在前后位和侧位平片上胫骨相对于股骨前后和（或）内外侧对合不良
- 胫股关节脱位很少发生
- 脱位是根据胫骨相对于股骨的位置命名的（例如：前脱位指胫骨位于股骨前方）
    - 前脱位为最常见的类型（约 30%）
        - 典型的为过伸机制所致
        - 韧带损伤
        - 后部关节囊撕裂
        - 前交叉韧带（ACL）撕裂
        - 后交叉韧带（PCL）受损情况多样

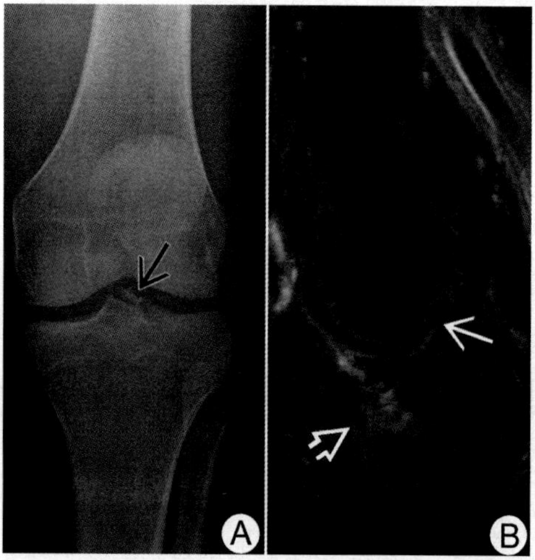

膝关节后脱位复位后：前后位片显示胫骨前髁间嵴撕脱骨折（A，箭头）。同一患者膝关节 T2WI 脂肪抑制序列显示 ACL 撕裂，远端游离（B，箭头）。也可见到由于股骨撞击损伤造成的胫骨平台前部高信号（空心箭头）。

- 侧副韧带常不受累
- 后脱位不常见（约 25%）
  - 通常为直接的撞击机制，ACL 和 PCL 撕裂，伸肌受损伤
- 横向脱位最少见
  - 外侧脱位（10%）一内侧脱位（5%），后外侧旋转（5%），约 30%的膝关节脱位发生血管（膝后动静脉）损伤
- 血管损伤的发生率增高，直接与撞击的速度有关
- 后脱位直接撞击血管
  - 原因在于剪切力横切血管
- 前脱位可能使动脉拉长，并切断动脉
  - 动脉被拴系于收肌腱裂孔和比目鱼肌弓
  - 膝关节脱位患者中约 20%出现腓神经损伤

影像学表现

一般特征

- 最佳影像学线索：前后位和侧位胫骨和股骨对位不良
- 下列表现可以提示膝关节过去曾完全脱位并自发复位
  - 体格检查膝关节不稳
  - 胫股关节间隙增宽
    - 可能是对称或不对称的
  - 胫骨前髁间嵴撕脱骨折
    - 见于各种类型的膝关节脱位中的 ACL 撕裂
  - 在股骨纯侧位片中胫骨有旋转

CT 表现

- NECT 矢状位、冠状位和 3D 重建有助于诊断骨折脱位
- 当脱位很典型而没有骨折时通常不需要 CT
  - 有助于明确细微的胫骨平台骨折
    - ACL 的损伤可能影响到胫骨前髁间嵴

MR 表现

- T1WI 显示解剖细节，骨髓挫伤呈低信号
  - 关节囊内的血性物质呈等或高信号
- 脂肪抑制 T2WI 或者 STIR 序列
  - 挫伤或者软骨下损伤时骨髓腔呈高信号
  - 韧带或者肌腱损伤时纤维断裂呈高信号
  - 邻近的软骨结构呈高信号
- 质子密度序列能够提供脂肪、肌肉和纤维性的肌腱与韧带之间的良好对比
  - 在与流动方向垂直的层面内，血管内血流呈流空信号
- 动脉造影
  - MRA，CTA 或传统的血管造影用于明确膝后动脉情况
    - Gadolinium MRA 较 2D 时间飞跃法更敏感
- 低速血流或者血液产物在 2D 序列上表现为“明亮”信号，可能会引起混淆
- 动态 Gd 增强 MRA 提供了新的对比，这种对比与造影剂在血

液内的浓度呈比例，可以更加精确地显示血管

推荐的影像学检查方法

- 一开始应先进行前后位和侧位平片检查，如果有可能至少拍摄一个斜位，但最好进行两个斜位投照
- 尽管很少，但是骨折脱位还是可能发生
- 在这些病例，NECT 矢状位、冠状位和 3D 重建有帮助
- 如果怀疑血管损伤，应该使用 CTA、MRA 或传统的动脉造影进行血管造影检查
- 在外科复位固定前可以使用 MR 评价韧带和肌腱损伤

鉴别诊断

髌骨脱位

- 尽管膝关节本身仍然完整，但是患者自述“砰”的一声以及加压时膝关节有活动感
- 比真正的膝关节脱位常见得多
- 跑步时“剪切”即快速地改变方向时发生
  - 胫骨屈曲，外展和外翻位置，股骨内旋，股四头肌收缩，向外侧牵拉髌骨
- 平片显示正常的膝关节对合关节和结构
- 髌骨外侧脱位最常见

病理

- 无相关内容

临床要点

临床表现

- 疼痛，受到暴力后膝关节不稳和畸形
- 如果远端血管搏动存在，动脉受损的可能性很低
  - 在有明显的血管损伤时动脉搏动仍可能存在

治疗及预后

- 控制疼痛和肿胀
- 最初复位和制动

- 影像学检查明确韧带损伤
  - 延迟 7～10 天进行影像学检查肿胀可能减轻
- 切开复位和韧带修复，恢复关节顺列和稳定性
- 如果下肢血管受损，延迟 8h 以上进行血管修复，约 80%以上截肢
- 如果血管损伤在 8h 内修复，约 80%肢体获救

参考文献

1. Martinez D et al: Popliteal artery injury associated with knee dislocations. Am Surg 67(2): 165-7, 2001
2. Almekinders LC: Outcomes of the operatively treated knee dislocation. Clin Sports Med. 19(3): 503-18, 2000
3. Brautigan B et al: The epidemiology of knee dislocations. Clin Sports Med 19(3): 387-97, 2000

胫骨平台骨折

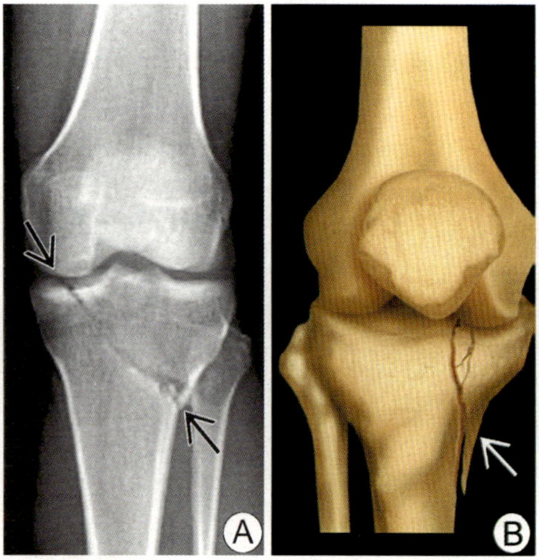

胫骨平台骨折。（A）膝关节前后位显示通过胫骨平台内侧的斜线，向外侧延伸到胫骨颈部（箭头）。（B）另一患者显示膝关节内侧胫骨平台的劈裂骨折及其与周围结构的关系（箭头）。

要点

- 同义词：撞车骨折；挡泥板骨折；膝关节破裂
- 定义：胫骨髁断裂
- 典型影像学表现
  - 老年人：通常为压缩骨折，胫骨平台高度下降，邻近下方有硬化线
  - 年轻人：通常为劈裂骨折，通过胫骨平台，有透亮线
- 与以下因素相关
  - 交叉韧带和侧副韧带损伤
  - 腓骨头骨折
- 分型：（Schatzker 分型）
  - Ⅰ型：单纯胫骨外侧髁劈裂骨折
  - Ⅱ型：胫骨外侧髁劈裂和凹陷骨折

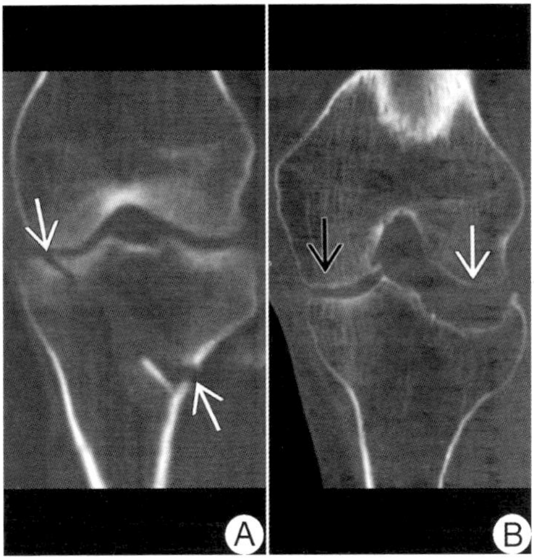

胫骨平台骨折。(A) 膝关节 CT 冠状位重建图像显示年轻患者内侧平台骨折 (箭头)。(B) 另一老年患者膝关节 CT 冠状位重建显示外侧胫骨平台骨折 (白箭头), 内侧胫骨平台正常 (黑箭头)。

- Ⅲ型：胫骨外侧髁单纯凹陷骨折
- Ⅳ型：内侧平台骨折，表现为劈裂或者凹陷骨折
- Ⅴ型：内外侧髁双骨折
- Ⅵ型：胫骨颈部横形骨折合并胫骨外侧平台斜形骨折

影像学表现

一般特征

- 最佳影像学线索
  - 年轻病人：骨折的形式是裂开形
  - 老年病人：骨折的形式是凹陷形
- 解剖
  - 胫骨近端由内外侧胫骨髁组成，还有髁间嵴
    - 胫骨内侧平台比外侧平台牢固
  - 韧带
    - 前后交叉韧带

    - 内外侧副韧带

平片表现

- 膝关节前后位片
  - 劈裂骨折的骨折透亮线
  - 凹陷骨折的硬化线，平台高度下降
- 水平侧位片：对于显示不清的骨折，这是最重要的检查体位
  - 关节积脂血病可提示隐性骨折

CT 表现

- 评价胫骨平台压缩骨折
- 评价骨折块分离的程度

MR 表现

- T1WI：解剖信息
  - 劈裂骨折：低信号线
  - 凹陷骨折：低信号骨髓水肿
- STIR：检查迅速且非常敏感
  - 无高信号出现可排除骨折

血管造影表现

- 动脉造影术：如果怀疑膝后动脉损伤应进行该检查

推荐的影像学检查方法

- 创伤需要检查的体位：膝关节侧位和前后（AP）位
- 首选的检查：AP 位，水平侧位和髌骨（日出）位，斜位
- MDCT
  - 层厚应为最小（理想的为 1.25mm）
  - 骨窗和软组织窗
  - 冠状位和矢状位重建
- MR
  - 创伤检查（快速 MR）
    - 冠状位 T1
    - 冠状位 STIR
  - MR 关节造影：评价下列损伤较好的方法
    - 韧带、半月板、关节内部关系、关节内骨折片
    - 冠状位、矢状位和轴位 T1 脂肪饱和 Gadolinium 增强序

列（关节造影）

鉴别诊断

胫骨平台不全骨折

- 骨质疏松时生理性的外力造成的骨折
- 相对于年轻男性发生的创伤性胫骨平台骨折而言，这种骨折在老年女性更常见
- 更常累及内侧胫骨平台
- 这种骨折的骨折线有硬化，而不是低密度透亮线

病理

概述

- 病因-发病机制
    - 在轴向施加外力，诸如坠落（最常见的机制）
    - 机动车缓冲器碰撞
    - 从侧方的直接外力
    - 扭曲损伤
- 流行病学
    - 胫骨平台骨折约占所有骨折的1%
    - 外侧胫骨平台骨折更常见

临床要点

临床表现

- 膝关节肿胀，疼痛，关节坚硬

自然病程

- 早期骨关节炎，关节不稳，关节脱位，软骨损伤

治疗

- 骨折轻微移位或者凹陷骨折
    - 闭合治疗并早期制动
- 骨折移位或者凹陷骨折
    - 关节面凹陷4～5mm，以及骨折移位3～4mm
    - 切开复位内固定

预后

- 病人多数愈合，而没有关节不稳

参考文献

1. Barrow BA et al: Tibial plateau fractures: evaluation with MR imaging. Radiographics. 14(3): 553-9, 1994
2. Anglen JO et al: Tibial plateau fractures. Orthopedics. 11:1527, 1988
3. Rafii M et al: Computed tomography of tibial plateau fractures. AJR. 142:1181, 1984

胫腓骨骨干骨折

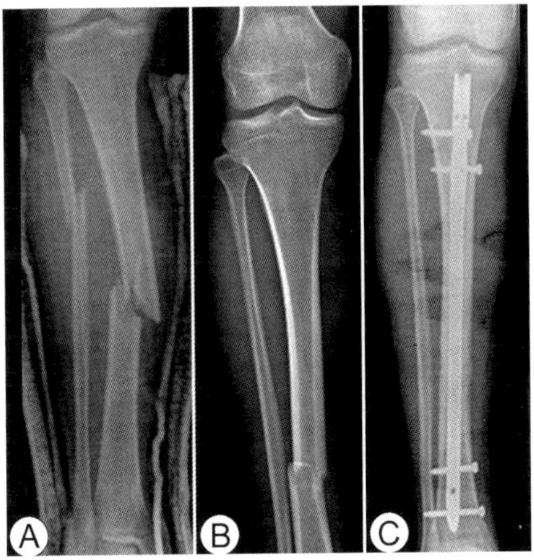

胫骨骨干骨折可能是横形的、斜形的或者螺旋形的，最常见于胫骨中下段 1/3 骨干。胫骨骨折可伴有（A）或者不伴有（B）腓骨骨折。切开复位髓内钉固定（C）可以达到最佳的骨折愈合。

要点

- 可以由直接或者间接外力引起
  - 直接暴力所致骨折典型的表现为横形或者粉碎性
  - 间接暴力所致骨折典型的表现为螺旋形或者斜形
  - 反复地施加外力例如长跑者或者其他运动员可能表现为局部骨皮质压缩＝应力性骨折
- 骨折在中下 1/3 段更常见
- 胫骨骨折常伴随腓骨骨折
  - 通常位于同一水平
  - 腓骨骨折经常位于胫骨骨折近侧
    - 尤其是间接旋转外力引起的骨折
    - 由于骨间膜常撕裂造成不稳定骨折
  - 儿童胫骨骨折常不伴有腓骨骨折

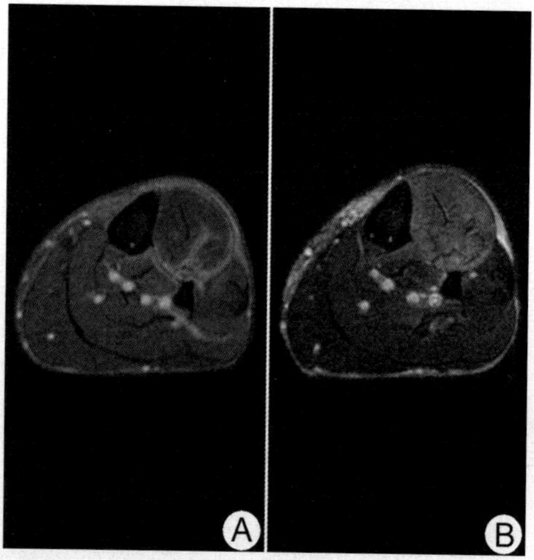

骨筋膜室综合征：发炎肿胀的胫骨前肌。压脂 T1WI（A）显示肿大肌肉内中央线样信号和周边高信号。T2WI（B）显示位于胫骨、腓骨和骨间膜之间的肌肉呈均一高信号，胫腓骨及骨间膜前方为筋膜。

    - 腓骨“弓形骨折”可能存在但是很轻微
    - 腓骨表现弯曲，但是无骨折线
- 胫骨骨折可能伴随骨筋膜室综合征
  - 三个小腿间隙：前、后和外侧
  - 前骨筋膜室综合征最常见并且症状最明显
    - 疼痛，苍白，胫前动脉搏动变化，腓神经麻痹（背屈力弱，感觉减退）
    - 胫骨，腓骨，骨间膜，腿深筋膜，胫腓关节和伸肌支持带围成的腔隙
    - 腔隙内包括胫骨前肌，踇长伸肌和趾长伸肌，腓神经和胫前动脉
    - 出血增加了腔隙内的压力
- 动脉血流减少，组织缺血
- 引起组织水肿和压力增高
- 最终导致组织坏死

影像学表现

一般特征

- 最佳影像学线索：平片可见骨折线，呈纵形、横形、斜形或者螺旋形
  - 可能是完全的，不完全的，部分的或者粉碎性的
- 胫骨螺旋形骨折最常见于中下 1/3 连接处
  - 伴随的腓骨骨折常位于腓骨头以远

CT 表现

- 在少数平片不能清楚显示骨折的病例，CT 平扫矢状位、冠状位和 3D 重建对于术前诊断及治疗有帮助
- 在怀疑血管受损的情况下 CTA 可能有价值
  - 可能显示动脉夹层或者破裂，造影剂外溢

MR 表现

- 慢性缺血，肌肉萎缩，表现为 T1 高信号，T2 低信号
- 出血在 T1 可能表现为与肌肉相比呈等信号或者稍高信号，T2WI 上为高信号，常不均匀
- 水肿组织在 T1 表现为弥漫的低信号，T2WI 为高信号
- MRA 可用于评价下肢血管结构

核医学表现

- 在显示不清的不完全骨折和应力骨折，骨扫描可显示其修复的位置（热点）从而作出诊断

推荐的影像学检查方法

- 通常前后位和侧位平片即可
- 斜位有助于诊断复杂的骨折或者粉碎性骨折
- 通常不需要做 CT 检查，但是有时对于术前确定复杂性骨折块的位置有帮助
- MR 可用于评价肌肉和肌腱等软组织
  - 在慢性损伤时进行这项检查以评价骨筋膜室综合征引起的改变

病理

- 无相关内容

鉴别诊断

- 无相关内容

临床要点

临床表现

- 直接撞击或者受到旋转外力后疼痛畸形
- 平片应该包括从膝关节到踝关节全长
  - 骨折可能累及胫骨、腓骨，或者同时累及
  - 骨折可能多发，并在不同水平
  - 必须评价复位前后骨折旋转的程度
- 发生骨筋膜室综合征时需要筋膜切开术

治疗

- 可以闭合复位，但如果骨折没有完全对位，不愈合或者延迟愈合的发生率可能会更高
- 切开复位固定减小不愈合或者延迟愈合的发生率
  - 尤其是在螺旋形骨折或者复杂的节段骨折时
  - 髓内钉固定可减少由于负重或旋转引起骨折断端移位或者对位不良的可能性

预后

- 愈合要根据骨折的程度、断端的移位、开放性还是闭合性损伤以及术后并发症（例如感染）而定
  - 螺旋形胫骨骨干骨折如果没有完全复位，再次骨折和延迟愈合的发生率高
  - 切开复位髓内钉固定可减少并发症
- 胫骨骨干骨折一般在 16 周内愈合
  - 如果在 20～22 周仍可见骨折线要考虑是延迟愈合
  - 如果在 6 个月仍然没有骨痂和骨桥形成则为不愈合
    - 寻找清晰光滑、边缘硬化的线状影
  - 远端 1/3 骨折更容易不愈合或者延迟愈合
- 可以再次骨折，尤其是对于活动较多的病人（例如运动员）
  - 可能在过去的骨折线处发生骨折

- 可能在漏诊的小骨折缺口的位置发生
- 可能在固定装置取出后遗留的螺钉孔处发生

参考文献

1. French B et al: High-energy tibial shaft fractures. Orthop Clin North Am. 33(1): 211-30, ix, 2002
2. Karladani AH et al: The influence of fracture etiology and type on fracture healing: a review of 104 consecutive tibial shaft fractures. Arch Orthop Trauma Surg. 121(6): 325-8, 2001
3. Triffitt PD et al: Compartment pressures after closed tibial shaft fracture. Their relation to functional outcome. J Bone Joint Surg Br. 74(2): 195-8, 1992

踝关节骨折——胫骨

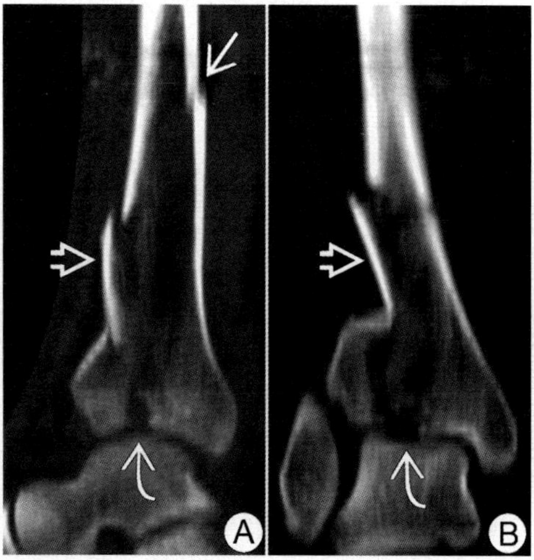

Pylon 骨折（A）矢状位和（B）冠状位 CT 重建显示胫骨远端碎裂。两个平面均显示胫骨远端关节面处纵形骨折（弯箭头）。前外侧皮质皱褶（空心箭头），干骺端近侧可见斜形骨折（箭头）。

要点

常见的累及胫骨的踝关节骨折

- Pylon（Pilon）骨折
  - 胫骨远端关节面劈裂或粉碎性骨折
  - 典型的累及胫骨前唇
  - 外力在胫骨轴向施加造成骨折
    - 从高处跳下或者机动车相撞
    - 距骨向上压迫胫骨远端关节面
- 单纯后唇（踝）骨折
  - 可由于足底过度屈曲所致
  - 除外 Weber B 和 Maisonneuve 机制
    - 外旋内翻，但是只有胫腓前下韧带撕裂后的胫骨后唇骨折，而没有腓骨斜形骨折

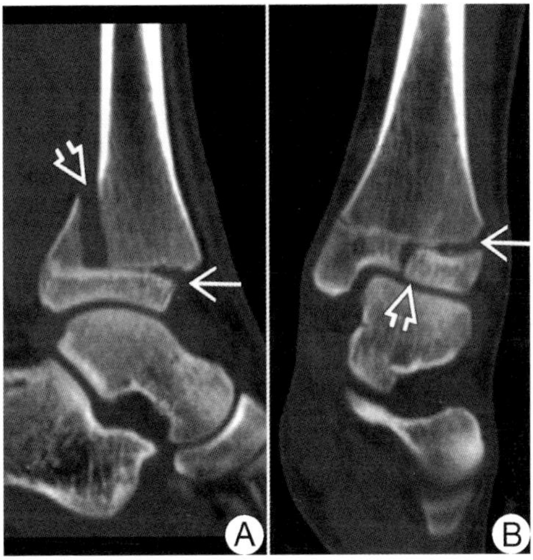

CT 重建显示两骨块型三平面踝关节骨折：横形骨折通过骺板，在两种位置均可见到（A，B，箭头）。冠状面骨折在矢状位显示（A，空心箭头），而通过骨骺的矢状面骨折在冠状位显示（B，空心箭头）。

    - 除外腓骨近端骨折，内踝骨折和胫腓韧带联合断裂
- Tillaux 骨折
  - 足外旋机制
  - 胫骨前结节撕脱骨折
    - 胫腓韧带紧张
  - 如果前胫腓韧带附着处腓骨撕脱骨折而不是胫骨前结节撕脱骨折，称为 Wagstaff-Lefort 骨折（少见）
- 三平面骨折
  - 儿童和年轻人，骺板闭合前
  - 足底屈曲外旋
  - 三个骨折面
    - 骺板横形骨折
    - 骨骺矢状面骨折
    - 远侧干骺端冠状面骨折
  - 两种类型：两个骨折块和三个骨折块

    - 两骨折块型更常见
    - 发生在骨骺开始融合后
- 内踝骨折也可以是腓骨骨折机制的一部分

影像学表现

一般特征

- Pylon 骨折：胫骨远端关节面骨折，呈不同程度的粉碎性，关节间隙不同程度增宽
- 后踝骨折：在侧位片上最易观察
- Tillaux 骨折：可能很难在平片上看到——需要 CT 检查
- 三平面骨折：以骺板为中心的各投照位置上均显示为对合不良

CT 表现

- 冠状位和矢状位 CT 重建对于明确骨折块是很关键的，以便分型和制定治疗计划

MR 表现

- T1 图像帮助不大
- 髓腔 T2 呈高信号可能有助于明确骨挫伤或者骨折
- 质子密度像可以提供良好的信噪比，对于肌腱的走行显示清晰
- T2 或者质子密度像上肌腱通常为低信号，当信号不均时提示肌腱撕裂
    - 如果可以看到边缘分离，提示完全撕裂
    - 如果韧带边缘完整，但信号增高，提示部分撕裂
- T2 FSE 或 STIR 序列水肿、出血为高信号，脂肪抑制序列有助于把它们和周围脂肪区别开

推荐的影像学检查方法

- 平片应该作为踝关节检查的首选方法
    - 前后位，侧位和榫眼斜位
- 在复杂或不稳定损伤时，CT 矢状位和冠状位重建可以提供所需的细节，有助于制定外科治疗计划
- 3D 重建可以显示骨折的整体关系，有助于复位和固定
- 如果怀疑肌腱损伤或者绞索，MR 有一定帮助

鉴别诊断
- 无相关内容

病理
- 无相关内容

临床要点
临床表现
- 踝关节损伤后疼痛畸形，影响外旋功能
- 关节不稳，由于疼痛无法承重

治疗
- 精确解剖复位对于所有骨折都是关键
  - 多数三平面骨折可以通过闭合复位治疗
    - 如果骨折通过骺板骨折，可能需要切开复位
- 后踝骨折累及＞25％～30％的关节面时，可能需要切开复位内固定
- 复杂的粉碎性（Pylon）骨折需要切开复位固定
  - 延迟 7～10 天进行影像学检查肿胀可能减轻

参考文献
1. Borrelli J Jr et al: Pilon fractures: assessment and treatment. Orthop Clin North Am. 33(1):231-45, x, 2002
2. Karrholm J: The triplane fracture: four years of follow-up of 21 cases and review of the literature. J Pediatr Orthop B. 6(2):91-102, 1997
3. Solomon MA, et al: CT scanning of the foot and ankle: Clinical applications and review of the literature. AJR Am J Roentgenol. 146(6):1204-14, 1986

踝关节骨折——腓骨

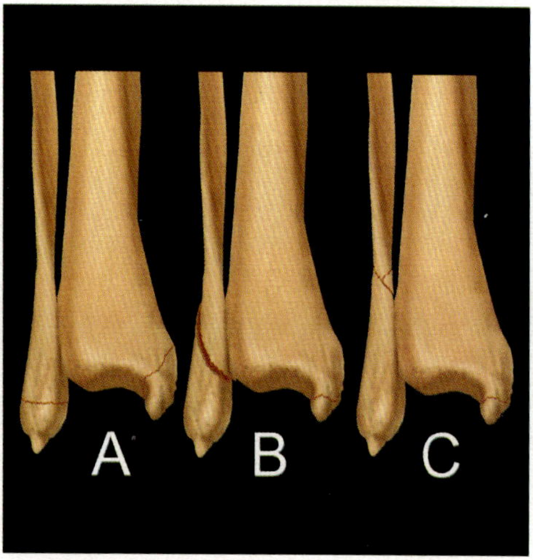

踝关节骨折的 Weber-Danis 分型：根据腓骨骨折线相对于踝关节的位置对骨折进行分型。Weber A 显示在关节面以下的水平骨折线。Weber B 为斜形或螺旋形骨折线，始于关节平面。Weber C 骨折在踝关节以上水平。

要点

- 定义：腓骨远端形成踝关节的外踝：腓骨远端骨折可导致踝关节不稳
- 典型影像学表现：腓骨透亮线并有骨折远端不同程度移位
- Lauge-Hansen 分型是有价值的，但是烦琐且不方便
- Weber-Danis 分型简洁，有助于推测其损伤机制和预测其稳定性
- 根据外踝骨折相对于关节间隙水平的位置进行分型
  - Weber A
    - 稳定骨折
    - 损伤机制为旋后内收
    - 关节面水平以下腓骨横形骨折
    - 距腓和跟腓韧带可受损伤

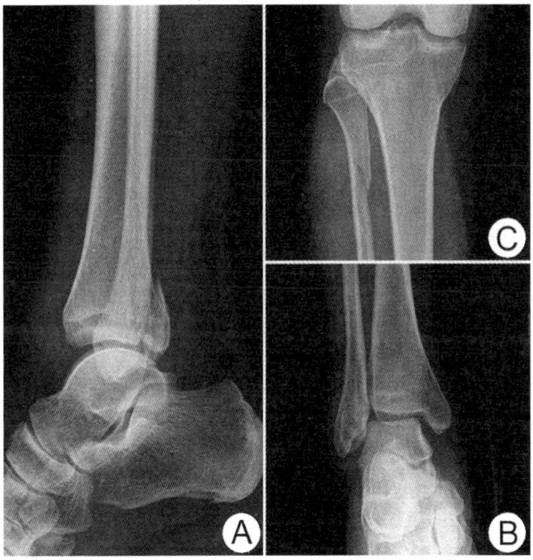

Maisonneuve 损伤：侧位片（A）显示后踝纵形骨折。正位片（B）显示踝关节内侧间隙和胫腓联合轻度增宽（斜位片显示更佳）。（C）腓骨近端骨折（Maisonneuve 骨折）在检查小腿上部时显示。

  - 如果伴有内踝骨折，为斜形骨折线
  - 三角韧带和胫腓联合韧带完整
- Weber B
  - 可以是稳定或不稳定性损伤，要根据韧带累及的情况而定
  - 损伤机制为内翻-外旋
  - 腓骨骨折始于胫骨远端关节面水平
  - 横形或者斜形向外延伸
  - 斜形骨折在侧位片上最易显示，在正位片可能漏诊
  - 可同时有后踝骨折
  - 可有内踝横形骨折或者三角韧带撕裂
- Weber C
  - 胫腓韧带联合断裂在这种骨折中常见
  - 较 Weber B 型更易于发生内踝横形骨折或者三角肌腱撕裂
  - 踝关节结构紊乱：出现踝关节内侧或者外侧间隙增宽（＞4mm）

        - 可能也会有后踝骨折
        - 是踝关节骨折中的不稳定骨折
        - 外翻外展机制（Weber C1）：腓骨骨折恰好在胫骨远端关节面水平以上
        - 外翻外旋机制（Weber C2）：腓骨骨折位置在更近侧（距胫骨远端关节面 8cm 以上）
        - Maisonneuve 损伤（Weber C3）：胫腓韧带联合断裂和骨间膜撕裂；伴随近端腓骨干骨折，称为“Maisonneuve 骨折”；当怀疑这种骨折时，要拍摄腓骨近端平片
- Dupytren 骨折指
    - 腓骨骨折位于胫腓韧带联合近侧 10cm 以上
    - 韧带联合和骨间韧带撕裂
    - 距骨向外移位
    - 可发生后踝骨折

影像学表现

一般特征

- 最佳影像学线索：腓骨远端骨折
    - 检查骨折线相对于踝关节面的位置
- 可能影响稳定性的因素
    - 检查胫腓联合是否增宽
        - 在任一位置＞5mm 为异常
    - 内踝和后踝骨折移位
        - 提示胫腓联合韧带或者三角韧带断裂，导致关节不稳

CT 表现

- 总的来讲，累及腓骨的简单踝关节损伤不需要 CT 检查

推荐的影像学检查方法

- 至少 3 个位置的平片来评价踝关节
    - 前后位，侧位和内旋榫眼斜位
- 当踝关节表现正常但是怀疑关节不稳时，前后位内翻或外翻应力位可能会有帮助

鉴别诊断

踝扭伤

- 胫腓、距腓或者跟腓韧带的损伤，无骨折

病理

- 无相关内容

临床要点

临床表现

- “踝关节扭曲”后疼痛肿胀

治疗

- 对于稳定骨折，闭合解剖复位固定制动 6～12 周
- 对于不稳定骨折，切开复位内固定
  - 各种螺钉和钢板联合使用
  - 骨折脱位可能伴随胫骨后肌腱的移位或者绞锁

参考文献

1. Boutis K et al: Sensitivity of a clinical examination to predict need for radiography in children with ankle injuries: a prospective study. Lancet. 358(9299): 2118-21, 2001
2. Pinzur MS et al: Pitfalls in the treatment of fractures of the ankle and talus. Clin Orthop. (391): 17-25, 2001
3. Mulligan ME: Ankle fracture classifications clarified. Journal Abbrev. Radiology 5: 127-136, 1998

跗骨骨折

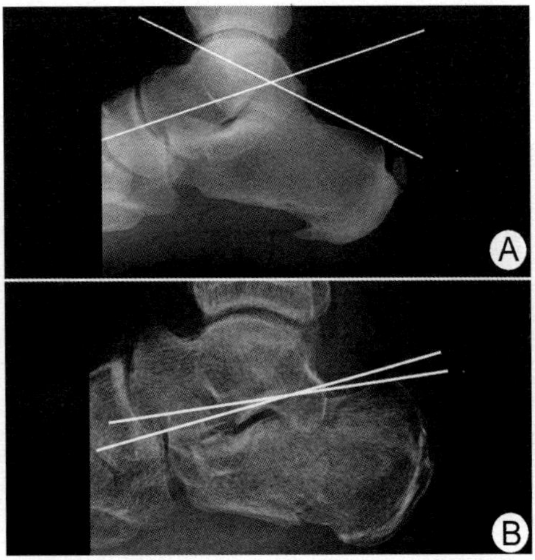

（A）正常的跟骨有正常的高度和形状。Boehler 角大于 28°。（B）跟骨骨折呈舌状，显示骨折线在后结节和后关节面，跟骨高度下降。Boehler 角减小到小于 28°。

要点

- 后足的损伤（距骨和跟骨）较中足（舟骨、骰骨和楔骨）常见
  - 跟骨损伤最常见，其次为距骨
- 跟骨骨折
  - Boehler 角
    - 提示跟骨结构的完整性消失
    - 在侧位测量
    - 第一条线为跟骨后关节面的后上缘和前部突起尖端的前上缘之间的连线
    - 第二条线为跟骨后结节的后上缘和后方关节面的后上缘之间的连线
    - 这个角度应该不小于 28°
  - 常见压缩骨折

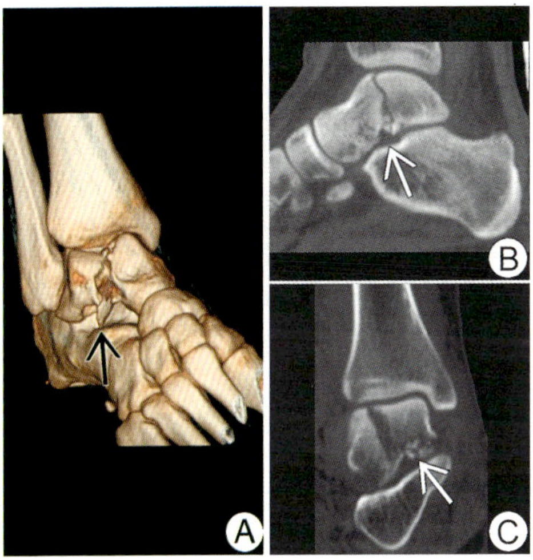

复杂的距骨骨折（A）3D表面重建，（B）矢状位和（C）冠状位图像。纵形骨折线分隔距骨体和距骨穹窿，而斜形骨折线将距骨穹窿和颈部分开，跗窦内可见游离骨块（箭头）。骨折通过距下关节，但是未通过距舟关节。

- 跟骨的过度负重所致
- 从高处下落足部着地
- 约75%累及距下关节
- 常为粉碎性
- 两种类型：舌状，中央偏侧方塌陷

- 距骨骨折
  - 最常见距骨颈骨折
  - 距骨可脱位，伴有或者不伴有骨折
  - 距骨骨折的Hawkins分型
    - 有助于预测距骨穹窿骨坏死的发生
    - 血管在下方关节面进入距骨颈
    - Ⅰ型——距骨颈骨折无移位
    - 约10%发生骨坏死
    - Ⅱ型——距骨颈骨折轻度移位并距下关节脱位

        - 骨坏死达 40%
        - Ⅲ型——距骨颈骨折移位，距骨体从距下关节和胫距关节脱位
        - 约 90%发生骨坏死
- 应力骨折
    - 距骨是发生应力骨折的第二位最常见的位置，仅次于胫骨
    - 在跟骨后结节的垂直带，平行于后结节表面（例如跟腱附着处）
    - 距骨颈
    - 反应性的修复期——在损伤后约 7～10 天，这时显示最佳
- 距骨穹窿的骨软骨骨折
    - 见于踝关节内翻伤
    - 矢状面距骨穹窿外侧纵向软骨下压缩骨折

影像学表现

一般特征

- 最佳影像学线索：侧位片跟骨变扁，Boehler 角<28°
- 骨折透亮线通过距骨颈部

CT 表现

- CT
    - 充分评价骨折的范围，进行多平面重建
    - 跟骨和距骨有复杂的几何关系
        - 注意骨折的移位和关节面情况
    - 跟骨
        - 舌型
        - 骨折从后关节面下缘至下表面
        - 通过后结节的水平骨折
        - 后关节面的纵形裂开
        - 中央偏侧方凹陷性
        - 跟骨呈舌形，骨折位于后关节面的下缘
        - 各种纵形或斜形骨折，骨折从关节面的下缘开始，后部游离为骨块

  - 距骨
    - 多数骨折通过颈部
    - 骨折可能延伸到距腓关节，距下关节，或者距舟关节

<u>MR 表现</u>

- T2WI 和质子密度像有助于显示肌腱的走行
  - 在两种序列上肌腱和韧带均呈低信号
- T2WI 或者 STIR 压脂序列有助于显示撕裂或者部分撕裂所致的高信号

<u>其他影像学表现</u>

- 核医学骨扫描可以在骨折显示不明显的部位出现放射性浓聚

<u>推荐的影像学检查方法</u>

- 前后位和侧位显示骨折
- CT 冠状位、矢状位和 3D 重建可以很好地显示跗骨骨折的复杂情况，尤其对于跟骨
- MR 提供肌腱及韧带移位和损伤的详细信息
- 在持续疼痛而平片阴性的情况下骨扫描或者 MR 用于评价应力骨折

鉴别诊断

<u>距下脱位</u>

- 可单独发生，也可与距骨或者跟骨骨折并存

病理

- 无相关内容

临床要点

<u>治疗</u>

- 跟骨
  - 目标是重建原先的结构和关节的几何关系
  - 关节外骨折通常可进行闭合复位
  - 高度粉碎性骨折可能不会达到完全的解剖复位。如果粉碎性骨折太严重，闭合复位即可

  - 如果骨折要精确对位，推荐进行切开复位螺钉和钢板固定
- 距骨
  - 目标是恢复结构和正常的关节关系

参考文献

1. Barei DP et al: Fractures of the calcaneus. Orthop Clin North Am. 33(1): 263-85, 2002
2. Fortin PT et al: Talus fractures: evaluation and treatment. J Am Acad Orthop Surg. 9(2): 114-27. Review, 2001
3. Pinney SJ et al: Fractures of the tarsal bones. Orthop Clin North Am. 32(1): 21-33, 2001

跖骨骨折

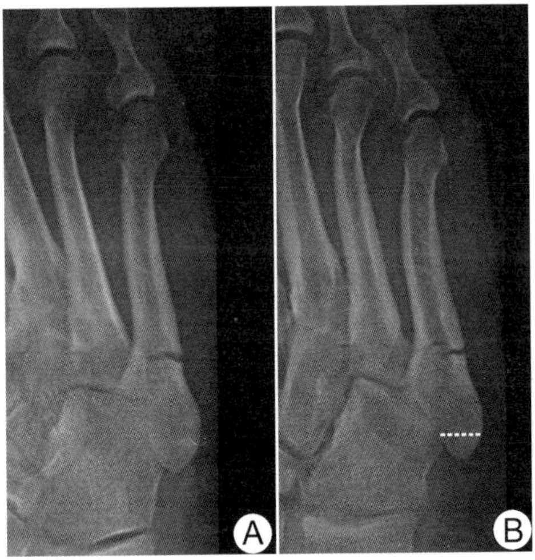

Jones 骨折通过第 5 跖骨干近端。骨折在前后位片（A）显示，但是该跖骨位于内翻斜位（B）骨折显示更佳。通常所见的“扭踝”所致撕脱骨折发生在更靠近端的跖骨基底部（虚线）。

要点

- 跖骨颈和跖骨干骨折
  - 常常是由于重物落在足部直接撞击所致
    - 可能由于外力直接在轴向传导（例如断趾）
  - 通常为横形、斜形或者粉碎性——纵形骨折很少
  - 应力（行军）骨折可能只会随着愈合才变得明显
    - 应力骨折发生在跖骨的约占 10%
    - 通常为第 2、第 3 跖骨颈
- 第 5 跖骨基底部骨折（两种类型）
  - 两种骨折都与短轴平行（横形）
    - 儿童如果“骨折线”平行于长轴，位于第 5 跖骨基底部外侧＝正常骨骺
  - 两种骨折都是足内翻引起的撕脱骨折

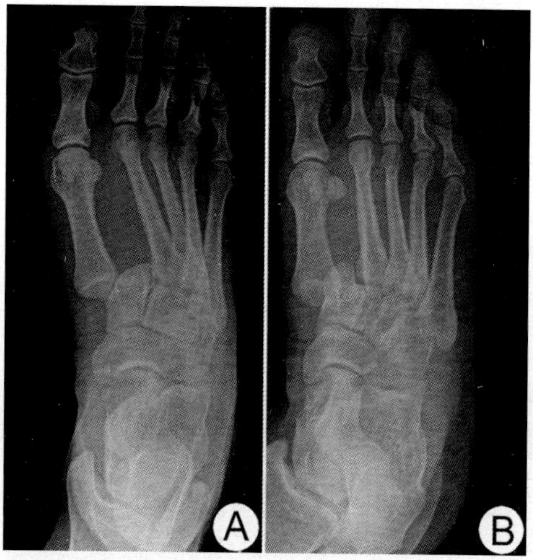

散开的 Lisfranc 损伤：第 2～5 跖骨向同一侧脱位，第 1 跖骨向对侧移位。跖骨可能向背侧移位。前后位片（A）显示第 1 跖骨脱位，而斜位片（B）显示第 2～5 跖骨脱位。足底受力损伤（例如高处落下，在路边踩空）

- Jones 骨折（舞蹈者骨折）
  - 骨折线通过跖骨干，位于第 5 跖骨基底部距粗隆尖部约 1.5～2cm
  - 由于足部屈曲内翻造成
  - 撕脱损伤，由于足底腱膜外侧紧张导致（连接跟骨结节的外下缘和第 5 跖骨粗隆）
- 撕脱骨折
  - 腓骨短肌腱附着于第 5 跖骨粗隆尖部
  - 足内翻时粗隆在肌腱附着处受到牵拉
  - 粗隆尖部从跖骨基底部撕脱

- Lisfranc 损伤（跗跖关节骨折脱位）
  - 跗跖（Lisfranc）关节脱位
  - 有时很轻微——只能在一个体位显示
    - 漏诊率高达 20%

    - 正常情况下，地面侧的跖骨头和跟骨结节构成足弓
    - 足弓塌陷移位，推挤跖骨头和跟骨结节分离，使后足向下，Lisfranc 关节受到背侧剪切力并旋转
    - 另外一种机制表明踝关节和后足旋转，而跖趾关节复合体固定不动
    - 跖跗韧带断裂，跖骨旋转并背侧脱位
  - 几乎在所有病例中第 2 跖骨基底部均骨折
  - 也常见跖骨基底部和邻近跗骨的各种压缩骨折或者碎骨片
  - 两种基本的骨折形态
    - 同侧
    - 4 个或者全部 5 个跖骨脱位
    - 最常见于第 2～5 跖骨
    - 很少情况仅发生在第 2 或 3 跖骨
    - 第 2 跖骨几乎总受累
    - 通常向背外侧脱位
    - 脱位呈散开状
    - 第 2～5 跖骨的背外侧脱位伴有第 1 跖骨内侧脱位
    - 很少显示内侧楔骨伴第 1 跖骨的内侧脱位，伴有或者不伴有舟骨骨折

影像学表现

一般特征

- 最佳影像学线索：斜位最有助于明确跖骨损伤
  - Lisfranc 关节位，跖骨和跗骨显示最佳
    - 第 5 跖骨基底部显示清楚
    - 跗骨和每一跖骨的排列关系显示清晰
  - 跗骨和跖骨间隙不对称增宽或对合不良
  - 在撕脱时骨折线通过第 5 跖骨基底部

CT 表现

- NECT 冠状位、矢状位和 3D 重建有助于明确关节脱位和骨折

MR 表现

- 有助于显示肌肉、肌腱、韧带、神经或血管损伤

- 压脂的 T2WI 或者 STIR 图像显示髓腔、韧带、肌腱和肌肉呈高信号提示水肿和（或）出血
- 质子密度像在显示 Lisfranc 损伤中伴随的韧带和肌腱情况时可能有帮助

其他影像学表现

- 核医学骨扫描在显示应力骨折方面有一定帮助

推荐的影像学检查方法

- 平片作为一线首选的检查方法
  - 至少应包括前后位、侧位和斜位片
- 如果有复杂的关节结构紊乱或者对已经明确的骨折需要进一步分型时可行术前 CT 检查
- MR 用于评价肌腱和韧带，或软组织、血管、神经损伤

鉴别诊断

糖尿病神经营养性骨病

Charcot 骨病

病理

- 无相关内容

临床要点

治疗

- 如果胫前肌腱或者腓肌腱断裂可造成不可复性脱位
- 在 Lisfranc 损伤时切开复位螺钉固定是首选的方法
- 第 5 跖骨撕脱骨折延迟愈合/不愈合发生率高
- 切开复位和韧带修复，恢复关节顺列和稳定性
  - 外科复位并固定预后较好

参考文献

1. Armagan OE, et al: Injuries to the toes and metatarsals.Orthop Clin North Am. 32(1): 1-10, 2001
2. Nunley JA: Fractures of the base of the fifth metatarsal: the Jones fracture. Orthop Clin North Am. 32(1): 171-80, 2001
3. Vuori JP, et al: Lisfranc joint injuries: trauma mechanisms and associated injuries. J Trauma. 35(1): 40-5, 1993

索　　引

Colles 骨折　326
Hangman 骨折　105
Jefferson 骨折　90
LeFort Ⅰ型骨折　63
LeFort Ⅱ型骨折　67
LeFort Ⅲ型骨折　71
Monteggia 骨折　322

鼻骨骨折　41
鼻-眼眶-筛骨骨折　55
髌骨骨折　391

肠系膜损伤　220
齿突骨折　102
创伤性含尿囊肿　237
创伤性腰部破裂　250

胆囊损伤　210
骶骨骨折　347
第一掌骨骨折　335

额窦骨折　76

肺挫伤　167
肺撕裂　171
跗骨骨折　418
腹膜内膀胱损伤　257

腹膜腔活动性出血　199
腹膜外膀胱损伤　254
腹腔积血　195
腹主动脉损伤　247

肝损伤　206
肱骨近端骨折　309
股骨粗隆间骨折　382
股骨干骨折　386
股骨颈骨折　378
骨盆侧方压缩骨折　356
关节柱骨折　130
过屈损伤　127
过伸扭伤　134

横膈破裂　185
踝关节骨折——腓骨　414
踝关节骨折——胫骨　410
寰-枢旋转固定　98
寰枕半脱位　94

肩关节后脱位　305
肩关节前脱位　301
肩胛骨骨折　147
肩锁关节分离　297
结肠损伤　217
颈椎爆裂骨折　120
胫腓骨骨干骨折　405
胫骨平台骨折　400

髋关节脱位　373
髋臼骨折　365

索　　引

泪滴样骨折　116
连枷胸　139
两侧椎关节脱位　112
颅骨骨折　3

弥漫性轴索损伤　25
泌尿道损伤　260

脑挫裂伤　21
脑疝　29

脾创伤　202

气管撕裂　175
前部压缩骨折　360
屈曲型胸椎骨折分离（机会性）　283
颧弓骨折　51
颧骨复合骨折　46

桡骨头骨折　318

上颌骨矢状骨折　59
肾蒂损伤　234
肾上腺损伤　241
肾实质创伤　230
十二指肠损伤　223
锁骨骨折　293

外伤性关节柱分离　124
外伤性蛛网膜下腔出血　17

膝关节脱位　395

下颌骨骨折　80
下腔静脉损伤　244
小肠损伤　213
心脏损伤　189
胸骨骨折　143
胸锁关节脱位　151
胸腰椎爆裂骨折　275
胸腰椎压缩骨折　271
胸椎骨折脱位　287
胸椎小关节脱位　279
血胸　162

眼眶爆裂骨折　37
一侧椎关节脱位　109
胰腺损伤　226
阴囊外伤　264
隐性气胸　154
硬膜外血肿　13
硬膜下血肿　8

张力性气胸　158
枕髁骨折　87
跖骨骨折　423
指骨骨折　340
舟骨骨折　331
肘关节脱位　313
主动脉损伤　180
纵向剪切骨盆损伤　351